中药学歌诀白话解

(北京中医药大学基础医学院)

主　审　翟双庆
主　编　胡素敏
副主编　傅骞　周鹏
编　委　杨佳佳　郝喜娟　朱　斌
　　　　李　洋　吴文彬　王宏蕾
　　　　朱　牧　张　燕

北京科学技术出版社

图书在版编目（CIP）数据

中药学歌诀白话解/胡素敏主编. —北京：北京科学技术出版社，2015.8

ISBN 978-7-5304-7887-5

Ⅰ.①中… Ⅱ.①胡… Ⅲ.①方歌－汇编 Ⅳ.①R289.4

中国版本图书馆 CIP 数据核字（2015）第 160922 号

中药学歌诀白话解

主　　编：胡素敏
策划编辑：赵　晶
责任编辑：赵　晶
责任校对：黄立辉
责任印制：李　茗
出 版 人：曾庆宇
出版发行：北京科学技术出版社
社　　址：北京西直门南大街 16 号
邮政编码：100035
电话传真：0086-10-66135495（总编室）
　　　　　0086-10-66113227（发行部）
　　　　　0086-10-66161952（发行部传真）
电子信箱：bjkj@bjkjpress.com
网　　址：www.bkydw.cn
经　　销：新华书店
印　　刷：保定市中画美凯印刷有限公司
开　　本：720mm×980mm　1/16
字　　数：210 千
印　　张：23
版　　次：2015 年 8 月第 1 版
印　　次：2015 年 8 月第 1 次印刷
ISBN 978-7-5304-7887-5/R·1954

定　价：45.00 元

京科版图书，版权所有，侵权必究。
京科版图书，印装差错，负责退换。

序

我国高等中医药教育自1956年诞生之日起在探索、改革、发展中一路走来。课程体系从无到有，到不断完善形成系统；教育理念不断更新，到教学方法和手段的变革；通过多年的研究和实践，在中医学科特点和中医人才成长规律的问题上，我们已经有了较清晰的认识：中医药以浓厚的中国传统文化为底蕴，凸显理论与实践相结合，强调整体思维与辨证思维，其人才成长规律是"读经典、跟名师、做临床"。因此，我们认为中医人才培养的最佳模式是将传统中医教育的精华融入现代院校教育中。

背诵是中国传统的学习方法，如私塾教育，在我国有几千年的历史，背诵就是其主要教学手段，可以说背诵已成为传承中华民族优秀文化厚重的基石。中医学作为中国传统文化中的一朵奇葩，背诵同样也是学习中医的重要方法。自古以来，背诵经典原文和歌诀就是中医的基本功。作为"医家之宗"的《黄帝内经》在《素问·著至教论》中指出："子知医之道乎？……诵而未能解，解而未能别，别而未能明，明而未能彰。"将学习中医学的方法总结为诵、解、别、明、彰五法，而诵读经典原文和歌诀就成为中医学入门学习的必经之路。《医宗金鉴·凡例》中也说："医者书不熟则理不明，理不明则识不清，临证游移，漫无定见，药证不合，难以凑效"，可见背诵是熟识明理的重要前提。同时背诵也是建立中医临床思维的重要手段。语言是思维的外壳和工具，只有对古代医学论述熟练掌握，才能形成相应的思维模式和习惯，为学习和应用中医临床知识奠定良好的基础。

为了更好的对中医经典内容进行背诵记忆，历代中医先贤编写了大量相关歌诀，如《药性赋》、《濒湖脉学》、《汤头歌诀》等，背诵各类歌诀也成为学习中医知识的必修内容，熟诵歌诀，有助于帮助我们记忆中医相关理论知识，尤其是将各类歌诀背诵熟烂于心中，再结合临床实践，不断积累、体会总结，理论联系实际，就能更好的理解中医基本理论知识，掌握相关临床技能。

为了使初学者更好地学习记忆和理解中医理论中的重点、要点，"传统中医培养手册"这套丛书在研究总结中国传统教育理念和方法的基础上，根据中医传统教育模式和方法，将中医基础理论、诊法、辨证、中药、方剂等相关内容进行整理，将《汤头歌诀》、方剂学教材中的七言歌诀、《药性歌括四百味》等大家比较熟悉的经典常用歌诀纳入其中，并根据高等中医教育教学大纲，选取一些应知应会、需要熟记的内容，用韵语编成诗歌赋体，使其言简意赅，读之朗朗上口，便于使用、记忆。同时，通过歌括总括、难点注释、歌诀详解等内容，使相关内容更容易理解，更全面、丰富、实用。这套丛书包括《中医基础理论歌诀白话解》、《中医四诊歌诀白话解》、《辨证论治歌诀白话解》、《中药学歌诀白话解学》和《方剂学歌诀白话解》五个分册，详略得当，主次分明，通俗易懂，更便于读者学习、掌握和应用。这种将传统中医教学方法和现代教育教学理念相结合的成果为我们今天学习中医提供了良好的工具。

翟双庆
2013 年 1 月 21 日

编写说明

　　中药的应用已有悠久的历史。中药凭借其独特的理论体系和应用形式，经过千百年的科学实践，形成了能反映我国历史文化、自然资源方面的特点，又能解决广大人民实际疾苦的专门学科，堪称国粹。为使广大中医药工作者和中医药爱好者快速掌握常见中药的药性特点及用药规律，提高科学用药、安全用药水平，熟悉用药禁忌，我们组织编写了这本以中医传统培养方式为特色的中药学图书。

　　全书共二十八章，第一章至第七章为中药学基础概论，以歌诀为引，简述中药起源、产地、采集、炮制、性味、配伍、禁忌、用法用量等基础知识。第八章至第二十八章按照主要功效分类，并逐药予以介绍。凡每味药下，拟有六个项目：①歌诀，单药歌诀取自《药性歌括四百味》中经典歌诀，朗朗上口、便于记忆。②难点注释，针对歌诀之中生、难、古词予以释义，便于理解记忆。③歌诀总括，以白话文对于歌诀之意进行解读，亦是对药物的概括性说明。④歌诀详解，从药性、功效、临床应用、用法用量、使用注意五个方面择要对药物进行系统分析，深入浅出、环环相扣，是对药物从认到知的重要一步。⑤用药鉴别，选取两三个功效相近的易混药物，就相同及相异进行辨识，巩固理解记忆。⑥名言名句，选取古籍经典医书中之论述撷英，加深对中药的理解。

　　本书由北京中医药大学方药系教授胡素敏主编，编写团队长年从事中药学教学及科研工作，且具丰富临床经验。希望本书的出版，能帮助广大中医药工作者、爱好者理解、掌握、运用好中药知识；同时帮助广大中医院校学生顺利完成《中药学》课程的学习考核。

　　由于内容较多、时间仓促，如有疏漏、不当之处，敬请读者批评指正。

本书编写委员会

2012 年 1 月

目录

总　论

第一章　中药的起源和中药学的发展 …………………… 3
第二章　中药的产地与采集 ………… 5
第三章　中药的炮制 ………………… 6
第四章　药性理论 …………………… 7
第五章　中药的配伍 ………………… 8
第六章　中药的用药禁忌 …………… 9
第七章　中药的剂量与用法 ………… 11

各　论

第八章　解表药 ……………………… 14
　第一节　发散风寒药 ……………… 15
　　麻黄 …………………………… 15
　　桂枝 …………………………… 16
　　紫苏叶 ………………………… 19
　　生姜 …………………………… 20
　　香薷 …………………………… 22
　　荆芥 …………………………… 23
　　防风 …………………………… 25
　　羌活 …………………………… 27
　　白芷 …………………………… 28
　　细辛 …………………………… 30
　　藁本 …………………………… 33
　　苍耳子 ………………………… 34
　　辛夷 …………………………… 35
　第二节　发散风热药 ……………… 37
　　薄荷 …………………………… 37
　　牛蒡子 ………………………… 38
　　蝉蜕 …………………………… 40
　　桑叶 …………………………… 42
　　菊花 …………………………… 43
　　柴胡 …………………………… 44

升麻	46	鱼腥草	84
葛根	48	射干	85
蔓荆子	50	山豆根	86
解表药重点记忆一览表	51	白头翁	87

第九章 清热药 ... 54
第一节 清热泻火药 ... 55

石膏	55	白花蛇舌草	88
知母	57	熊胆	89

第四节 清热凉血药 ... 90

芦根	58	生地黄	90
天花粉	60	玄参	92
淡竹叶	61	牡丹皮	93
栀子	61	赤芍	95
夏枯草	63	水牛角	96
决明子	64	紫草	97

第二节 清热燥湿药 ... 65
第五节 清虚热药 ... 99

黄芩	65	青蒿	99
黄连	67	地骨皮	100
黄柏	69	银柴胡	102
龙胆草	71	胡黄连	103
苦参	72	清热药重点记忆一览表	104

第十章 泻下药 ... 104
第三节 清热解毒药 ... 73
第一节 攻下药 ... 109

金银花	73	大黄	109
连翘	74	芒硝	109

第二节 峻下逐水药 ... 111

穿心莲	76	甘遂	112
大青叶	77	巴豆	112
板蓝根	78	泻下药重点记忆一览表	114

第十一章 祛风湿药 ... 116
第一节 祛风寒湿药 ... 117

青黛	79	独活	117
贯众	80	威灵仙	118
蒲公英	81		
野菊花	82		
土茯苓	83		

川乌	119
蕲蛇	120
木瓜	121

第二节 祛风湿热药 …… 122
| 秦艽 | 122 |
| 防己 | 124 |

第三节 祛风湿强筋骨药 …… 125
| 桑寄生 | 125 |
| 五加皮 | 126 |

祛风湿药重点记忆一览表 …… 127

第十二章 化湿药 …… 129
苍术	129
厚朴	130
藿香	132
砂仁	133
白豆蔻	134

化湿药重点记忆一览表 …… 135

第十三章 利水渗湿药 …… 136

第一节 利水消肿药 …… 137
茯苓	137
薏苡仁	138
猪苓	139
泽泻	140

第二节 利尿通淋药 …… 141
车前子	141
滑石	142
木通	144

第三节 利湿退黄药 …… 145
茵陈	145
金钱草	146
虎杖	147

利水渗湿药重点记忆一览表 …… 149

第十四章 温里药 …… 150
附子	150
干姜	152
肉桂	153
吴茱萸	155
小茴香	157
丁香	158
高良姜	159
花椒	161

温里药重点记忆一览表 …… 162

第十五章 理气药 …… 163
橘皮	164
青皮	165
枳实	166
木香	168
沉香	169
川楝子	170
香附	171
薤白	173

理气药重点记忆一览表 …… 174

第十六章 消食药 …… 175
山楂	175
神曲	176
麦芽	177
莱菔子	178
鸡内金	179

消食药重点记忆一览表 …… 181

第十七章 驱虫药 …… 182
| 使君子 | 182 |
| 苦楝皮 | 183 |

槟榔	184	牛膝	217
驱虫药重点记忆一览表	186	鸡血藤	219

第十八章　止血药 …… 186

第一节　凉血止血药 …… 187
- 小蓟 …… 187
- 大蓟 …… 188
- 地榆 …… 190
- 槐花 …… 191
- 侧柏叶 …… 192
- 白茅根 …… 194

第二节　化瘀止血药 …… 195
- 三七 …… 195
- 茜草 …… 197
- 蒲黄 …… 198

第三节　收敛止血药 …… 200
- 白及 …… 200

第四节　温经止血药 …… 201
- 艾叶 …… 201

止血药重点记忆一览表 …… 203

第十九章　活血化瘀药 …… 204

第一节　活血止痛药 …… 205
- 川芎 …… 205
- 郁金 …… 206
- 延胡索 …… 208
- 乳香 …… 209
- 姜黄 …… 210

第二节　活血调经药 …… 212
- 益母草 …… 212
- 红花 …… 213
- 桃仁 …… 214
- 丹参 …… 216

第三节　活血疗伤药 …… 220
- 马钱子 …… 220
- 土鳖虫 …… 221

第四节　破血消癥药 …… 222
- 水蛭 …… 222
- 莪术 …… 223

活血化瘀药重点记忆一览表 …… 225

第二十章　化痰止咳平喘药 …… 227

第一节　温化寒痰药 …… 228
- 半夏 …… 228
- 天南星 …… 230

第二节　清化热痰药 …… 232
- 桔梗 …… 232
- 川贝母 …… 233
- 浙贝母 …… 235
- 瓜蒌 …… 236
- 竹茹 …… 237

第三节　止咳平喘药 …… 239
- 苦杏仁 …… 239
- 紫苏子 …… 241
- 百部 …… 242
- 紫菀 …… 243
- 款冬花 …… 245
- 马兜铃 …… 246
- 枇杷叶 …… 248
- 桑白皮 …… 249
- 葶苈子 …… 251
- 白果 …… 252

化痰止咳平喘药重点记忆一览表 ·········· 254

第二十一章 安神药 ·········· 255
第一节 重镇安神药 ·········· 256
朱砂 ·········· 256
磁石 ·········· 257
龙骨 ·········· 259
琥珀 ·········· 261
第二节 养心安神药 ·········· 263
酸枣仁 ·········· 263
柏子仁 ·········· 264
远志 ·········· 265
安神药重点记忆一览表 ·········· 267

第二十二章 平肝息风药 ·········· 268
第一节 平抑肝阳药 ·········· 269
石决明 ·········· 269
牡蛎 ·········· 270
代赭石 ·········· 272
珍珠母 ·········· 274
刺蒺藜 ·········· 275
罗布麻 ·········· 277
第二节 息风止痉药 ·········· 278
羚羊角 ·········· 278
牛黄 ·········· 279
钩藤 ·········· 281
天麻 ·········· 283
地龙 ·········· 284
全蝎 ·········· 286
蜈蚣 ·········· 287
僵蚕 ·········· 289
平肝息风药重点记忆一览表 ·········· 291

第二十三章 开窍药 ·········· 293
麝香 ·········· 293
冰片 ·········· 295
石菖蒲 ·········· 296
开窍药重点记忆一览表 ·········· 297

第二十四章 补虚药 ·········· 298
第一节 补气药 ·········· 299
人参 ·········· 299
西洋参 ·········· 300
党参 ·········· 302
黄芪 ·········· 303
白术 ·········· 304
山药 ·········· 305
甘草 ·········· 306
大枣 ·········· 308
第二节 补阳药 ·········· 309
鹿茸 ·········· 309
紫河车 ·········· 310
淫羊藿 ·········· 311
巴戟天 ·········· 312
杜仲 ·········· 312
续断 ·········· 313
补骨脂 ·········· 314
菟丝子 ·········· 315
第三节 补血药 ·········· 316
当归 ·········· 316
熟地黄 ·········· 317
白芍 ·········· 318
阿胶 ·········· 319
何首乌 ·········· 320
第四节 补阴药 ·········· 321

北沙参 ………………… 321
百合 …………………… 322
麦冬 …………………… 323
天冬 …………………… 323
石斛 …………………… 324
玉竹 …………………… 325
枸杞子 ………………… 326
龟甲 …………………… 327
鳖甲 …………………… 328
补虚药重点记忆一览表 ……… 329
第二十五章 收涩药 …………… 332
第一节 固表止汗药 ………… 333
麻黄根 ………………… 333
浮小麦 ………………… 334
第二节 敛肺涩肠药 ………… 335
五味子 ………………… 335
乌梅 …………………… 336
诃子 …………………… 338
肉豆蔻 ………………… 339

第三节 固精缩尿止带药 ……… 340
山茱萸 ………………… 340
桑螵蛸 ………………… 341
海螵蛸 ………………… 342
莲子 …………………… 343
芡实 …………………… 344
收涩药重点记忆一览表
 ………………………… 346
第二十六章 攻毒杀虫止痒药 … 347
硫黄 …………………… 347
雄黄 …………………… 348
攻毒杀虫止痒药重点记忆一览表 ……
 ………………………… 350
第二十七章 拔毒化腐生肌药 … 350
升药 …………………… 351
炉甘石 ………………… 351
硼砂 …………………… 352
拔毒化腐生肌药重点记忆一览表
 ………………………… 354

总论

千年积淀，国粹中药。
保健康复，预防治疗。
用药有则，中医指导。
植动矿化，其本为草。
药性毒炮，理论记牢。
发扬光大，待看今朝。

【歌诀详解】

中药的发明和应用已有悠久的历史，凭借着独特的理论体系和应用形式，经过千百年的科学实践，形成了能反映我国历史文化、自然资源方面的特点，又能解决广大人民实际疾苦的专门学科，堪称国粹。换言之，中药就是指在中医理论指导下，用于预防、治疗、诊断疾病并具有康复与保健作用的物质。它对维护我国人民健康、中华民族的繁衍昌盛作出了重要贡献。中药主要来源于天然植物、动物、矿物质，生物化学等制品也包括其中，然各类药物中以植物药最多，故有"诸药以草为本"之说。我们学习中药，就是要学中药的基本应用理论和中药产地、来源、采集、炮制、性能、毒理、功效及临床应用等知识。学好了这些，再结合现代医学知识及临床上的新问题，便会不断深化中药的理论知识，进一步明确中药的应用范围，使中药发扬光大，走向世界，为人类的健康做出更大的贡献。

第一章　中药的起源和中药学的发展

中药历史，源远流长。
生活实践，神农始尝。
春秋秦汉，济世"二经"。
两晋《集注》，新修于唐。
宋元重定，证膳源囊。
大成于明，《纲目》辉煌。
《备要》《拾遗》，清亡尘扬。
注典建校，吾当自强。

【歌诀详解】

我国医药学发展源远流长，有千年的历史，历经不断地补充、修正，内容浩博，效果显著。而中药发现、应用、补充、修正的过程正是不断实践、总结、积累的过程，可以说，中药的起源是我国劳动人民长期生活实践和医疗实践的结果。

中药的起源及发展过程经历史考证如下：《史记·补三皇本纪》云："神农氏以赭鞭鞭草木，始尝百草，始有医药。"虽为传说，但证明我国从原始的渔猎、农耕时代起，便已开始尝试发现并应用药物了。春秋战国时期，诸子蜂起，百家争鸣，《黄帝内经》的问世，奠定了我国医学发展的理论基础，对中药学的发展产生了巨大的影响。秦汉时代，《神农本草经》对汉以前药学知识和经验的第一次大总结，书中记载药物大多朴实有验，至今仍然习用，它奠定了我国大型骨干本草的编写基础，是我国最早的珍贵药学文献。两晋时期，梁·陶弘景（公元456～536年）在《本经》基础上撰成《本草经集注》，七卷，载药730种，共分七类，首创按药物自然属性分类的方法。唐显庆四年（公元659年），由长孙无忌、李勣领衔编修，苏敬实际负责，23人参加撰写的《新

> 《神农本草经》对汉以前药学知识和经验的第一次大总结，书中记载药物大多朴实有验，至今仍然习用，它奠定了我国大型骨干本草的编写基础，是我国最早的珍贵药学文献。
>
> 《本草经集注》首创按药物自然属性分类的方法。

修本草》（又名《唐本草》）首创了图文并茂的方法，收药844种（一说850种），新增药物114种（一说120种），共分九类，由药图、图经、本草三部分组成，也是世界上公开颁布的最早的药典。宋元时期中药研究得到较大发展，代表作品有宋《开宝重定本草》，宋·唐慎微的《经史证类备急本草》（简称《证类本草》），元·忽思慧的《饮膳正要》，张元素的《医学起源》以及《珍珠囊》等。集大成者，当属明代李时珍的《本草纲目》，堪称我国大型骨干本草的范本，该书共52卷，载药1892种，改绘药图1160幅，附方11096首，新增药物374种，本书按自然属性分16部，62类，是当时世界上最先进的分类法。该书先后被译成朝、日、拉丁、英、法、德、俄等多种文字，成为不朽的科学巨著，是我国中医药科学极其辉煌的硕果。清代也不乏佳作，赵学敏的《本草纲目拾遗》及汪昂的《本草备要》便是代表作品。清末、民国时期，虽出现一些学校和教材，但总体上中国处于战乱时期，学科发展受到限制。

1949年新中国成立以来，政府及各地方积极采取措施，进行历代中医药书籍的亡佚辑复，整理刊行。优秀的中药新著有：《中华人民共和国药典》、《中药大辞典》、《中药志》、《全国中草药汇编》、《原色中国本草图鉴》、《中华本草》等。此外，中药教育事业得到振兴，在各地建立了中医药院校，招收本科、硕博等不同层次的学生，造就了一大批高质量的专业人材。我们将不断努力，在前人基础上，取得更大的成就，使安全有效、质量可控的优质中药早日走向世界，为世界人民的医疗保健做出更大的贡献。

《新修本草》首创了图文并茂的方法，最早的药典。

《本草纲目》该书共52卷，载药1892种，改绘药图1160幅，附方11096首，新增药物374种，本书按自然属性分16部，62类，是当时世界上最先进的分类法。

第二章　中药的产地与采集

> 动植矿物，本属天然，
> 产之有地，采之时专，
> 所谓道地，量优质纯，
> 陇归宁杞，连芎乌川，
> 东北参辛，膝菊河南，
> 花蕾取粉，果种熟揽，
> 根茎二八，春夏皮盈，
> 虫矿不拘，择优不难。

【歌诀详解】

中药绝大部分都是来自天然的动、植、矿物。既然这些物质在自然条件下生长，那么其产地、采收、贮藏是否合宜，直接影响到药物的质量和疗效。《用药法象》谓："凡诸草木昆虫，产之有地；根叶花实，采之有时。失其地则药性少异，失其味则性味不全。"可见，中药的产地与采集方式不同，会对药性药效产生重大影响。所谓道地药材，是指在一特定自然条件、生态环境的地域内所产的药材，因生产较为集中，栽培技术、采收加工也都有一定的讲究，以致较同种药材在其他地区所产者品质佳、疗效好。道地，也就是地道，也即功效地道实在，确切可靠。如甘肃的当归，宁夏的枸杞，四川的黄连、川芎、乌头，东北的人参、细辛，河南的牛膝、菊花等。

中药的采收时节和方法对确保药物的质量有着密切的关联，不同部位、种类的中药采集时亦有所区别。例如花及花粉，一般采收将开未开的花蕾，以免香味散失、花瓣散落而影响质量；果实和种子，一般在植物完全成熟后采摘；根或根茎，在秋末或春初即二月、八月采收为佳，此时有效成分含量较高。树皮根皮等

> 所谓道地药材，是指在一特定自然条件、生态环境的地域内所产的药材，因生产较为集中，栽培技术、采收加工也都有一定的讲究，以致较同种药材在其他地区所产者品质佳、疗效好。

常在春夏时节植物生长旺盛时采摘，一是因为此时植物体内浆液充沛，药性强烈，二是此时皮易于剥离。此外，动物昆虫要根据其生长活动季节因时而定，矿物则一般全年皆可采收。

第三章　中药的炮制

欲用良药，制之有方，
捡区切燥，易调易藏，
矫味降毒，食者安康，
易性引经，效用尤强，
修水火法，制有奇招，
净碎切修，浸润飞漂，
漳蒸煮炖，煅煨炙炒，
尚有他法，按需制炮。

【歌诀详解】

中药材在应用或制成剂型前，根据中医药理论，进行必要加工处理的过程。按照医疗、调制、制剂、贮藏等不同要求以及药材自身的性质，将药材加工成饮片。这一我国传统制药技术称为"炮制"，古时也称"炮炙"、"修事"、"修治"等。

炮制的目的大概包括如下几个方面。首先，纯净药材，去除杂质，分拣药物，区分优劣。第二，经软化、切削等程序加工为饮片，使之便于调配制剂。第三，干燥药材，有利贮藏。第四，矫正臭味，方便服用。第五，降低毒副作用。第六，改变药物性能，扩大应用范围。第七，引药入经。第八，增强药效。为实现上述目的，经过历代研究发展，现已形成较为成熟的炮制方法。

修治包括纯净药材、粉碎药材、切制药材三道工序，是进一步加工、调剂、制剂和临床用药的准备。漂洗、浸泡、闷润、水飞等处理方法称为水制，其特点为主要用水或其他辅料进行药物处理，主要为了清洁药物、去除杂质、软化药物及降低毒性等。与水制相对，火制则主要通过火的加热对药物进行处理，包括炒、炙、烫、煅、煨等方法。还有一类既要用水又要用火的方法称为水火共制，如潬法、煮法、炖法、蒸法等。除上述四大类制法外，还有制霜、发酵、发芽、精制、药拌等其他制法，我们应根据药物特性及临床目的选择正确的炮制方法。

第四章　药性理论

> 药有偏性，调和阴阳，
> 四气为首，寒热温凉，
> 味甘苦酸，辛咸涩淡，
> 把握趋向，浮沉升降，
> 归经标靶，经络藏象，
> 毒有大小，防用得当。

【歌诀详解】

中医认为，疾病的发生皆可归纳为邪气作用于人体，打破了原有的阴阳平衡，导致阴阳气血偏盛或偏衰，脏腑经络功能失常。因此，中医药治疗疾病的基本策略是利用药性之不同，纠正阴阳气血偏盛偏衰，扶正祛邪，恢复脏腑经络的功能。药物药性的认识和论定，是前人在长期实践中对众多的药物的各类性质、作用的了解与认识的不断深化而加以概括和总结出来的，并以阴阳、脏腑、经络、治疗法则等医学理论为其理论基础，创造和逐步发展了中药基本理论。其基本内容包括四气、五味、升降浮沉、归经、毒性等。

首先所谓四气者，寒、热、温、凉，反映了药物对人体阴阳盛衰、寒热变化的作用倾向。寒凉与温热是相对立的两种药性，

> 中医药治疗疾病的基本策略是利用药性之不同，纠正阴阳气血偏盛偏衰，扶正祛邪，恢复脏腑经络的功能。

而寒与凉、温与热之间则仅是程度上的不同，即"凉次于寒"、"温次于热"。四气应用非常重要，所谓"寒者热之，热者寒之"，不可错乱。

药味，是指药物有酸、苦、甘、辛、咸、淡、涩等不同的味道，前五种为最基本的滋味，因此称为"五味"。五味与药性有密切联系，一般认为，辛者，发散外邪、行气活血；甘者，补益、和中、缓急止痛；酸者，收敛固涩；苦者，清泄火热、降泄气逆、通泻大便、燥湿、坚阴；咸者，泻下通便、软坚散结。

升降浮沉理论也是医家根据不同的病位病势，采用不同药物所取得的治疗效果而总结出来的用药规律，即每种中药作用于人体后对病位和病势所产生的趋向。升指升提举陷，降指下降平逆，浮指上行发散，沉指下行泄利。归经，即药物作用的定位。归，即归属，指药物作用的归属；经，即人体的脏腑经络。归经就是把药物的作用与人体的脏腑经络密切联系起来，以说明药物作用对机体某部分的选择性，从而为临床辨证用药提供依据。

目前关于中药毒性通行的分类方法为大毒、有毒、小毒三分法。我们要正确对待中药毒性，做到正确评价，注重临床实践，不盲从文献，严格控制药物质量关、炮制关、剂量关。与此同时，根据"以毒攻毒"原则，让有毒中药更好地为临床服务。

第五章　中药的配伍

病证复杂，药需配伍，
临床施治，增效减毒，
用药七情，始载《本经》，
一味单行，相须增功，
使者相辅，畏杀毒除，
恶败其功，反生剧毒。

协同须使，拮抗畏杀，

恶反禁忌，择用勿疏。

【歌诀详解】

在医疗过程中发现，病证往往不是以单纯的形式出现，而是表现为数病相兼、寒热错杂、表里同病、虚实互见等复杂病情。单味药难以治疗，因此出现了中药的配伍应用。所谓配伍，即两种或两种以上的药物配合应用。中药通过配伍，可以对较复杂的病情予以全面照顾，同时又可利用药物间的协同作用和拮抗作用实现多病同治、增效减毒，从而获得安全及更好的疗效。古代医家经过长期认识与实践，对药物的配伍关系积累了丰富的知识，总结出"七情"。除单行是一味药使用外，另外六种皆为配伍关系。相须即药性相类似的药物相伍为用，可起协同作用，增强疗效。相使即一主一辅，辅药能提高主药疗效。相畏即一种药的毒副作用，能被另一种药物减轻或抑制。相杀即一种药物能消除另一种药物的毒副作用。相恶即两种药物合用，能互相牵制而使作用降低甚至消失。相反即两种药物合用后能产生毒性反应或副作用。以上六个方面中，相须、相使属药物的协同作用；相畏、相杀属药物不同程度的拮抗作用；相恶、相反属药物配伍禁忌。我们应用时应因病而异，使药物药性配合应用，对配伍禁忌则不可掉以轻心。

所谓配伍，即两种或两种以上的药物配合应用。

总结出"七情"。除单行是一味药使用外，另外六种皆为配伍关系。

第六章　中药的用药禁忌

用药禁忌，食妊证配，

十八有反，十九相畏，

麻黄治虚，性证不对，

妊娠损堕，慎禁两类，

> 禁毒峻猛，慎热攻行，
> 冷腻腥激，食则效废。

【歌诀详解】

为了保证药物疗效，避免毒副作用的产生，确保用药安全，我们在临床使用时必须注意用药禁忌。中药的用药禁忌主要包括配伍禁忌、证候禁忌、妊娠禁忌和服药的饮食禁忌四个方面。在复方配伍中，有些药物应避免合用。金元时期概括为"十八反"和"十九畏"，并编成歌诀广为流传，其具体内容列举于下："十八反"为甘草反甘遂、大戟、海藻、芫花；乌头反贝母、瓜蒌、半夏、白蔹、白及；藜芦反人参、沙参、丹参、玄参、苦参、细辛、芍药。"十九畏"为硫黄畏朴硝，水银畏砒霜，狼毒畏密陀僧，巴豆畏牵牛，丁香畏郁金，川乌、草乌畏犀角，牙硝畏三棱，官桂畏石脂，人参畏五灵脂。

由于药有偏性，因此用药时应与证候相配，不能超越药用范围，我们称为"证候禁忌"。如麻黄性味辛温，功能发汗解表散寒，故只适宜于外感风寒表实无汗，而对表虚自汗及阴虚盗汗则应禁止使用。妊娠禁忌药专指妇女妊娠期除中断妊娠、引产外，禁忌使用的药物。近代根据临床实际，将妊娠禁忌药分为禁用与慎用两大类。属禁用的多系剧毒药，或药性作用峻猛之品，如巴豆、麝香、商陆等。慎用药则主要是活血祛瘀药、行气药、攻下药、温里药中的部分药，如干姜、附子、肉桂等。服药饮食禁忌是指服药期间对某些食物的禁忌，又简称食忌。一般服药期间应忌食生冷、辛热、油腻、腥膻、有刺激性的食物。此外，根据病情的不同，饮食禁忌也有区别。

第七章　中药的剂量与用法

一钱三克，一两十钱。
性配时年，依情加减。
花叶皮枝，老少妇弱。
夏辛冬苦，毒烈宜减。
芳香后下，石矿先煎。
包另溶泡，冲代先淹。

【歌诀详解】

中药剂量主要指临床上每味药的成人一日量。明清以来普遍采用16进制的计量方法，即1市斤＝16两，1两＝10钱。1979年起我国的中药剂量改用公制，为了处方和调剂计算方便，按规定以如下的近似值进行换算，即1两＝30g，一钱＝3g。

一般来说，影响用药计量的因素主要有药物性质、配伍、年龄体质病情、季节变化等。用量宜小的情况一般有：花叶皮枝等质轻味浓之品入药；老年、少儿、妇女及虚弱之人用药；夏季用辛温药；冬季用苦寒药等。用量宜加大的情况一般有：矿、壳等质重味淡之品入药；单味药在复方中应用；身体强壮者用药等。此外，剧毒药及峻烈药应严格控制用量，做到中病即止。

中药汤剂煎煮方法一般为先浸泡，再煎煮两次后合并滤液用药。某些药物因质地不同需用特殊的煎煮方法。

先煎：石矿等物打碎后先煮沸半小时再与其他药物合煎。

后下：芳香药物待其他药煮沸10分钟后再入煎。

包煎：有黏性、粉末及绒毛药物先用纱布袋包好再与其他药同煎。

另煎：贵重药材单独煎煮。

溶化：黏性大易溶药物如阿胶等烊化。

泡服：易溶于水或药效易被破坏的药物直接加入其他药物滚烫的煎出液中，如藏红花等。

冲服：贵重药材研成细末制成散剂直接冲服。

煎汤代水：为便于服用，如灶心土等药物需先煎后以上清液代替水煎煮其他药物。

各论

第八章 解 表 药

风药辛散，解表发汗，
凉疏风热，温散风寒。
辛温药味，首为麻桂，
紫苏姜薷，俱各堪推。
荆防祛风，表证通用，
羌藁散寒，入太阳经。
辛达少阴，芷入阳明，
苍耳辛夷，鼻窍善通。
辛凉之品，薄荷牛蒡，
蝉蜕利咽，桑菊明目。
柴葛解肌，升麻透疹，
蔓荆清头，风热可除。

发汗解表，首推麻黄、桂枝。

荆芥、防风长于祛风，不论风寒、风热表证都可使用。

羌活、藁本祛太阳经风寒，白芷散阳明之邪，细辛除少阴伏寒；苍耳子、辛夷等皆善通鼻窍。

薄荷、牛蒡子、蝉蜕等都善于疏散风热、利咽透疹。

桑叶、菊花等还能清肝明目。

柴胡、葛根解表退热，升麻透疹解毒，蔓荆子清利头目。

【歌诀详解】

解表药性辛散，具有祛风解表发汗的作用，治疗表证。其中药性辛温者可温散风寒邪气，称为发散风寒药或辛温解表药；药性辛凉者能疏散风热之邪，称为发散风热药或辛凉解表药。发散风寒药中发汗解表作用较强的首推麻黄、桂枝。此外，紫苏叶、生姜、香薷等也是常用辛温解表之品；荆芥、防风长于祛风，不论风寒、风热表证都可使用；羌活、藁本祛太阳经风寒，白芷散阳明之邪，细辛除少阴伏寒；苍耳子、辛夷等皆善通鼻窍。辛凉解表之品薄荷、牛蒡子、蝉蜕等都善于疏散风热、利咽透疹，桑叶、菊花等还能清肝明目，柴胡、葛根解表退热，升麻透疹解毒，蔓荆子清利头目，皆为祛除风热表邪之良药。

【第八章】解表药

第一节 发散风寒药

麻 黄

麻黄味辛，解表发汗，
身热头痛，风寒发散。
去根节①，宜陈久，止汗用根。

【难点注释】
①根节：根和茎之间的节状根基部。

【歌诀总括】
麻黄味辛性温，具有发汗、散寒、解表之功效，可用于外感风寒所致的发热、头痛之表证。入药应去除根节，并以陈久者为佳，若需止汗当用麻黄根。

【歌诀详解】
（1）药性：辛、微苦，温。归肺、膀胱经。
（2）功效：发汗解表，宣肺平喘，利水消肿。
（3）临床应用：

风寒感冒——麻黄味辛而发散，性温则散寒，善于开腠理，透毛窍，发汗散寒，解除表证。因其发汗力强，故主要用于风寒外束、腠理密闭、恶寒发热、无汗、头身疼痛、鼻塞、脉浮紧等风寒表实无汗证。常与桂枝相须为用，以增强发汗解表、温散寒凝之力。又因其兼有宣肺平喘止咳之功，对外感风寒表实无汗而兼有喘逆咳嗽者，有标本兼顾之效，尤为多用。以其祛风之力，还可止痒、通鼻窍，又可主治外风引起的瘾疹等皮肤瘙痒和鼻塞、流涕等症。

> 风寒表实无汗证。

咳嗽气喘——麻黄辛散苦泄，温通宣畅，主入肺经。外开皮毛之郁闭，以使肺气宣畅；内降上逆之气，以复肺司肃降之常，故善平喘，为治疗肺气壅遏所致实证喘咳的要药。因本品长于祛风散寒，发汗解表，故对风寒外束，肺失宣降之喘急咳逆有标本

> 为治疗肺气壅遏所致实证喘咳的要药。

兼顾之效而尤为适宜，常以杏仁为助臂。治疗喘咳还需根据证候的寒热作相应的配伍。另外，因本品祛痰作用不强，故喘而痰多者，又需配伍化痰之品。

风水水肿——麻黄因上宣肺气、发汗解表而使肌肤之水湿从毛窍外散，并通调水道、下输膀胱以下助利尿之力，故宜于风邪遏肺，水肿初起而有表证的风水证；水气犯肺，水肿兼见肺气壅遏喘咳，或肺气壅遏，失于宣降，水道不利，喘咳兼见水肿，小便不利者，用本品不仅可平喘止咳，还可开泄肺气，通调水道，下输膀胱，有助于利水消肿。治疗此证，常与其他利水消肿或祛风解表之品配伍。

风水证。

此外，取麻黄散寒通滞之功，也可用治风寒痹证、阴疽、痰核等证。

（4）用法用量：煎服，2～9g。本品生用发汗力强，宜用于外有风寒之证；蜜炙麻黄长于平喘，尤宜于喘咳而不宜发汗之证。

（5）使用注意：本品发汗宣肺力强，凡表虚自汗、阴虚盗汗及肺肾虚喘者均当慎用。

【名言名句】

《本草经疏》：麻黄……气味俱薄，轻清而浮，阳也，升也。手太阴之药，入足太阳经，……专主中风伤寒头痛，温疟，发表出汗，去邪热气者，盖以风寒湿之外邪，客于阳分皮毛之间，则腠理闭拒，荣卫气血不能行，故谓之实。此药轻清成象，故能去其壅实，使邪从表散也。咳逆上气者，风寒郁于手太阴也。寒热者，邪在表也。……麻黄轻扬发散，故专治风寒之邪在表，为入肺之要药。然其味大辛，气大热，性轻扬善散，亦阳草也，故发表最速。

桂　枝

桂枝小梗[1]，横行手臂[2]，
止汗[3]舒筋，治手足痹。

【难点注释】

[1]小梗：桂枝来源于樟科乔木植物肉桂的嫩枝。

②横行手臂：桂枝善于温通上肢肩臂之经脉。

③止汗：桂枝功能发汗解肌，用于治疗外感风寒表证有汗或营卫不和之自汗、盗汗之证，常与白芍配伍，以调和营卫，固表止汗。并非指桂枝有收敛止汗之功。

【歌诀总括】

桂枝为肉桂的嫩枝，能发汗解肌，配伍后可以固表止汗，治疗外感风寒表虚有汗证及营卫不和的自汗、盗汗等证；本品又善温通经脉，用治手足痹痛，尤其是痛在上肢肩臂者。

【歌诀详解】

（1）药性：辛、甘，温。归心、肺、膀胱经。

（2）功效：发汗解肌，温通经脉，助阳化气。

（3）临床应用：

风寒感冒——本品辛甘温煦，甘温通阳扶卫，其开腠发汗之力较麻黄温和，而善于宣阳气于卫分，畅营血于肌表，故有助卫实表，发汗解肌，外散风寒之功。对于外感风寒，不论表实无汗、表虚有汗及阳虚受寒者，均宜使用。如治疗外感风寒、表实无汗者，常与麻黄相须为用，以开宣肺气，发散风寒；若外感风寒、表虚有汗者，当与白芍同用，以调和营卫，发汗解肌。

> 对于外感风寒，不论表实无汗、表虚有汗及阳虚受寒者，均宜使用。

寒凝血滞诸痛证——本品辛散温通，具有温通经脉，散寒止痛之效。桂枝能温通心阳，可用于胸阳不振，心脉瘀阻，胸痹心痛；桂枝能温中散寒止痛，可用于中焦虚寒，脘腹冷痛；桂枝既能温散血中之寒凝，又可宣导活血药物，以增强化瘀止痛之效，可用治妇女寒凝血滞，月经不调，经闭痛经，产后腹痛；桂枝祛风散寒、通痹止痛，若用治风寒湿痹，肩臂疼痛。

痰饮、蓄水、心悸证——本品甘温，可助心、肾、脾之阳气，唯其性温煦而力缓和，常用于以上三脏的阳虚证。本品能助心阳，通血脉，止悸动，治疗心阳不振，不能宣通血脉，而见心悸动、脉结代之证以及阴寒内盛，引动下焦冲气，上凌心胸所致奔豚之证。本品可温扶脾阳以助运水，又可温肾阳、逐寒邪以助膀胱气化，而行水湿痰饮之邪，为治疗痰饮病、蓄水证的常用药。如脾阳不运，水湿内停所致的痰饮眩晕、心悸、咳嗽以及肾与膀胱阳

> 心、肾、脾三脏的阳虚证。
> 奔豚之证。
> 痰饮病。
> 蓄水证。

虚寒凝，气化不行，所致水肿、小便不利等证。

（4）用法用量：煎服，3~9g。

（5）注意事项：本品辛温助热，易伤阴动血，凡外感热病、阴虚火旺、血热妄行等证，均当忌用。孕妇及月经过多者慎用。

【用药鉴别】

麻黄与桂枝均辛温，归肺、膀胱经，皆能发汗解表，同可用治外感风寒，恶寒、发热、头身疼痛、无汗、脉浮而紧等症（风寒表实证），二者常相须为用。不同之处在于，麻黄发汗力强，为发汗解表第一要药，主要适用于外感风寒表实无汗证。同时，麻黄善于宣肺而平喘、利水消肿，又常用于肺气不宣的咳嗽气喘及风水水肿。此外，麻黄散寒通滞，也可用治风寒痹证、阴疽、痰核。桂枝又归心经，本品辛甘温煦，善于温通卫阳而发汗解肌，其发汗之力较麻黄为缓，故外感风寒，无论是无汗的表实证，还是有汗的表虚证，桂枝均宜使用。桂枝又可温通经脉，也常用治寒凝血滞诸痛证，如胸阳不振、心脉瘀阻、胸痹心痛、中焦虚寒、脘腹冷痛、喜温喜按，妇女寒凝血滞、月经不调、经闭痛经、产后腹痛，风寒湿痹、肩臂疼痛；同时，桂枝能助阳化气，用治心阳不振，不能宣通血脉而见心动悸、脉结代；脾阳不运，水湿内停所致的痰饮眩晕、心悸、咳嗽；肾与膀胱阳虚寒凝，气化不行，所致水肿、小便不利等证。

【名言名句】

《本草求真》：故书皆言无汗能发，有汗能收，然其汗之能发，只是因其卫实营虚，阴被阳凑，故用桂枝以调其营，营调则卫气自和，而风邪莫容，遂自汗而解，非若麻黄能开腠理以发其汗也。其汗之能收，只因卫受风伤，不能内护于营，营气虚弱，津液不固，故有汗发热而恶风，其用桂枝汤为治，取其内芍药入营以收阴，外有桂枝入卫以除邪，则汗自克见止，非云桂枝能闭其汗孔。

紫苏叶

> 紫苏叶辛，风寒发表①，
> 梗②下诸气，消除胀满。
> 叶背面并紫者佳。

【难点注释】

① 发表：发散表邪之意，即解表。
② 梗：指紫苏梗，为唇形科植物紫苏的茎。

【歌诀总括】

紫苏叶味辛，性温，有发散风寒的作用，可治外感风寒表证。紫苏梗有降气作用，可以消除气滞引起的胸腹胀满。入药以叶、背两面均为紫色者为佳。

【歌诀详解】

（1）药性：辛，温。归肺、脾经。

（2）功效：解表散寒，行气宽中。

（3）临床应用：

风寒感冒——本品辛散性温，有发汗解表散寒之功，可用于外感风寒表证，见恶寒、发热、头身疼痛者，但其解表之力较为缓和，故表寒轻证可单用，重证须和其他发散风寒药同用。由于本品外能解表散寒，内能行气宽中，故尤宜于风寒表证兼气滞者，症见恶寒发热、胸脘满闷、恶心呕逆、咳嗽气喘。本品虽兼化痰止咳之功，但作用不强，如用治外感风寒之咳喘痰多，尚须随证配伍化痰止咳平喘之品。

脾胃气滞，胸闷呕吐——本品气香味辛行散，能行气宽中，除胀满，和胃气，止呕吐，善治中焦气机郁滞之胸脘胀闷、恶心呕吐，不论寒热，均可随证配伍使用。因药性偏温，故以胃寒气滞者尤宜。本品略兼化痰作用，故对七情郁结，痰凝气滞之梅核气证尤为常用，可使气行痰消，常与其他行气化痰散结之品相须为用。若妊娠期间见胎气上逆，胸闷呕吐，胎动不安，本品尚有理气安胎之功，为顺气安胎常用之品。

此外，本品能解鱼蟹毒，对于进食鱼蟹中毒而致腹痛吐泻者，

> 其解表之力较为缓和，故表寒轻证可单用，重证须和其他发散风寒药同用。

能和中解毒。

(4) 用法用量：煎服，5~9g，不宜久煎。

(5) 使用注意：本品辛温行散，有耗气伤阴助热之弊，故阴虚有热、火升作呕、外感温邪者均不宜单独使用。

【名言名句】

《本草求真》：紫苏，背面俱紫，辛温香窜……凡风寒偶伤，气闭不利，心膨气胀，并暑湿泄泻，热闭血衄崩淋，喉腥口臭，俱可用此调治。取其辛能入气，紫能入血，香能透外，温可暖中，使其一身舒畅，故命其名曰苏。是以时珍谓其同橘皮、砂仁，则能行气安胎；同藿香、乌药，则能快气止痛；同麻黄、葛根，则能发汗解肌；同芎䓖、当归，则能和营散血；同木瓜、厚朴，则能散湿解暑；同桔梗、枳壳，则能利膈宽中；同杏子、莱菔子，则能消痰定喘，药皆疏肺利气之品。虽其气味浅薄，难以奏效，但久服亦能泄人真气，虚寒泄泻尤忌。即安胎和胃药中，用之不过取其辛香，暂调胃寒气滞之证，岂可概用久用，以陷虚虚之祸耶？

生 姜

生姜性温，散寒畅神[①]，
痰嗽呕吐，开胃极灵。
去皮即热，留皮即冷。

【难点注释】

①畅神：开窍醒神之意。生姜辛温行散，对中恶昏仆或中风痰迷有化痰开窍，醒神回苏作用。

【歌诀总括】

生姜味辛性温，有发散风寒、开窍醒神、化痰止咳、温胃止呕等作用，可治中恶气的突然昏倒及中风痰迷，更善治风寒感冒、胃寒呕吐及寒痰咳嗽，并有极好的开胃进食之功。本品去皮用性热，连皮用性偏凉，因生姜皮性凉为利水消肿之品。

【歌诀详解】

(1) 药性：辛，温。归肺、脾、胃经。

(2) 功效：解表散寒，温中止呕，温肺止咳。

(3) 临床应用：

风寒感冒——本品辛散温通，入肺经，走肌表，能发汗解表，祛风散寒，但作用较弱，适用于风寒感冒轻证，可单煎或配红糖、葱白煎服。治疗外感风寒表证，本品更多用作辅助之品，与其他辛温解表药同用，以增强全方的发汗解表之力。因本品兼有良好的温肺散寒、化痰止咳之功，故风寒感冒见明显寒痰咳嗽者用之甚效。

> 风寒感冒见明显寒痰咳嗽者用之甚效。

脾胃寒证——本品辛散温通，善入中焦脾胃以温中散寒，对寒犯中焦或脾胃虚寒之胃脘冷痛、食少、呕吐者，可收暖脾开胃、散寒止痛、温中止呕之良效，常配温里药同用。若脾胃气虚甚者，宜与补脾益气药同用。若下焦虚寒，火不暖土，致中阳不振者，宜配温肾助阳之品以治本。

> 善入中焦脾胃以温中散寒。

胃寒呕吐——本品辛散温通，能温胃散寒，和中降逆，其止呕功良，素有"呕家圣药"之称，随证配伍可治疗多种呕吐。因其本为温胃之品，故对胃寒呕吐最为适宜。若痰饮呕吐者，常配伍半夏化痰降逆以止呕；若胃热呕吐者，可配清胃止呕之品同用。生姜汁还可作为辅料用于某些止呕药的炮制，以增强止呕作用。

> "呕家圣药"

肺寒咳嗽——本品辛温发散，能温肺散寒、化痰止咳，善治肺寒咳嗽，不论外感内伤，或痰多痰少，皆可选用。治疗风寒客肺，痰多咳嗽，恶寒头痛者，常以本品配麻黄、杏仁同用，以宣降肺气，温肺止咳。对外无表邪而有寒痰停肺之咳嗽，见痰液清稀色白量多者，本品可温肺化痰以止咳，常与温化寒痰之品同用。

> 善治肺寒咳嗽，不论外感内伤，或痰多痰少，皆可选用。

此外，生姜对生半夏、生南星等药物之毒，以及鱼蟹等食物中毒，均有一定的解毒作用。

(4) 用法用量：煎服，3～9g，或捣汁服。

(5) 使用注意：本品助火伤阴，故热盛及阴虚内热者忌服。

【名言名句】

《本经逢原》：生姜辛温而散，肺脾药也。散风寒，止呕吐，化痰涎，消胀满，治伤寒头痛，鼻塞咳逆，上气呕吐等病，辛以散之，即《本经》去臭气通神明，不使邪秽之气伤犯正气也。同大枣行脾之津液，而和营卫。凡药中用之，使津液不致沸腾，不独专于发散也……生姜捣汁，则大走经络，与竹沥则去热痰，同半夏则治寒痰。凡中风中暑，及犯山岚雾露毒恶卒病，姜汁和童便灌之，立解……姜为呕家圣药，盖辛以散之，呕乃气逆不散，以其能行阳散气也。

香 薷

香薷味辛，伤暑便涩①，
霍乱②水肿，除烦解热。
陈久者佳。

【难点注释】

①便涩：小便滞涩不畅利。

②霍乱：是以起病急骤，猝然发作，上吐下泻，腹痛或不痛为特点的疾病，因病变起于顷刻之间，挥霍撩乱，故名霍乱。本病多发生于夏秋季节，主要由于感受暑湿、寒湿秽浊之气及饮食不洁所致。

【歌诀总括】

香薷味辛，性微温，有发汗解表、化湿解暑、利水消肿、除烦解热等作用，善治暑日感受阴邪引起的头痛身重、恶寒发热、无汗，或见小便赤涩、腹痛吐泻等症，宜可治因水湿停留而致的肢体水肿，及暑邪扰神所致的身热心烦。入药以陈久者为佳。

【歌诀详解】

（1）药性：辛，微温。归肺、脾、胃经。

（2）功效：发汗解表，化湿和中，利水消肿。

（3）临床应用：

风寒感冒——本品辛温发散，入肺经能发汗解表而散寒；其气芳香，入于脾胃又能化湿和中而祛暑，多用于暑天贪凉饮冷所致的风寒感冒且兼脾胃湿困之证，因本品发汗力强，尤宜表实无汗者，症见恶寒发热、头痛身重、无汗、脘痞、纳呆、舌苔厚腻、或恶心呕吐、腹泻等，可收外解风寒、内化湿浊之功，常配伍芳香化湿之品同用。本品有"夏月解表之药"之称，然辛温香燥，只宜风寒湿外感之证，不可妄用于暑热证。

> 暑天贪凉饮冷所致的风寒感冒且兼脾胃湿困之证。
>
> "夏月解表之药"

水肿脚气——本品辛散温通，外能发汗以散肌表之水湿，内能宣肺气启上源，通畅水道，以利水消肿，善治水肿兼有表证者，可单用或配伍健脾利水之品同用。本品善除肺脾皮毛肌腠之湿邪，然对阳虚水泛者，本品辛温升散，虚耗阳气，非为所宜。

（4）用法用量：煎服，3~9g。用于发表，量不宜过大，且不宜久煎；用于利水消肿，量宜稍大，且须浓煎。

（5）使用注意：本品辛温发汗之力较强，表虚有汗及暑热证当忌用。

【名言名句】

《本草求真》：香薷，气味香窜，似属性温，并非沉寒。然香气既除，凉气即生，所以菀蒸湿热，得此则上下通达，而无郁滞之患。搏结之阳邪，得此则烦热顿解，而无固结之弊矣。是以用为清热利水要剂。然必审属阳脏，其症果属阳结，而无亏弱之症者，用此差为得宜。若使禀赋素亏，饮食不节，其症有似燥渴而见吐泻不止者，用此等于代茶，宁无误乎？

荆 芥

荆芥味辛，能清头目①，
表汗②祛风，治疮消瘀。
一名假苏。

【难点注释】

①清头目：祛除上袭头目之邪，缓解头痛、目赤等头目不利之症。

②表汗：解表发汗。

【歌诀总括】

荆芥味辛，性微温，能清利头目，解表发汗，长于祛风，治外感风邪引起的头痛目赤、咽喉肿痛等症，以及疮疡初起兼有表证恶寒发热者，或麻疹不易透发。此外有消瘀血作用。本品又名假苏。

【歌诀详解】

（1）药性：辛，微温。归肺、肝经。

(2) 功效：祛风解表，透疹消疮，止血。

(3) 临床应用：

外感表证——本品辛散气香，功善发表散风，且微温不烈，药性和缓，为发散风寒药中药性最为平和之品。对于外感表证，无论风寒、风热或寒热不明显者，均可广泛使用，常与防风相须为用，组成祛风解表药对。临床中可根据表证的风寒或风热属性，随证配伍辛温解表药或辛凉解表药使用。

麻疹不透、风疹瘙痒——本品质轻透散，长于祛风，宣散疹毒，故可用治表邪外束，麻疹初起、疹出不畅，多与辛凉透疹之品同用。本品善祛皮肤之风而止痒，故可治风疹瘙痒，常配其他祛风止痒之品。

疮疡初起兼有表证——本品能祛风解表，透散邪气，宣通壅结而达消疮之功，故可用于疮疡初起而有表证者，可根据风寒或风热不同随证配伍辛温或辛凉解表之品。本品用治疮疡必用于兼表证恶寒发热者，若疮疡后期难溃难敛当忌用本品及其他风药，以免更耗气血。

吐衄下血——本品炒炭，其性味由辛温变为苦涩平和，长于理血止血，可用于吐血、衄血、便血、崩漏等多种出血证。若治血热妄行之吐血、衄血，常配伍清热凉血止血之品；治血热便血、痔血，每与清肠止血之品同用；治妇女崩漏下血，可与固崩止血药同行；治瘀血阻络，血不循经之出血，配化瘀止血药；治出血日久不愈，加收敛止血之品。

(4) 用法用量：煎服，4.5～9g，不宜久煎。发表透疹消疮宜生用；止血宜炒用。荆芥穗更长于祛风。

【名言名句】

《神农本草经疏》：假苏，荆芥也。得春气，善走散，故其气温，其味辛，其性无毒，升也，阳也。春气升，风性亦升，故能上行头目，肝主风木，故能通肝气，行血分，能入血分之风药也，故能发汗。其主寒热者，寒热必由邪盛而作，散邪解肌出汗，则寒热自愈。鼠瘘由热结于足少阳、阳明二经，火热郁结而成。瘰疬为病，亦用二经故也。生疮者，血热有湿也，凉血燥湿，疮自脱矣。破结聚气者，辛温解散之力也。下瘀血，入血分，辛以散之，温以行之之功用也。痹者，风寒湿三邪之所致也，祛风燥湿散寒，则湿痹除矣……荆芥，风药之辛温者也。主升，主散，不能降，亦不能收。病人表虚有汗者忌之。血虚寒热，而不因于风湿风寒者勿用。阴虚火炎面赤，因而头痛者，慎勿误入。

防　风

防风甘温，能除头晕，
骨节痹疼①，诸风口噤②。
去芦。

【难点注释】
①骨节痹疼：指由风寒湿邪侵袭导致的局部关节疼痛。
②诸风口噤：指由多种风邪引起的牙关紧闭、口不能开、颈项强直的痉证。

【歌诀总括】
防风味辛、甘，性微温，有发汗散风寒除湿的作用，既辛散外风，又平息内风，能治外感风寒所致的头痛、头晕、身痛，及风寒湿邪痹阻经脉筋骨所致的骨节疼痛，且治风邪贯于经络引起的牙关紧闭、口不能开、头项强直、四肢抽搐等症。入药去芦用。

【歌诀详解】
（1）药性：辛、甘，微温。归膀胱、肝、脾经。
（2）功效：祛风解表，胜湿止痛，止痉。
（3）临床应用：

外感表证——本品辛温发散，气味俱升，长于祛风，甘缓不峻，且能胜湿、止痛，故广泛用于外感风寒、风湿、风热等表证。若治风邪外犯，头痛身痛、恶风寒者，本品祛风力强而不燥烈，常与荆芥相须为用，组成辛散祛风药对。治外感风湿，头痛如裹、身重肢痛者，本品功善祛风胜湿而止痛，常配辛苦温燥之品如羌活、独活等以祛肌肤经络之风湿；治风热表证，发热恶风、咽痛口渴者，亦可藉本品辛散祛风以解表，但因药性偏温，故须配辛凉解表药。本品还可与益卫固表之品同用，以使祛邪而不伤正，

广泛用于外感风寒、风湿、风热等表证。

固表而不留邪，对卫气不足，肌表不固而易于感冒风邪者，共奏扶正祛邪之功。

风疹瘙痒——本品辛温发散，以祛风见长而善止痒，且质松而润，药性平和，乃"风药之润剂"，可用治疗风邪侵扰所致的多种皮肤病，尤以风疹瘙痒较为常用，不论风寒、风热所致之瘾疹瘙痒皆可使用。临床中可随证配伍，风寒者配辛温散风之品，风热者配辛凉透表之药，风燥者配养血祛风之方，湿热者配清热利湿之剂同用。

风湿痹痛——本品辛温行散，功善祛风胜湿，通络止痛，为常用的祛风湿、止痹痛药物，因药性平和微温，故寒痹、热痹均可随证应用，尤以风湿痹寒为宜。若治风寒湿邪痹阻经络，肢节疼痛、筋脉挛急者，本品可祛风散寒，胜湿止痛，可配其他祛风寒湿药。若风寒湿邪郁而化热，关节红肿热痛，成为热痹者，仍可以本品祛风通络止痛，可配祛风湿热药及其他清热活络之品。

破伤风证——本品辛散甘缓，既祛外风，又息内风以止痉，为治风通用药。对风毒内侵，贯于经络，引动内风而致肌肉痉挛、四肢抽搐、项背强急、角弓反张的破伤风证，本品为常用药物，多与息风止痉药或随证配伍化痰通络药。

此外，以本品升清燥湿之性，亦可用于脾虚湿盛，清阳不升所致的泄泻；以其辛散舒郁之能，可用于肝郁乘脾之肝脾不和，症见腹泻而痛者，常配伍调肝理脾、益气治本之品。

（4）用法用量：煎服，4.5~9g。

（5）使用注意：本品药性偏温，阴血亏虚、热病动风者不宜使用。

【用药鉴别】

荆芥与防风均味辛性微温，温而不燥，长于发表散风，对于外感表证，无论是风寒感冒，恶寒发热、头痛无汗，还是风热感冒，发热，微恶风寒，头痛、咽痛等，两者均可使用。同时，两者也都可用于风疹瘙痒。但荆芥质轻透散，发汗之力较防风为强，风寒感冒、风热感冒均常选用；又能透疹、消疮、止血。防风质松而润，祛风之力较强，为"风药之润剂"、"治风之通用药"，又能胜湿、止痛、止痉，又可用于外感风湿，头痛如裹，身重肢痛等证。

【名言名句】

《本经逢原》：防风浮而升，阳也。入手太阳、阳明、少阳、厥阴，兼通足太阳，治风去湿之仙药，以风能胜湿也。其治大风头眩痛、恶风、风邪等病，其性上行，故治上盛风邪，泻肺实喘满，及周身痹痛，四肢挛急，目盲无所见，风眼冷泪，总不出《本经》主治也。防风治一身尽痛，乃卒伍卑贱之职，随所引而至，风药中润剂也。若补脾胃非此引用不能行，盖于土中泻水也。凡脊痛项强不可回顾，腰似折，项似拔者，乃手足太阳证，正当用之。凡疮在胸膈以上者，虽无手足太阳证，亦当用防风，为能散结去上部风热也……惟肺虚有汗喘乏，及气升作呕，火升发嗽，阴虚盗汗，阳虚自汗者勿服。妇人产后血虚发痉，婴儿泻后脾虚发搐，咸为切禁。

羌 活

羌活微温，祛风除湿。
身痛头疼，舒筋活络。
一名羌青，目赤宜要。

【歌诀总括】

羌活味辛苦，性温，有发汗解表、祛风胜湿、散寒止痛的作用，善治外感风寒所致的头身疼痛；其性行散，可舒筋活络，治疗风寒湿邪痹阻经络引起的关节筋骨疼痛。本品又名羌青。亦可治目赤肿痛。

【歌诀详解】

（1）药性：辛、苦，温。归膀胱、肾经。

（2）功效：解表散寒，祛风胜湿，止痛。

（3）临床应用：

风寒感冒——本品辛温发散，气味雄烈，善于升散发表，祛肌表风寒之邪，解表散寒之力较强，且有祛风胜湿，止痛之功，故善治风寒感冒，尤宜外感风寒夹湿证，症见恶寒发热、肌表无

> 巅顶头痛，连及项背者，本品善散太阳经风寒之邪。

> 以除头项肩背之痛和上半身风寒湿痹见长。

汗、头痛项强、肢体酸重者为宜，常与其他祛风散寒除湿之品同用；对风寒客于太阳经脉，巅顶头痛，连及项背者，本品善散太阳经风寒之邪，舒经活络以止痛，可配祛风止痛之品同用。

风寒湿痹——本品辛散祛风、味苦燥湿、性温散寒，长于除经络间风寒湿痹阻，祛风湿止痛之力较强，尤善入足太阳膀胱经，以除头项肩背之痛和上半身风寒湿痹见长。若风寒湿邪侵袭，上下骨节尽痛，常与独活相须为用，并与其他祛风湿药物随证配伍。本品虽作用偏上偏表，但气雄性烈，走散力强，实可除一身风寒湿邪，为常用的祛风湿、止痹痛之品，故使用时不必拘于上半身之痹。

（4）用法用量：煎服，3～9g。

（5）使用注意：本品辛香温燥之性较烈，故阴血亏虚者慎用。用量过多，易致呕吐，脾胃虚弱者不宜服。

【名言名句】

《本草求真》：羌活，辛苦性温，味薄气雄，功专上升。凡病因于太阳膀胱，而见风游于头，发为头痛，并循经脊强而厥，发为刚痉柔痉，并当用此调治。且能兼入足少阴肾、足厥阴肝，而使肌表八风之邪，并周身风湿相搏百节之痛，皆能却乱反正，而治无不愈者也。盖羌活、独活虽皆治风之品，而此专治太阳之邪上攻于头，旁及周身肌表，不似独活，专理下焦风湿，病在足少阴肾气分，而不连及太阳经也。但羌活性雄，力非柔懦，凡血虚头痛及遍身肢节痛者，皆非所宜。

白　芷

白芷辛温，阳明头痛[①]。
风热瘙痒，排脓通用。
一名芳香，可作面脂。

【难点注释】

①阳明头痛：阳明，即阳明经，包括足阳明胃经和手阳明大肠经。阳明头痛，指阳明经受邪引起的头痛，临床以前额痛或眉棱骨痛为特征。

【第八章】解表药

【歌诀总括】

白芷味辛，性温，能发表散风寒，善治风寒侵犯阳明经引起的头额作痛，是风寒感冒的常用药。又能祛风止痒，透热除湿，可治风邪侵袭及湿热浸淫所致的皮肤瘙痒。此外，还有活血排脓作用，又是痈疽疮毒等外症的常用药。本品又名芳香，有美白肌肤作用，可作面脂使用。

【歌诀详解】

（1）药性：辛，温。归肺、胃、大肠经。

（2）功效：解表散寒，祛风止痛，通鼻窍，燥湿止带，消肿排脓。

（3）临床应用：

风寒感冒——本品辛散，祛风止痛，温燥除湿，芳香通窍，祛风解表散寒之力虽较温和，然善散阳明风寒，因手足阳明经交于鼻，故本品以通鼻窍见长，又善止痛，宜于外感风寒及风寒夹湿表证，尤以头身疼痛、鼻塞流涕见症为宜，常与其他祛风散寒止痛药同用。

头痛，牙痛，风湿痹痛——本品辛散温通，长于止痛，广泛用治头痛、牙痛以及痹痛等多种疼痛证，尤善入足阳明胃经，故阳明经气不利所致头额痛及牙龈肿痛尤为多用。治疗阳明头痛、眉棱骨痛、头风痛等症，属外感风寒者，单用即效，或配祛风散寒止痛药；属外感风热者，可与辛凉疏散之品并行。手足阳明经分入下齿和上齿，本品辛散行阳明经气而止痛，是治疗牙痛的常用药物，可根据牙痛的冷热属性随证配伍祛风散寒或疏风清热之品。本品辛香走散，祛风散寒，燥湿止痛，故风寒湿痹，关节疼痛，屈伸不利者，亦为常用，可与祛风湿通经络之品随证配伍。本品常与延胡索相须为用，行气活血，通络止痛，广泛用治气血不畅所致一身上下诸痛证。

鼻渊——手阳明经上挟鼻孔，足阳明经起于鼻。鼻渊为病，多起于风寒邪气侵袭阳明经脉，致经气不利，又每酿生湿浊，壅滞鼻窍，致鼻塞不通。本品祛风、散寒、燥湿，可宣利肺气，升阳明清气，通鼻窍而止疼痛，故善治鼻渊，症见鼻塞不通，浊涕

善散阳明风寒。

外感风寒及风寒夹湿表证，尤以头身疼痛、鼻塞流涕见症为宜。

治头痛、牙痛以及痹痛等多种疼痛证，尤善入足阳明胃经，故阳明经气不利所致头额痛及牙龈肿痛尤为多用。

治疗牙痛的常用药物。

善治鼻渊。

不止，前额疼痛等，常配其他散风寒、通鼻窍之品同用。

带下证——本品辛温香燥，善除阳明经湿邪而燥湿止带，是常用的治疗带下证药物，不论寒热虚实，均可随证配伍使用。其性温，故更宜于寒湿带下，症见带下清冷量多者，可配温阳散寒、健脾除湿药以标本兼治。若湿热下注，带下黄赤者，亦可取本品燥湿之能，并配清利下焦湿热之品同用。

疮痈肿毒——本品辛温行散，是治疗疮痈肿痛的常用之品。对于疮疡初起，热毒壅滞肌肤，红肿热痛者，本品可发散火郁，有收散结消肿止痛之功，每与清热解毒、消肿排脓之品配伍。若疮疡中后期，正气不足，脓成难溃者，本品可与益气补血药同用，共奏托毒排脓之功。

此外，本品祛风止痒，可用治皮肤风湿瘙痒。

（4）用法用量：煎服，3～9g。外用适量。

（5）使用注意：本品辛香温燥，阴虚血热者忌服。

【名言名句】

《神农本草经百种录》：味辛温。主女人漏下赤白，血闭阴肿，风在下焦而兼湿热之证寒热。风在荣卫。风头侵目泪出，风在上窍。长肌肤，润泽可作面脂。风气干燥，风去则肌肉生而润泽矣。凡驱风之药，未有不枯耗精液者。白芷极香，能驱风燥湿，其质又极滑润，能和利血脉而不枯耗，用之则有利无害者也。盖古人用药，既知药性之所长，又度药性之所短，而后相人之气血，病之标本，参合研求，以定取舍，故能有显效而无隐害。此学人之所当殚心也。

细　辛

细辛辛温，少阴头痛[①]。

利窍通关[②]，风湿皆用。

华阴者佳，反藜芦，能发少阴之汗。

【难点注释】

①少阴头痛：少阴，即少阴经，包括足少阴肾经和手少阴心经。少阴头痛指少阴经受风寒引起的头痛。

②利窍通关：利窍，指通利鼻窍；通关，指用细辛取嚏，能开窍醒神，可治中风卒倒，窍闭神昏。

【歌诀总括】

细辛味辛，性温，能散少阴经的风寒，并善止痛，常用治风寒客于少阴经之头痛。本品还有开窍通关的作用，外用研末吹鼻，可催嚏通关，用治心窍闭塞，神志昏迷。此外，也常用于风寒湿引起的关节疼痛。入药以陕西华阴县者佳。反藜芦。本品能使少阴之邪从汗而解。

【歌诀详解】

（1）药性：辛，温。有小毒。归肺、肾、心经。

（2）功效：解表散寒，祛风止痛，通窍，温肺化饮。

（3）临床应用：

风寒感冒——本品辛温发散，芳香透达，长于解表散寒，祛风止痛，宜于外感风寒表证而头身疼痛较甚者，常与其他解表祛风止痛药同用。因其既能散风寒，又善通鼻窍，故尤宜于风寒感冒而见鼻塞流涕者。本品达表入里，既入肺经散在表之风寒，又入肾经而除在里之寒邪，故可治阳虚之人外感风寒，寒邪深伏少阴，症见恶寒重、发热轻或不发热、无汗出、脉不浮反沉者，可配温阳药与辛温解表药同用。

> 宜于外感风寒表证而头身疼痛较甚者。

> 广泛用于诸寒痛证。

头痛，牙痛，风湿痹痛——本品辛散温通，达表入里，散寒止痛力强，广泛用于诸寒痛证。其性升善走，能上达巅顶，开宣郁滞，通利官窍，故风寒所致诸头痛、牙痛、痹痛等皆为所宜。治疗少阴头痛，足寒气逆，脉象沉细者，本品常配独活同用，以搜少阴伏风；用治外感风邪，偏正头痛，可藉本品祛风止痛，并随证配伍祛风清头目之品；若治痛则如破，脉微弦而紧的风冷头痛，本品外散风寒，长于止痛，可配辛温发散之品。本品又是治疗牙痛之佳品，对多种证型的牙痛均可随证配伍煎汤内服，或单用含漱，或局部外搽，均有良效。本品既散少阴肾经在里之寒邪以通阳散结，又搜筋骨间的风湿而蠲痹止痛，故风寒湿痹，腰膝冷痛，本品亦为常用之品，可配祛风湿、止痹痛药物同用。

> 风寒所致诸头痛、牙痛、痹痛等皆为所宜。

鼻渊——本品辛散温通，芳香透达，外散风邪，内化湿浊，宣为治鼻渊之良药。

通鼻窍，故可治鼻渊，症见鼻塞不通、流涕、头痛者，为治鼻渊之良药，常与白芷、苍耳子、辛夷等散风寒、通鼻窍药配伍使用。

肺寒咳喘——本品辛温行散，外能发散风寒，内能温肺化饮，故可治风寒咳喘证及寒饮咳喘证，尤善治素有痰饮之人外感风寒而致的外寒内饮之证，症见恶寒发热，无汗，喘咳，痰多清稀者，以本品外散风寒，内化寒饮，常配麻黄、桂枝等辛温发汗解表药及温化痰饮药；若纯系寒痰停饮射肺，咳嗽胸满，气逆喘急者，可藉本品温化寒饮，并常与干姜、五味子组成温肺化饮、止咳平喘之散收并用的药组配伍。

素有痰饮之人外感风寒而致的外寒内饮之证。

（4）用法用量：煎服，1~3g；散剂每次服0.5~1g。

（5）使用注意：阴虚阳亢头痛，肺燥伤阴干咳者忌用。不宜与藜芦同用。

【用药鉴别】

细辛、麻黄、桂枝皆为辛温解表、发散风寒常用之品，均可用治风寒感冒。然麻黄发汗作用较强，主治风寒感冒重证，表实无汗者；桂枝发汗解表作用较为和缓，凡风寒感冒，无论表实无汗，表虚有汗均可用之；细辛辛温走窜，达表入里，发汗之力虽不如麻黄、桂枝，但散寒力胜，又内化寒饮，故常用治寒犯少阴之阳虚外感，及风寒外束、水饮内停之证。

【名言名句】

《神农本草经疏》：细辛禀天地阳升之气以生，故其味辛温而无毒。入手少阴、太阳经。风药也。风性升，升则上行，辛则横走，温则发散，故主咳逆，头痛脑动，百节拘挛，风湿痹痛死肌。盖痹及死肌，皆是感地之湿气，或兼风寒所成，风能除湿，温能散寒，辛能开窍，故疗如上诸风寒湿疾也。《别录》又谓温中下气，破痰开胸中，除喉痹齆鼻，下乳结，汗不出，血不行，益肝胆，通精气，皆升发辛散开通清窍之功也。其曰久服明目，利九窍，轻身长年者，必无是理，盖辛散升发之药，岂可久服哉？

藁 本

藁本气温，除痛巅顶，
寒湿可祛，风邪可屏①。
去芦。

【难点注释】
①屏：音 bǐng，摒除之意。

【歌诀总括】
藁本味辛，性温，有治头部巅顶作痛的功效，适用于外感风寒湿邪引起的巅顶作痛。本品不仅可以散寒除湿，而且祛风。

【歌诀详解】
（1）药性：辛，温。归膀胱经。
（2）功效：祛风散寒，除湿止痛。
（3）临床应用：

风寒感冒，巅顶疼痛——本品辛温香燥，气味俱升，药性上行，善达巅顶，以发散太阳经风寒湿邪见长，并有较好的止痛作用，功似羌活，常用治伤寒太阳证，及风寒感冒证由风寒之邪外袭足太阳之经，循经上犯，症见头痛、鼻塞、巅顶痛甚者，每与羌活同用共祛太阳风寒；若外感风寒夹湿，头身疼痛明显者，本品散寒除湿，止痛效佳，可随证配伍祛风散寒、除湿止痛之品。

> 症见头痛、鼻塞、巅顶痛甚者。

风寒湿痹——本品禀辛散温通香燥之性，气雄而烈，能入于肌肉、经络、筋骨之间，以祛除风寒湿邪，蠲痹止痛，故善治疗风寒湿痹。用治风湿相搏，一身尽痛，每与羌活、防风、苍术等祛风除湿药同用。若治风湿热痹，于众祛风湿清热药内稍佐本品以疏达经络之滞，亦为可行。

> 用治风湿相搏，一身尽痛。

（4）用法用量：煎服，3～9g。
（5）使用注意：本品辛温香燥，凡阴血亏虚、肝阳上亢、火热内盛之头痛者忌服。

【名言名句】
《本经逢原》：藁本性升，属阳，为足太阳寒郁经中，头项巅顶痛及大寒犯脑连齿颊痛之专药。女人阴肿疝疼，督脉为病，脊强而厥，亦多用之。雾露之邪中于上焦，须兼木香。风客于胃泄泻，脾胃药中宜加用之。今人只知藁本为治巅顶头脑之药，而《本经》治妇人疝瘕、腹中急、阴中寒等证，皆太阳经寒湿为病，亦属客邪内犯之候，故用藁本去风除湿，则中外之疾皆瘳，岂特除风头痛而已哉？云长肌肤，悦颜色者，外用作面脂之类是也。但头痛挟内热，春夏温病，热病，头痛，口渴及产后血虚，火炎头痛，皆不可服。

苍耳子

苍耳子苦，疥癣细疮，
驱风湿痹，瘙痒堪尝。
一名葈耳①。实多刺。

【难点注释】

①葈耳：苍耳别名。葈，音 xǐ。

【歌诀总括】

苍耳子味辛、苦，性温，有毒，有祛风除湿的作用，善治疥癣和细小的湿疹、湿疮以及麻风等皮肤病，又可治风湿侵袭，关节痹痛。对皮肤瘙痒，可以本品内服。本品又名葈耳。成熟果实外有钩刺。

【歌诀详解】

（1）药性：辛、苦，温。有毒。归肺经。

（2）功效：发散风寒，通鼻窍，祛风湿，止痛。

（3）临床应用：

风寒感冒——本品辛温宣散，能外散风寒，虽发汗解表之力逊，然善通鼻窍，故外感风寒见鼻塞不通明显者，可用本品宣通鼻窍，并配其他发散风寒药力强者同用。因解表作用弱，一般风寒感冒应用较少。

鼻渊——本品温和疏达，味辛散风，苦燥湿浊，善通鼻窍以除鼻塞、止前额及鼻内胀痛，用治鼻渊头痛、不闻香臭、时流浊涕者，本品一药数效，标本兼治，可内服亦宜外用，为治鼻渊之良药，尤宜于鼻渊而有外感风寒者，常与辛夷、白芷等散风寒、通鼻窍药配伍。若鼻渊证属风热外袭或湿热内蕴者,可与疏散风热、清热燥湿药同用。本品以其通窍之功,亦常用于其他鼻病,如伤风鼻塞(急性鼻炎)、鼻窒(慢性鼻炎)、鼻鼽(过敏性鼻炎)等。

风湿痹痛——本品辛散苦燥,性温散寒,能祛风除湿,通络止痛,可用治风湿痹证,关节疼痛,四肢拘挛,可单用,或随证配祛风湿药同用。

此外,本品还可治风疹瘙痒;研末,用大风子油为丸,可治疥癣麻风,皆取散风除湿的作用。

(4)用法用量:煎服,3~9g。或入丸、散。

(5)使用注意:血虚头痛不宜服用。过量服用易致中毒。

【名言名句】

《本草崇原》:苍耳,《本经》名葈耳,该茎叶而言也。今时用实,名苍耳子,子内仁肉,气味甘温,外多毛刺,故有小毒,花白实黄,禀阳明燥金之气。金能制风,故主治风头寒痛,谓头受风邪,为寒为痛也。燥能胜湿,故主治风湿周痹,四肢拘挛痛,谓风湿之邪,伤周身血脉而为痹,淫于四肢而为拘挛疼痛也。夫周痹,则周身血脉不和,周痹可治,则恶肉死肌,亦可治也。四肢拘挛痛可治,则膝痛亦可治也。久服则风湿外散,经脉流通,故益气。

辛 夷

辛夷味辛,鼻塞流涕,

香臭不闻,通窍①之剂。

去心毛。

【难点注释】

①通窍:通鼻窍,改善鼻塞不通症状。

【歌诀总括】

辛夷味辛,性温,有散上部风寒的作用,善治因风寒上犯所致的鼻塞流涕、不闻香臭等症,有良好的宣通鼻窍功效。入药时应除去柔毛。

【歌诀详解】

(1) 药性：辛，温。归肺、胃经。

(2) 功效：发散风寒，通鼻窍。

(3) 临床应用：

风寒感冒——本品辛散温通，能发散风寒，宣通鼻窍。用治外感风寒，肺窍郁闭，恶寒发热，头痛鼻塞者，可配伍其他发散风寒药同用。若风热感冒而鼻塞头痛者，亦可于疏散风热药中，酌加本品，以增强通鼻窍、散风邪之力。

鼻渊——本品辛温发散，芳香走窜，其性上达，外能祛除风寒邪气，内能升达肺胃清气，善通鼻窍，为治鼻渊头痛、鼻塞流涕之要药，不论风寒、风热，均可随证配伍使用。偏风寒见鼻塞声䪼，清涕不止者，常与白芷、细辛、苍耳子等散风寒、通鼻窍药同用；偏风热见鼻塞不通，浊涕黄稠者，多与薄荷、连翘、黄芩等疏风热、清肺热药同用。若肺胃郁热发为鼻疮者，可配清热泻火解毒药同用。

（旁注：为治鼻渊头痛、鼻塞流涕之要药，不论风寒、风热，均可随证配伍使用。）

(4) 用法用量：煎服，3~9g；本品有毛，易刺激咽喉，入汤剂宜用纱布包煎。

（旁注：入汤剂宜用纱布包煎。）

(5) 使用注意：鼻病因于阴虚火旺者忌服。

【名言名句】

《神农本草经百种录》：味辛温。主五脏，身体寒热，清气下陷之疾。头风脑痛，升散风邪。面皯。去皮毛之风滞。久服，下气，轻身，明目，增年耐老。清气上升则浊气下降，而百体清宁，可永年矣。辛夷与众木同植，必高于众木而后已，其性专于向上，故能升达清气。又得春气之最先，故能疏达肝气。又芳香清烈，能驱逐邪风头目之病。药不能尽达，此为之引也。

第二节 发散风热药

薄 荷

薄荷味辛，最清头目，
祛风散热，骨蒸①宜服。
一名鸡苏。龙脑者佳。

【难点注释】

①骨蒸：患者自觉有热自骨髓向外蒸发之感，多为阴虚有热之证。本品炒炭有一定治疗骨蒸发热的作用。

【歌诀总括】

薄荷味辛，气香，性凉，最能清利头目，疏散风热，可治风热侵扰所致的头痛、目赤、牙痛、咽喉肿痛等头目不利之证。炒炭可兼治骨蒸劳热，须配养阴清热药同用。本品又名鸡苏，入药以具有龙脑香气者佳。

【歌诀详解】

（1）药性：辛，凉。归肺、肝经。

（2）功效：疏散风热，清利头目，利咽透疹，疏肝行气。

（3）临床应用：

风热感冒，温病初起——本品辛以发散，凉以清热，清轻凉散，其辛散之性较强，是辛凉解表药中最能宣散表邪，且有一定发汗作用之药，为疏散风热常用之品，故风热感冒和温病卫分证十分常用。多与疏风清热之品同用，以治风热感冒或温病初起、邪在卫分，症见发热、微恶风寒、头痛者。

风热头痛，目赤多泪，咽喉肿痛——本品轻扬升浮、芳香通窍，功善疏散上焦风热，清头目、利咽喉，故常用治风热上攻所致诸证，症见头痛眩晕、目赤多泪、咽喉肿痛等，多与祛风、清热、止痛药配伍。

麻疹不透，风疹瘙痒——本品质轻宣散，有疏散风热，宣毒

辛凉解表药中最能宣散表邪，且有一定发汗作用之药，为疏散风热常用之品，故风热感冒和温病卫分证十分常用。

常用治风热上攻所致诸证。

透疹，祛风止痒之功，善治风热束表而见麻疹不透或透发不畅，多配其他透疹解表之品。以本品轻浮走表，祛风止痒之性，亦常用治风疹瘙痒，常配祛风止痒药同用。

肝郁气滞，胸闷胁痛——本品味辛行散，兼入肝经，故具疏肝行气之能，可治肝郁气滞所致诸证，症见胸闷胁痛、烦躁易怒、月经不调等，可随证配伍疏肝解郁、理气调经之品。然本品疏肝之力较缓，多作为辅助药物与其他疏肝理气药并行。临床中，治疗此类病证，亦常以之煎汤，随证送服相应丸散剂。

此外，本品芳香辟秽，兼能化湿和中，还可用治夏令感受暑湿秽浊之气，脘腹胀痛，呕吐泄泻。

（4）用法用量：煎服，3～6g；宜后下。薄荷叶长于发汗解表，薄荷梗偏于行气和中。

（5）使用注意：本品芳香辛散，发汗耗气，故体虚多汗者不宜使用。

【名言名句】

《本经逢原》：薄荷辛凉，上升入肝肺二经。辛能发散，专于消风散热。凉能清利，故治咳嗽失音、头痛头风，眼目口齿诸病。利咽喉，去舌苔，小儿惊热，及瘰疬疮疥为要药。其性浮而上升，为药中春升之令，能开郁散气，故逍遥散用之。然所用不过二三分，以其辛香伐气；多服久服令人虚冷，瘦弱人多服动消渴病，阴虚发热、咳嗽自汗者勿施。

牛蒡子

鼠黏子①辛，能除疮毒，

瘾疹②风热，咽疼可逐。

一名牛蒡子，一名恶实。

【难点注释】

①鼠黏子：即牛蒡子。

②瘾疹：是热邪客于皮肤，又受风湿而发出的一种皮疹，遍身瘙痒如蚊蚤所咬。

【歌诀总括】

牛蒡子味辛苦，性寒。有疏散风热、透疹、解毒和消肿等作用，可治疮痈肿毒和瘾疹皮肤瘙痒，以及风热感冒咽喉肿痛和麻疹不透等症。本品又名牛蒡子、大力子、恶实。

【歌诀详解】

（1）药性：辛、苦，寒。归肺、胃经。

（2）功效：疏散风热，宣肺祛痰，利咽透疹，解毒消肿。

（3）临床应用：

风热感冒，温病初起——本品味辛能散，性禀寒凉，且兼苦泄，升散之中具有清降之性，故能疏散风热，治疗风热感冒或温病初起者。本品虽发散之力不及薄荷，但长于宣肺祛痰，清利咽喉，故风热感冒见咽喉红肿疼痛，或咳嗽痰多不利者，尤为适宜，常随证配伍疏风清热解毒或清化痰热之品。

麻疹不透，风疹瘙痒——本品清泄透散，能疏散风热，透泄热毒而促使疹子透发，用治麻疹不透或透而复隐，多配透疹发表之品。若风湿浸淫血脉而致的疮疥瘙痒，本品能散风止痒，常与祛风燥湿之品配伍使用。

痈肿疮毒，丹毒，痄腮，喉痹——本品辛苦性寒，于升浮之中而兼清降，既能外散风热，又能内解热毒，其清热解毒，消肿利咽之效甚佳，故善治痈肿疮毒、丹毒、痄腮喉痹等热毒病证。因本品性偏滑利，兼滑肠通便，故对上述热毒证兼有大便热结不通者尤为适宜，常配清热解毒、通腑泄热之品同用。

（4）用法用量：煎服，6～12g。炒用可使其苦寒及滑肠之性略减。

（5）使用注意：本品性寒，滑肠通便，气虚便溏者慎用。

【名言名句】

《本草求真》：牛蒡子……辛苦冷滑。今人止言解毒，凡遇疮疡痈肿痘疹等症，无不用此投治，然尤未绎其义。凡人毒气之结，多缘外感风寒，营气不从，逆于肉里，故生痈毒。牛蒡味辛而苦，即能降气下行，复能散风除热。是以感受风邪热毒，而见面目浮肿，咳嗽痰壅，咽间肿痛，疮疡斑疹及一切臭毒痧闭，痘疮紫黑便闭等症，无不藉此表解里清。但性冷滑利，多服则中气有损，且更令表益虚矣。至于脾虚泄泻，为尤忌焉。

> 升散之中具有清降之性，故能疏散风热，治疗风热感冒或温病初起者。

蝉 蜕

蝉蜕甘寒,消风①定惊②,

杀疳③除热,退翳④侵睛。

【难点注释】

①消风:指祛外风,息内风的作用。本品兼有上述两种作用。

②定惊:制止惊风抽搐的作用。

③杀疳:指治疗小儿疳积的作用。

④退翳:消退目生翳障,治疗如有云雾遮睛的目疾。

【歌诀总括】

蝉蜕味甘,性寒,能散外风,息内风,止惊风抽搐,并可消疳积,除风热,常用于风热感冒和温病初起的发热,麻疹初起、风疹瘙痒,小儿惊风或破伤风的抽搐,并治小儿疳积发热。此外,本品可明目退翳,还可治疗翳障遮睛的眼病。

【歌诀详解】

(1)药性:甘,寒。归肺、肝经。

(2)功效:疏散风热,利咽开音,透疹,明目退翳,息风止痉。

(3)临床应用:

风热感冒,温病初起,咽痛音哑——本品甘寒清热,质轻上浮,长于疏散肺经风热以宣肺利咽、开音疗哑,故风热感冒及温病初起,症见声音嘶哑或咽喉肿痛者,尤为适宜。用治风热感冒或温病初起,发热恶风,头痛口渴者,常配伍辛凉疏风清热之品;若治疗风热火毒上攻之咽喉红肿疼痛、声音嘶哑,可配泻火解毒之品。

麻疹不透,风疹瘙痒——本品质轻宣散,性寒清热,功善透疹止痒,故可用治风热外束而见麻疹不透之证,常与透疹疏风之品同用;若治风湿浸淫肌肤血脉,皮肤瘙痒,可配祛风燥湿药物同用。

目赤翳障——本品入肝经,善疏散肝经风热而明目退翳,为治风热上攻或肝火上炎所致目赤肿痛及翳膜遮睛的常用之品,可

质轻上浮,长于疏散肺经风热以宣肺利咽、开音疗哑,故宜风热感冒及温病初起。

随证配伍祛风明目或清肝明目药物同用。

急慢惊风，破伤风证——本品甘寒，既能疏散肝经风热，又可凉肝息风止痉，故可用治小儿急慢惊风、破伤风证。治疗小儿急惊风，可与其他凉肝息风之品同用；治慢惊风，当配健运脾胃及息风止痉药物。若用治破伤风证牙关紧闭，手足抽搐，角弓反张，本品可祛外风，息内风，但因其作用缓和，须与息风镇痉之品同用。

此外，本品还常用以治疗小儿夜啼不安。

（4）用法用量：煎服，3~10g，或单味研末冲服。一般病证用量宜小；止痉则需大量。

（5）使用注意：《名医别录》有"主妇人生子不下"的记载，故孕妇当慎用。

【用药鉴别】

薄荷、牛蒡子与蝉蜕三药皆能疏散风热、透疹、利咽，均可用于外感风热或温病初起所致的发热、微恶风寒、头痛；及麻疹初起，透发不畅，或风疹瘙痒；或风热上攻，咽喉肿痛等证。但薄荷辛凉芳香，清轻凉散，发汗之力较强，故外感风热、发热无汗者当为首选。此外，薄荷又能清利头目、疏肝行气。牛蒡子辛散苦泄，性寒滑利，兼能宣肺祛痰，故外感风热、发热、咳嗽、咯痰不畅者，牛蒡子用之尤宜。同时，牛蒡子外散风热，内解热毒，有清热解毒散肿之功。蝉蜕甘寒质轻，既能疏散肺经风热而利咽、透疹、止痒，又长于疏散肝经风热而明目退翳，凉肝息风止痉。

疏散风热、透疹、利咽。

外感风热、发热无汗者当为首选薄荷。

外感风热、发热、咳嗽、咯痰不畅者，牛蒡子用之尤宜。

蝉蜕疏散肺经风热而利咽、透疹、止痒，又长于疏散肝经风热而明目退翳，凉肝息风止痉。

【名言名句】

《神农本草经疏》：蝉禀水土之余气，化而成形，其飞鸣又得风露之清气，故能入肝祛风散热，如《药性论》主小儿壮热惊痫是矣。其主妇人生子不下者，取其蜕脱之义。治久痢者，以其有甘寒之功也。其鸣清响，能发音声。其性善蜕，能脱翳障。其体轻浮，能发疮疹。其味甘寒，能除风热。故陈藏器主哑病。寇宗奭主目昏障翳，小儿疮疹出不快。及今人治头风眩晕，皮肤风热，痘疹作痒，疗肿毒疮，大人失音，小儿噤风天吊，惊哭夜啼等证，皆以其有如上诸功能也。

桑 叶

桑叶性寒，善散风热，
明目清肝，又兼凉血。

【歌诀总括】

桑叶味甘、苦，性寒，能疏散风热，又善清肝明目，可治风热外感及肝阳上亢的头晕目眩等症。此外，本品还兼有润肺凉血的作用，可治燥热伤肺、咳血咽痛等。

【歌诀详解】

（1）药性：甘、苦，寒。归肺、肝经。

（2）功效：疏散风热，清肺润燥，平抑肝阳，清肝明目。

（3）临床应用：

风热感冒，温病初起——本品甘寒质轻，轻清疏散，虽疏散风热作用较为缓和，但又能清肺热、润肺燥，故常用于风热感冒，或温病初起，温邪犯肺所致的发热、咽痒、咳嗽者，常与菊花相须为用，并配伍疏风清热药物同用。

肺热咳嗽，燥热咳嗽——本品苦寒清泄肺热，甘寒凉润肺燥，故善治咳嗽属肺热或燥热伤肺者，症见咳嗽痰少、色黄而黏稠，或干咳少痰，咽痒等，颇为常用，可随证配伍止咳化痰、清肺润燥之品。

肝阳上亢证——本品苦寒，兼入肝经，有平降肝阳之效，故可用治肝阳上亢证，症见头痛眩晕、头重脚轻，烦躁易怒者，多与其他平肝潜阳药同用。此外，本品甘润益阴，于平抑肝阳之中兼有一定滋养肝肾作用，故对肝肾阴虚，肝阳上亢者，有标本兼治之功，然药力和缓，当与滋阴潜阳药物并行。

（对肝肾阴虚，肝阳上亢者，有标本兼治之功。）

目赤昏花——本品苦寒入肝，可疏散肝经风热，又能清泻肝火，且甘润益阴，功善明目，故常用治目疾属风热上犯或肝火上炎者，症见目赤、涩痛、多泪，可配伍疏散风热、清肝明目之品同用。若肝肾精血不足，目失所养，眼目昏花，视物不清，本品亦可对肝肾之阴有一定滋养作用，但须配其他滋补肝肾之品同用。

此外，本品尚能凉血止血，还可用治血热妄行之咳血、吐血、衄血，宜与其他凉血止血药同用。

（4）用法用量：煎服，5~9g；或入丸、散。外用煎水洗眼。桑叶蜜炙能增强润肺止咳的作用，故肺燥咳嗽多用蜜炙桑叶。

【名言名句】

《神农本草经疏》：详其主治，应是味甘气寒性无毒。甘所以益血，寒所以凉血，甘寒相合，故下气而益阴。是以能主阴虚寒热，及因内热出汗。其性兼燥，故又能除脚气水肿，利大小肠。原禀金气，故又能除风。经霜则兼得天地之清肃，故又能明目而止渴。发者，血之余也，益血故又能长发，凉血故又止吐血。合痈口，罨穿掌，疗汤火，皆清凉补血之功也。

菊 花

菊花味甘，除热祛风，

头晕目赤，收泪①殊功。

家园内味甘黄小者佳。去梗。

【难点注释】

①收泪：缓解目疾多泪的症状。

【歌诀总括】

菊花味甘苦，性微寒。有散风热、平肝阳、明目的功效，能治外感风热感冒，头晕目眩或目赤多泪等症。凡因风热或肝阳上亢引起的头目诸病，用本品治疗，效果较好。

【歌诀详解】

（1）药性：辛、甘、苦，微寒。归肺、肝经。

（2）功效：疏散风热，平抑肝阳，清肝明目，清热解毒。

（3）临床应用：

风热感冒，温病初起——本品辛寒疏散，体轻达表，气清上浮，善除肺经风热，常用治风热感冒，或温病初起，温邪犯肺，发热、头痛、咳嗽等症。其发散表邪之力不强，每与性能功用相似的桑叶相须为用，并常配伍其他疏风清热之品同用。

肝阳眩晕，肝风实证——本品性寒，入肝经，平肝阳，故可用治肝阳上亢所致的头痛眩晕，每与平肝潜阳药同用；对肝火上攻所致眩晕、头痛，本品可清肝热，多配清肝降火药物同用。若肝经热盛、热极动风之肝风实证，亦可以本品清解肝热，多与其他清肝热、息肝风药同用。

目赤昏花——本品辛散苦泄，微寒清热，入肝经，能疏散肝经风热，清肝明目，故可用治风热循经上犯头目，或肝火上攻所致目赤肿痛，常随证配伍祛风明目药或其他清肝明目之品；若老年人眼目昏花属肝肾精血不足，目失所养者，须配伍滋补肝肾之品，益精血以明目。

疮痈肿毒——本品味苦性微寒，能清热解毒，可用治疮痈肿毒，但其清热解毒、消散痈肿之力不及野菊花，故临床较野菊花少用。

(4) 用法用量：煎服，5～9g。疏散风热宜用黄菊花，平肝、清肝明目宜用白菊花。

> 疏散风热宜用黄菊花，平肝、清肝明目宜用白菊花。

【用药鉴别】

桑叶与菊花皆能疏散风热，平抑肝阳，清肝明目，同可用治风热感冒或温病初起，发热、微恶风寒、头痛；肝阳上亢，头痛眩晕；风热上攻或肝火上炎所致的目赤肿痛，以及肝肾精血不足，目暗昏花等证。但桑叶疏散风热之力较强，又能清肺润燥，凉血止血。菊花平肝、清肝明目之力较强，又能清热解毒。

> 桑叶疏散风热之力较强，又能清肺润燥，凉血止血。菊花平肝、清肝明目之力较强，又能清热解毒。

【名言名句】

《药性通考》：味兼甘苦，性禀平和。备受四气，冬苗、春叶、夏蕊、秋花，饱经霜露，得金水之精居多，能益金水二脏，以制火而平木，木平则风息，火降则热除，故能养目血，去翳膜。与枸杞相对，蜜丸久服永无目疾，又治头目眩晕，风热，散湿痹，游风……黄者入阴分，白者入阳分，紫者入血分，可药、可饵、可酿、可枕，仙经重之。

柴 胡

柴胡味苦，能泻肝火，
寒热往来①，疟疾②均可。
去芦。药北者佳。

第八章 解表药

【难点注释】

①寒热往来：寒热交替发作，为邪在半表半里之证。

②疟疾：病名。指疟原虫引起的以间歇性寒战、高热为特征的一种传染病。

【歌诀总括】

柴胡味苦，性微寒，有泻肝火及退热作用，可治因肝胆郁热引起的头晕、口苦、呕吐、两胁作痛等，并为治邪在少阳所致寒热往来的主药。因其能和解表里，故又可用治疟疾。入药应去芦，以北柴胡为佳。

【歌诀详解】

（1）药性：苦、辛，微寒。归肝、胆经。

（2）功效：解表退热，疏肝解郁，升举阳气。

（3）临床应用：

表证发热及少阳证——本品辛散苦泄，善祛邪解表，疏散少阳半表半里之邪，长于退热。对外感表证发热，无论风热、风寒表证，皆可使用。治疗风寒感冒，恶寒发热，头身疼痛，可与辛温解表药配伍；若外感风寒，寒邪入里化热，恶寒渐轻，身热增盛者，需表里双解，多与解表药和清解里热药物同用。治疗风热感冒、发热、头痛等症，可与其他辛凉解表药同用。若伤寒邪在少阳，寒热往来、胸胁苦满、口苦咽干、目眩，本品用之最宜，为治少阳证之要药，常与黄芩同用，以清半表半里之热，共收和解少阳之功。

> 疏散少阳半表半里之邪，长于退热。

肝郁气滞证——本品辛行苦泄，性善条达肝气，疏肝解郁，为治疗肝郁气滞所致诸症之要药。对肝失疏泄，气机郁阻所致的胸胁或少腹胀痛、情志抑郁、妇女月经失调、痛经等症，常与疏肝解郁、理气调经之品配伍；若肝郁血虚，脾失健运，妇女月经不调，乳房胀痛，胁肋作痛，神疲食少，脉弦而虚者，常配伍疏肝、健脾、养血药物。本品药性升散，单用有劫伤肝阴之弊，临床中如用其疏肝，多与涵敛肝阴的白芍组成散收并用的配伍。

> 为治疗肝郁气滞所致诸症之要药。

气虚下陷，脏器脱垂——本品能升举脾胃清阳之气，可用治中气不足，气虚下陷所致的脘腹重坠作胀，食少倦怠，久泻脱肛，本品升而不补。

子宫下垂，肾下垂等脏器脱垂。因本品升而不补，故常配补中益气之品同用，以标本兼治。

此外，本品还可退热截疟，又为治疗疟疾寒热的常用药。

（4）用法用量：煎服，3~9g。解表退热宜生用，且用量宜稍重；疏肝解郁宜醋制，升阳可生用或酒制，其用量均宜稍轻。

（5）使用注意：柴胡其性升散，古人有"柴胡劫肝阴"之说，阴虚阳亢，肝风内动，阴虚火旺及气机上逆者忌用或慎用。

【名言名句】

《本草求真》：柴胡，味苦微辛，气平微寒。据书载治伤寒热传足少阳胆，缘胆为清净之府，无出无入，邪入是经，正在表里之界，汗吐与下当禁，惟宜和解。故仲景之治伤寒邪入少阳，而见寒热往来，胁痛耳聋，妇人热入血室，用之以泄其邪。胎前产后，小儿痘疹，五疳羸热诸疟，并痈疽疮疡，咸宜用之。若病在太阳，用之太早，犹引贼入门。病在阴经，用之则重伤其表，必得邪至少阳而药始可用矣。

升 麻

升麻性寒，清胃解毒，
升提下陷①，牙痛可逐。
去须，青绿者佳。

【难点注释】

①升提下陷：指升提下陷之中气，用治久泻脱肛、脏器下垂等中气下陷病证。

【歌诀总括】

升麻味甘辛，性微寒，能清胃火，解热毒，可治因胃火热毒引起的咽喉肿痛、口疮和牙痛；又有升举中气的作用，可治气虚下陷之证。入药去须根，以青绿者为佳。

【歌诀详解】

（1）药性：辛、微甘，微寒。归肺、脾、胃、大肠经。

（2）功效：解表透疹，清热解毒，升举阳气。

（3）临床应用：

外感表证——本品辛甘微寒，性能升散，有发表退热之功，外感表证无论风寒、风热均可应用。对风热感冒，温病初起，症见发热、头痛者，可与其他辛凉解表之品同用；治疗风寒感冒，恶寒发热，无汗，头痛，咳嗽者，当与辛温解表药物配伍。若外感风热夹湿之阳明经头痛，额前作痛，呕逆，心烦痞满者，本品善祛阳明经邪气，可随证配伍祛风燥湿清热之品同用。

麻疹不透——本品能辛寒透散，功善透发麻疹。对于麻疹初起，疹毒不畅者，可借本品升透之力，促进麻疹透发。若麻疹欲出不出，身热无汗，咳嗽咽痛，烦渴尿赤者，常配伍解表透疹、清解毒热之品同用。若麻疹已透，勿用此药。

齿痛口疮，咽喉肿痛，温毒发斑——本品性禀甘寒，以清热解毒功效见长，为清热解毒之良药，可用治热毒所致的多种病证。因其尤善清解阳明热毒，故胃火炽盛成毒的牙龈肿痛、口舌生疮、咽肿喉痛以及皮肤疮毒等尤为多用，常配清胃热、泻火解毒之品同用。治疗风热疫毒上攻之大头瘟，头面红肿，咽喉肿痛，当配清热解毒之品。若治温毒入于营血，皮肤发斑发疹，须与凉血消斑药物同用。

气虚下陷，脏器脱垂，崩漏下血——本品入脾胃经，善引脾胃清阳之气上升，其升提之力较柴胡为强，为治气虚下陷证的良药。对中气不足，气虚下陷所致的脘腹重坠作胀，食少倦怠，久泻脱肛，脏器下垂，可用本品升举中阳，并配补中益气药物以治本。

（4）用法用量：煎服，3~9g。发表透疹、清热解毒宜生用，升阳举陷宜炙用。

（5）使用注意：麻疹已透，阴虚火旺，以及阴虚阳亢者，均当忌用。

【名言名句】

《药性通考》：味辛，微苦。入足阳明、太阴，引经药，亦入手阳明、太阴、大肠、肺。表散风邪，引葱白散手阳明风邪，同葛根能发阳明之汗，引石膏能止阳明头痛、齿痛、升发火郁，能升阳气于至阴之下，引甘温之药上行，以补卫气之散，而实其表。

柴胡引少阳清气上行,升麻引阳明清气上行,故补中益气汤用为佐使。若下元虚者用此升之,则下元愈虚,又当慎用。又治时气、毒戾、头痛寒热、肺痿吐脓、下痢后重,后重者气滞也,气滞于中必上行而后下降。有病大小便秘者,用通利药罔效,重加升麻而反通也。

葛 根

葛根味甘,祛风发散,
温疟①往来,止渴解酒。
白粉者佳。

【难点注释】

①温疟:病名。疟疾的一种,多因内有伏热,复感疟邪所致,以寒热往来、热多寒少、口渴等为临床特点。

【歌诀总括】

葛根味辛甘,性平,有发散风寒和解热生津的作用,善治发热口渴、项背强痛、无汗怕风的外感表证和先热后寒、往来不止的温疟。此外还能解酒毒。入药以色白具粉性者为佳。

【歌诀详解】

(1) 药性:甘、辛,凉。归脾、胃经。

(2) 功效:解肌退热,透疹,生津止渴,升阳止泻。

(3) 临床应用:

表证发热,项背强痛——本品辛凉升散,善散肌腠经腧之邪,具有发汗解表,解肌退热之功。外感表证发热,无论风寒与风热,均可选用本品。对风热感冒,发热、头痛者,可与辛凉解表药同用;若风寒感冒,邪郁化热,症见发热重,恶寒轻,头痛无汗,目疼鼻干,口微渴,苔薄黄者,常与解表及清里药配伍同用。本品既能辛散发表以退热,又长于缓解外邪郁阻,经气不利所致的颈背强痛,故风寒感冒见表实无汗、恶寒、项背强痛者,常配麻黄、桂枝等同用;若表虚汗出,恶风,项背强痛者,常与桂枝、白芍等配伍。

麻疹不透——本品味辛性凉,有发表散邪,解肌退热,透发

外感表证发热,无论风寒与风热,均可选用本品。

麻疹之功,故可用治麻疹初起,表邪外束,疹出不畅,常与其他辛凉透疹之品同用。若麻疹初起,已现麻疹,但疹出不畅,见发热咳嗽,或乍冷乍热者,可配伍祛风清热解毒之品同用。

热病口渴,消渴证——本品甘凉清热,且善鼓舞脾胃清阳之气上升而奏生津止渴之功,故为治疗热病津伤口渴及消渴证之良药。对消渴证属阴津不足者,可与清热养阴生津药配伍;若内热消渴,口渴多饮,体瘦乏力,气阴不足者,与益气养阴之品同用。

热泄热痢,脾虚泄泻——本品味辛升发,能升发清阳,鼓舞脾胃清阳之气上升而奏止泻痢之效,为泻痢常用之品。对表证未解,邪热入里,身热,下利臭秽,肛门有灼热感,苔黄脉数,或湿热泻痢,热重于湿者,常与黄芩、黄连等清热燥湿药配伍使用。对脾虚泄泻,常以本品升发清阳,使清浊得分,多配健运脾胃药物同用。

此外,葛根能直接扩张血管,使外周阻力下降,而有明显降压作用,能较好缓解高血压患者的"项紧"症状,故临床常用治高血压病颈项强痛,如北京同仁堂生产的愈风宁心片即由葛根一味药组成。

(4) 用法用量:煎服,9~15g。解肌退热、透疹、生津宜生用,升阳止泻宜煨用。

【用药鉴别】

柴胡、升麻、葛根三者皆能发表、升阳,均可用治风热感冒、发热、头痛,以及清阳不升等证。其中柴胡、升麻两者均能升阳举陷,用治气虚下陷、食少便溏、久泻脱肛、胃下垂、肾下垂、子宫脱垂等脏器脱垂;升麻、葛根两者又能透疹,常用治麻疹初起、透发不畅。但柴胡主升肝胆之气,长于疏散少阳半表半里之邪、退热,疏肝解郁,为治疗少阳证的要药。柴胡又常用于伤寒邪在少阳,寒热往来、胸胁苦满、口苦咽干、目眩,感冒发热,肝郁气滞,胸胁胀痛、月经不调、痛经等证。升麻主升脾胃清阳之气,其升提(升阳举陷)之力较柴胡为强,并善于清热解毒,又常用于多种热毒病证。葛根主升脾胃清阳之气而达到生津止渴、止泻之功,常用于热病烦渴,阴虚消渴;热泄热痢,脾虚泄泻。

柴胡、升麻、葛根三者皆能发表、升阳,均可用治风热感冒、发热、头痛,以及清阳不升等证。

柴胡、升麻两者均能升阳举陷,升麻、葛根两者又能透疹。

柴胡:长于疏散少阳半表半里之邪、退热;升麻升提(升阳举陷)之力较柴胡为强;葛根生津止渴、止泻之功稍胜。

49

同时，葛根解肌退热，对于外感表证，发热恶寒、头痛无汗、项背强痛，无论风寒表证、风热表证，均可使用。

【名言名句】

《本草求真》：葛根，辛甘性平。轻扬升发。能入足阳明胃经鼓其胃气上行，生津止渴。兼入脾经开腠发汗，解肌退热。缘伤寒太阳病罢，传入阳明，则头循经而痛。胃被寒蔽，而气不得上升，入肺则渴。胃主肌肉，气不宣通则热，故当用此以治。俾其气升津生，肌解热退，而无复传之势矣。但葛根一味，必其于头额峡之处，痛如刀劈，方谓邪传阳明，其药可用。若使未入阳明，又是引邪内入，不可用也。即邪在于太阳而略见于阳明，则以方来之阳明为重，故必用葛根以绝其路。若使阳明证备，而止兼有太阳，则又以未罢之太阳为重，故又不用葛根。且阳明主肌肉者也，而用干葛大开肌肉，则津液尽从外泄，恐胃愈燥而阴立亡。至于疹痘未发，则可用此升提。酒醉则可用此解醒，火郁则可用此升散。但亦须审中病辄止，不可过用，以致胃气有伤也。

蔓荆子

蔓荆子苦，头疼能医，
拘挛湿痹①，泪眼堪除。

【难点注释】

①湿痹：痹证的一种，因感受湿邪为主所致，症见肢节拘挛沉重，痛处不移。

【歌诀总括】

蔓荆子味苦辛，性微寒，有疏散风热、清利头目的作用，善治风热感冒头痛，并治风湿痹痛，四肢拘挛，不得屈伸。此外，以其清利头目之功，还可治目痛多泪的眼病。

【歌诀详解】

（1）药性：辛、苦，微寒。归膀胱、肝、胃经。

（2）功效：疏散风热，清利头目。

（3）临床应用：

风热感冒，头昏头痛——本品辛能散风，微寒清热，轻浮上行，解表之力较弱，偏于清利头目、疏散头面之邪，故尤宜于风热感冒而见头昏头痛者，常与其他疏散风热、清利头目药并行。若风邪上攻之偏头痛，可配祛风止痛之品同用。

目赤肿痛，耳聋耳鸣——本品辛散苦泄微寒，功能疏散风热，清利头目，可用治风热上攻，目赤肿痛，目昏多泪，常与其他祛风明目药物配伍同用。本品药性升发，清利头目，与补气升阳药同用，还治疗中气不足，清阳不升所致的耳鸣耳聋。

此外，取本品祛风止痛之功，也可用治风湿痹痛。

（4）用法用量：煎服，5~9g。

【名言名句】

《神农本草经疏》：蔓荆实禀阳气以生，兼得金化而成。《神农》味苦微寒无毒。《别录》加辛、平、温。察其功用应是苦温辛散之性，而寒则甚少也。气清味薄，浮而升，阳也。入足太阳、足厥阴，兼入足阳明经。其主筋骨间寒热，湿痹拘挛，风头痛，脑鸣目泪出者，盖以六淫之邪，风则伤筋，寒则伤骨，而为寒热，甚则或成湿痹，或为拘挛，又足太阳之脉，夹脊循项而络于脑，目为厥阴开窍之位，邪伤二经，则头痛脑鸣目泪出，此药味辛气温，入二脏而散风寒湿之邪，则诸证悉除矣。

解表药重点记忆一览表

药物名称	药物类别	药性	归经	功效	应用
麻黄	发散风寒药	辛、微苦，温	肺、膀胱经	1. 发汗解表 2. 宣肺平喘 3. 利水消肿	1. 外感风寒 2. 咳喘 3. 水肿，小便不利
桂枝	发散风寒药	辛、甘，温	心、肺、膀胱经	1. 发汗解肌 2. 温通经脉 3. 助阳化气	1. 风寒感冒 2. 寒凝血滞诸痛证 3. 痰饮蓄水证 4. 心悸
紫苏叶	发散风寒药	辛，温	肺、脾经	1. 解表散寒 2. 行气宽中	1. 风寒感冒 2. 脾胃气滞，胸闷呕吐
生姜	发散风寒药	辛，温	肺、脾、胃经	1. 解表散寒 2. 温中止呕 3. 温肺止咳	1. 风寒感冒 2. 脾胃寒证 3. 胃寒呕吐 4. 肺寒咳嗽

续表

药物名称	药物类别	药性	归经	功效	应用
香薷	发散风寒药	辛，微温	肺、脾、胃经	1. 发汗解表 2. 化湿和中 3. 利水消肿	1. 风寒感冒 2. 水肿脚气
荆芥	发散风寒药	辛，微温	肺、肝经	1. 祛风解表 2. 透疹消疮 3. 止血	1. 外感表证 2. 麻疹不透，风疹瘙痒 3. 疮疡初起兼表证 4. 吐衄下血
防风	发散风寒药	辛、甘，微温	膀胱、肝、脾经	1. 祛风解表 2. 胜湿止痛 3. 止痉	1. 外感表证 2. 风疹瘙痒 3. 风湿痹痛 4. 破伤风证
羌活	发散风寒药	辛、苦，温	膀胱、肾经	1. 解表散寒 2. 祛风胜湿 3. 止痛	1. 风寒感冒，头痛身疼 2. 风寒湿痹，肩臂疼痛
白芷	发散风寒药	辛，温	肺、胃、大肠经	1. 解表散寒 2. 祛风止痛 3. 通鼻窍 4. 燥湿止带 5. 消肿排脓	1. 风寒感冒，头痛鼻塞 2. 头痛齿痛，风湿痹痛 3. 鼻渊 4. 带下证 5. 疮痈肿毒
细辛	发散风寒药	辛，温；有小毒	肺、肾、心经	1. 解表散寒 2. 祛风止痛 3. 通窍 4. 温肺化饮	1. 风寒感冒 2. 头痛，牙痛，风湿痹痛 3. 鼻渊 4. 肺寒咳喘
藁本	发散风寒药	辛，温	膀胱经	1. 祛风散寒 2. 除湿止痛	1. 风寒感冒，巅顶疼痛 2. 风寒湿痹
苍耳子	发散风寒药	辛、苦，温；有毒	肺经	1. 发散风寒 2. 通鼻窍 3. 祛风湿 4. 止痛	1. 风寒感冒 2. 鼻渊 3. 风寒湿痹
辛夷	发散风寒药	辛，温	肺、胃经	1. 发散风寒 2. 通鼻窍	1. 风寒感冒 2. 鼻塞，鼻渊
薄荷	发散风热药	辛，凉	肺、肝经	1. 疏散风热 2. 清利头目 3. 利咽透疹 4. 疏肝行气	1. 风热感冒，温病初起 2. 风热头痛，目赤多泪，咽喉肿痛 3. 麻疹不透，风疹瘙痒 4. 肝郁气滞，胸闷胁痛
牛蒡子	发散风热药	辛、苦，寒	肺、胃经	1. 疏散风热 2. 宣肺祛痰 3. 利咽透疹 4. 解毒消肿	1. 风热感冒，温病初起 2. 麻疹不透，风疹瘙痒 3. 痈肿疮毒，丹毒，痄腮，喉痹

【第八章】解表药

续表

药物名称	药物类别	药性	归经	功效	应用
蝉蜕	发散风热药	甘，寒	肺、肝经	1. 疏散风热 2. 利咽开音 3. 透疹 4. 明目退翳 5. 息风止痉	1. 风热感冒，温病初起，咽痛音哑 2. 麻疹不透，风疹瘙痒 3. 目赤翳障 4. 急慢惊风，破伤风证
桑叶	发散风热药	甘、苦，寒	肺、肝经	1. 疏散风热 2. 清肺润燥 3. 平抑肝阳 4. 清肝明目	1. 风热感冒，温病初起 2. 肺热咳嗽，燥咳 3. 肝阳上亢，眩晕 4. 目赤昏花
菊花	发散风热药	辛、甘、苦，微寒	肺、肝经	1. 疏散风热 2. 平抑肝阳 3. 清肝明目 4. 清热解毒	1. 风热感冒，温病初起 2. 肝阳眩晕 3. 目赤昏花 4. 疮痈肿毒
柴胡	发散风热药	苦、辛，微寒	肝、胆经	1. 解表退热 2. 疏肝解郁 3. 升阳举陷	1. 表证发热，少阳证 2. 肝郁气滞，月经不调，胸胁疼痛 3. 气虚下陷，脏器脱垂
升麻	发散风热药	辛、微甘，微寒	肺、脾、胃、大肠	1. 解表透疹 2. 清热解毒 3. 升举阳气	1. 外感表证 2. 麻疹不透 3. 齿痛口疮，咽喉肿痛，温毒发斑 4. 气虚下陷，脏器脱垂，崩漏下血
葛根	发散风热药	甘、辛，凉	脾、胃经	1. 解肌退热 2. 透疹 3. 生津止渴 4. 升阳止泻	1. 表证发热，项背强痛 2. 麻疹不透 3. 热病口渴，阴虚消渴 4. 热泄热痢，脾虚泄泻
蔓荆子	发散风热药	辛、苦，微寒	膀胱、肝、胃经	1. 疏散风热 2. 清利头目	1. 风热感冒，头昏头痛 2. 目赤肿痛，耳鸣耳聋

53

第九章 清热药

清热药寒，五类可说，
泻火燥湿，解毒凉血。
再清虚热，热证可却，
石膏知母，清热泻火，
花粉芦根，生津止渴，
淡竹栀子，泻火除烦，
夏枯决明，肝火立清；
黄柏芩连，苦参龙胆，
苦寒清燥，湿热诸患；
银翘穿莲，青叶黛蓝，
贯众公英，野菊土苓，
射干豆根，鱼腥白翁，
舌草熊胆，热清毒减；
丹皮赤芍，牛角紫草，
玄参地黄，热清血凉；
清虚热药，地骨青蒿，
银柴胡黄，顾本勿忘。
药性寒凉，沉降入里，
详证细辨，假热当忌，
苦寒直折，治当护脾，
化燥伤阴，慎用阴虚。

【歌诀总括】

　　清热药性多寒凉，可分为清热泻火药、清热燥湿药、清热解毒药、清热凉血药、清虚热药五类，主要应用于各种里热证。清热泻火药中清热泻火作用较强的首推石膏、知母，天花粉、芦根可生津止渴，淡竹叶、栀子除泻火作用外还可除烦，而夏枯草、决明子主要用于清肝火。黄芩、黄连、黄柏、苦参、龙胆为苦寒之品，可清热燥湿，具有湿热证表现的疾病都可使用。金银花、连翘、穿心莲、大青叶、青黛、板蓝根、射干、山豆根、鱼腥草、白头翁、白花蛇舌草、熊胆都是清热解毒之品。牡丹皮、赤芍、水牛角、紫草、玄参、生地黄药性皆寒，可清热以达凉血之功。清虚热药包括地骨皮、青蒿、银柴胡、胡黄连，使用时要注意顾护正气。清热药使用时应辨明热证在气分、血分及虚实以选药，若有真寒假热者当忌用。本类药物多寒凉味苦，易伤脾胃，应适当辅以健脾药物；苦寒药物易化燥伤阴，阴虚者慎用。

第一节 清热泻火药

石 膏

石膏大寒，能泻胃火，
发渴头疼，解肌①立妥。
或生，或煅。一名解石②。

【难点注释】

①解肌：解除肌表之邪，是外感证初起有汗的治法。

②解石：即方解石，古代有作石膏用者。

【歌诀总括】

石膏性大寒，能清泻胃火，除烦止渴，用于热病壮热烦渴、胃火上攻头痛及外感等证，见效迅速。可生用或煅用。又名方解石。

【歌诀详解】

（1）药性：甘、辛，大寒。归肺、胃经。

（2）功效：生用清热泻火，除烦止渴；煅用敛疮生肌，收湿，止血。

（3）临床应用：

温热病气分实热证——本品清热泻火，药性大寒，长于辛透邪热，有良好的退壮热作用。而性味甘寒又能清胃热、除烦渴，为治疗温热病气分证，症见高热、汗出、心烦、口渴、脉洪大有力等症的要药。该证因温邪内传、里热壅盛而引起壮热不退、心烦口渴，而石膏善能清泻内入气分的热邪，并抑制亢奋阳气，若与知母相须为用，可明显增强清除气分实热的作用。若配清热凉血药物，可治温病气血两燔。温热病又因邪毒内犯所致，与长于治疗温热病的清热解毒药配伍效果更佳。热伤气津、烦渴不止者，应与益气、养阴之药同用，以清热养阴、益气生津。

本品又能祛暑，可用治暑热初起，伤气耗阴或热病后期，余热未尽，气津两亏者。

_{清热泻火，又有
清肺热作用。}

肺热喘咳证——本品清热泻火，又有清肺热作用。治疗热邪郁肺、肺气上逆而气急喘促者，因其不具平喘之功，故须配伍平喘之药，共收清肺平喘之效。治痰热咳嗽者，应配伍清肺化痰药或清肺止咳药。

胃火牙痛，头痛，消渴证——本品功能清泻胃火。足阳明胃经，多气而多血，胃中积热，循经上攻，易致牙龈红肿疼痛或牙周出血，甚至腐臭溃烂。治疗此症，常与清胃解毒药同用。胃火上炎所致的头痛、咽肿、口疮及消渴证，本品亦可配伍其他相应的药物使用。

溃疡不敛，湿疹瘙痒，水火烫伤，外伤出血——本品火煅外用，有敛疮生肌作用，既能收敛水湿，使疮面分泌物减少，又可促进疮面愈合。故多用于疮疡溃烂而不敛、湿疹浸淫及水火烫伤等。如与清热解毒药或其他收湿敛疮药同用，更为适宜。

（4）用法用量：15～60g，内服宜生用。入汤剂宜打碎先煎。外用须经火煅研末。

（5）使用注意：脾胃虚寒及阴虚内热者忌用。

【名言名句】

《本草经疏》：石膏，辛能解肌，甘能缓热，大寒而兼辛甘，则能除大热，故《本经》主中风寒热，热则生风故也。邪火上冲，则心下有逆气及惊喘；阳明之邪热甚，则口干舌焦不能息，邪热结于腹中，则腹中坚痛；邪热不散，则神昏谵语；肌解热散汗出，则诸证自退矣。惟产乳、金疮，非其用也。

知　母

　　知母味苦，热渴能除，
　　骨蒸①有汗，痰咳皆舒。
　　去皮毛。生用泻胃火，酒炒泻肾火。

【难点注释】

①骨蒸：虚热的一种，乃久病阴虚而致，感觉有热感自骨内向外透发，临床常称作"骨蒸潮热"。

【歌诀总括】

知母味苦，能清热泻火、滋阴润燥，可用于热病烦渴、骨蒸盗汗及肺热咳嗽、咯吐黄痰等证。入药剥去根茎外皮及黄绒毛。清泻胃火宜生用，清泻肾火可酒炒。

【歌诀详解】

（1）药性：苦、甘，寒。归肺、胃、肾经。

（2）功效：清热泻火，滋阴润燥。

（3）临床应用：

温热病气分实热证——本品苦寒清热，甘寒滋润，善入肺胃二经以清热泻火。其清泻气分实热的功效与石膏相似，亦为治疗温热病气分热邪亢盛，高热不退、汗出、心烦、口渴、脉洪大有力等症的要药。因其能滋胃阴而生津止渴，故更能缓和热邪伤津之口渴多饮。

> 善入肺胃二经以清热泻火。

肺热燥咳——本品主入肺经而长于泻肺热、润肺燥，可广泛用于多种咳嗽证，不论是肺热引起，或阴虚所伤，还是肺燥所致，均可使用。治肺热咳嗽，痰黄黏稠，或肺有郁热、气逆不降而气逆作喘者，常与清化热痰药和止咳平喘药同用。治肺阴不足而燥热内生，干咳少痰者，常与养阴润燥和化痰止咳药同用。

> 不论是肺热引起，或阴虚所伤，还是肺燥所致，均可使用。

骨蒸潮热——本品兼入肾经而能滋肾阴、泻肾火、退骨蒸，还可清泄相火以坚阴，用治阴虚火旺所致骨蒸潮热、盗汗、心烦等症，须与滋补肾阴或降火除热之品同用。

津伤口渴——本品甘寒，可滋养胃阴，生津止渴；苦寒能清胃火，存津液，故对津伤口渴之证，不论胃火内盛，或阴虚燥热所致者，皆可选用。治胃中火盛伤津之烦渴，宜与清胃、滋阴生津药同用；治阴虚燥渴有热者，须与养阴生津药同用。其滋养胃阴的作用，还可用治阴虚内热之消渴证，常与益气、养阴生津药同用。

肠燥便秘——本品功能滋阴润燥，可用治阴虚肠燥便秘证。

（4）用法用量：煎服，6~12g。

（5）使用注意：本品性寒质润，有滑肠作用，故脾虚便溏者不宜用。

【用药鉴别】

石膏、知母均能清热泻火，可用治温热病气分热盛及肺热咳嗽等证。但石膏泻火之中长于清解，重在清泻肺胃实火，肺热喘咳、胃火头痛牙痛多用石膏；知母泻火之中长于清润，肺热燥咳、内热骨蒸、消渴多选知母。

【名言名句】

《本草纲目》：肾苦燥，宜食辛以润之；肺苦逆，宜食苦以泻之。知母之辛苦寒凉，下则润肾燥而滋阴，上则清肺金泻火，乃二经气分药也。

芦 根

芦根清热，生津止渴，
热病呕哕①，肺病皆可。

【难点注释】

①呕哕：呕吐。

【歌诀总括】

芦根有清热、生津止渴、止呕之功，主治热病烦渴，胃热呕吐，入肺经宜治咳嗽、肺痿肺痈等肺系疾病。

【歌诀详解】

（1）药性：甘，寒。归肺、胃经。

（2）功效：清热泻火，生津止渴，除烦，止呕，利尿。

（3）临床应用：

热病烦渴——本品甘寒除邪热，味甘多汁液，可清热生津止渴，宜于热病伤津，口渴喜饮及内热消渴之证。本品生津而无恋邪之弊，故温病邪在卫分，或风热感冒而见烦渴者，亦常与疏散风热药同用。入肺胃经可透气分实热，对于热入气分者亦有退热之效，但其作用缓和，只宜作辅助药使用。

胃热呕哕——本品甘寒入胃经，可清胃和中，清胃热而止呕逆，治疗胃热气逆之呕哕吐逆。可单用煎浓汁频饮，也可用鲜品与清热止呕药同用，效果更佳。

又因芦根甘淡渗利，善除湿热，宜于湿热毒邪伤于中焦，升降失司，脘痞吐利之霍乱。

肺热咳嗽，肺痈吐脓——本品"性凉能清肺热，中空能理肺气，而味甘多液，更擅滋养肺阴"（《本草经疏》），宜于肺热咳嗽和阴虚燥咳。芦根清肺经实热，并以其轻宣之性，有理气、排痰、排脓的作用，善治肺热咳嗽和肺痈。又长于生津润燥，可治肺阴不足之燥咳、肺痿。

热淋涩痛——本品功能清热利尿，可用治热淋涩痛，小便短赤。

（4）用法用量：15～30g，鲜品用量加倍，或捣汁服。

（5）使用注意：脾胃虚寒者忌服。

【名言名句】

《本草经疏》：芦根，味甘寒而无毒。消渴者，中焦有热，则脾胃干燥，津液不生然也，甘能益胃和中，寒能除热降火，热解胃和，则津液流通而渴止矣。客热者，邪热也，甘寒除邪热，则客热自解。肺为水之上源，脾气散精，上归于肺，始能通调水道，下输膀胱，肾为水脏而主二便，三家有热，则小便频数，甚至不能少忍，火性急速故也，肺、肾、脾三家之热解，则小便复其常道矣，火升胃热，则反胃呕逆不下食及噎哕不止；伤寒时疾，热甚则烦闷；下多亡阴，故泻利人多渴；孕妇血不足则心热，甘寒除热安胃，亦能下气，故悉主之也。

天花粉

天花粉寒，止渴祛烦，
排脓消毒，善除热痢。

【歌诀总括】

天花粉性寒，能清热除烦，止渴，解毒排脓，还可止痢以治热痢。

【歌诀详解】

(1) 药性：甘、微苦，微寒。归肺、胃经。

(2) 功效：清热泻火，生津止渴，消肿排脓。

(3) 临床应用：

热病烦渴，内热消渴——本品苦寒泻火，甘以化阴，善于清热降火，生津润燥，治疗津亏口渴之证。"热盛易伤津液，津液不足而为渴，苦以坚之，栝楼根之苦，以生津液"（成无己）。故本品善治热盛烦渴。若取生津止渴之功，可治燥伤肺胃，咽干口渴；亦可治积热内蕴，化燥伤津之消渴证，"通行津液，是为渴所宜也"（成无己）。

肺热燥咳——本品既能泻火以清肺热，又能生津以润肺燥，用治燥热伤肺，干咳少痰、痰中带血等肺热燥咳证；取本品生津润燥之功，配清肺润燥及养肺阴药用治燥热伤肺，气阴两伤之咳喘咯血。

疮疡肿毒——本品善解胃热，能消除胃经壅热，又通行经络，解一切疮家热毒，还有排脓生肌长肉的作用，用治疮疡初起，热毒炽盛，未成脓者可消散，脓已成者可溃疮排脓；取本品清热、消肿作用，可治风热上攻，咽喉肿痛。

(4) 用法用量：10~15g，外用适量。

(5) 使用注意：脾胃虚寒大便溏泄者慎服；反乌头；注射针剂，有过敏史者慎用。

【名言名句】

《本草汇言》：其性甘寒，善能治渴，从补药而治虚渴，从凉药而治火渴，从气药而治郁渴，从血药而治烦渴，乃治渴之要药也。

淡竹叶

淡竹叶甘，泻火除烦，
渗湿利尿，解口舌疮。

【歌诀总括】

淡竹叶味甘，有泻火除烦、利尿的功效，可用治热病烦渴、口舌生疮、热淋尿赤等证。

【歌诀详解】

（1）药性：甘、淡，寒。归心、胃、小肠经。

（2）功效：清热泻火，除烦止渴，利尿通淋。

（3）临床应用：

热病烦渴——本品甘寒，能清泄气分实热，并有一定的解热作用。其既入肺、胃，尤能泻心火，可除热病之热扰心神的心胸烦热，治温热邪气入于气分的高热、汗出、烦渴等证。因其作用缓和，多用于轻证；重证则作为辅助药使用。表热证而发热烦渴者，亦可使用。

口疮、尿赤涩痛——本品上清心火，下利小便，可使心与小肠之热从小便排出，故可治疗心火亢盛、心胸烦热、舌尖红赤、口舌生疮；或心热下移小肠的小便赤涩、尿道灼痛等证，常与清心热药和利尿通淋药同用。

（4）用法用量：6～10g。

【名言名句】

《本草纲目》：去烦热，利小便，除烦止渴，小儿痘毒，外症恶毒。

栀　子

栀子性寒，解郁除烦，
吐衄胃痛，火降小便。
生用清三焦①实火，炒黑清三焦郁热，
又能清曲屈之火②。

【难点注释】

①三焦：是六腑之一，上焦、中焦和下焦的合称，即将躯干划分为3个部位，横膈以上为上焦，包括心、肺；横膈以下至脐为中焦，包括脾、胃；脐以下为下焦，包括肝、肾、大肠、小肠、膀胱。

②曲屈之火：指气机郁结所化之火。

【歌诀总括】

栀子性寒，能清热利湿，解郁除烦，并能凉血止血，可用于热病心烦、血热吐衄、火热胃痛等证，可使火热之邪从小便而解。本品生用清三焦实火，炒黑清三焦郁热，又能清气机郁结之火。

【歌诀详解】

（1）药性：苦，寒。归心、肺、三焦经。

（2）功效：泻火除烦，清热利湿，凉血解毒；外用消肿止痛。焦栀子凉血止血。

（3）临床应用：

热病心烦——本品苦寒清降，能清泻三焦火邪，又入气分、入血分，善于清透疏解郁热。入心经可泻心火而除烦，为治热病心烦、躁扰不宁之要药；又善于清泻心、肺、胃、三焦的湿热火毒，有清热泻火解毒的功效，可用治热病火毒炽盛，三焦俱热而见高热烦躁、神昏谵语者。证轻者，可以本品为主而取效；证重者，可与长于清热泻火、解毒药同用。

湿热黄疸——本品既有较强的清利肝胆湿热之作用，又能利胆退黄，故可用治肝胆湿热郁结所致的黄疸、小便短赤等证，常与利湿退黄药同用。

血淋涩痛——清利下焦膀胱湿热而通淋，清热凉血以止血，故可治血淋涩痛或热淋证。

血热吐衄——本品性寒凉，入血分，功能清热凉血，故可用治血热妄行之吐血、衄血等出血证；若配凉血止血药，可治三焦火盛迫血妄行之吐血、衄血。

目赤肿痛——本品清泻三焦热邪，可治肝胆火热上攻之目赤肿痛。

（旁注：为治热病心烦、躁扰不宁之要药；又善于清泻心、肺、胃、三焦的湿热火毒。）

火毒疮疡——本品功能清热泻火、凉血解毒,但解毒力不强,用治火毒疮疡、红肿热痛者,常配其他清热解毒药同用。

扭挫伤痛——本品外用可消肿止痛,用来治疗外伤扭挫。

焦栀子功专凉血止血,用于血热吐血、衄血、尿血、崩漏。

(4) 用法用量:6~10g,焦栀子6~9g。外用:研末调敷。生用走气分而泻火;炒黑则入血分而止血。

(5) 使用注意:本品苦寒伤胃,脾虚便溏者不宜用。

【用药鉴别】

栀子入药,除果实全体入药外,还有果皮、种子分开用者。栀子皮(果皮)偏于达表而去肌肤之热;栀子仁(种子)偏于走里而清内热。生栀子走气分而泻火,焦栀子入血分而止血。

【名言名句】

《开宝本草》:味苦,大寒,无毒。疗目热赤痛,胸中心大小肠大热,心中烦闷,胃中热气。

夏枯草

夏枯草苦,瘰疬①瘿瘤②,
破癥散结,湿痹能瘳。
冬至发生,夏至枯瘁。

【难点注释】

①瘰疬:颈部缓慢出现豆粒大小圆滑肿块,累累如串珠,不红不痛,溃后脓水清稀,夹有败絮状物,易成瘘管为主要表现的结核类疾病。

②瘿瘤:指甲状腺肿大的一类疾病。

【歌诀总括】

夏枯草味苦,能解毒散结,善于治疗瘰疬和瘿瘤,此外尚能消散腹中的结块和治疗风湿痹痛。本品冬至发芽,夏至枯萎。

【歌诀详解】

(1) 药性:辛、苦,寒。归肝、胆经。

(2) 功效:清热泻火,明目,散结消肿。

(3) 临床应用:

肝热目痛——本品苦寒主入肝经，善泻肝火以明目，用治肝火上炎，目赤肿痛之证。可单用，但更常与清肝明目药同用。本品清肝明目之中，略兼养肝，配滋养肝阴之品，可用于肝阴不足，目珠疼痛，至夜尤甚者。

瘰疬、瘿瘤——本品味辛能散结，苦寒能泄热，宜于气郁痰结之瘰疬、瘿瘤。而辛又能行肝郁，苦能泄肝火，可用以治肝郁化火，痰火凝聚之瘰疬；用治瘿瘤，因本病由忧思郁怒，肝气不疏，气郁痰凝所致，故夏枯草为"消瘿圣品"。

> "消瘿圣品"。

乳痈肿痛——本品既能清热去肝火，又能散结消肿，可治乳痈肿痛。若配解毒药，可治热毒疮疡。

（4）用法用量：9～15g，或熬膏服。

（5）使用注意：脾胃寒弱者慎用。

【名言名句】

《本草通玄》：夏枯草，补养厥阴血脉，又能疏通结气。目痛、瘰疬皆系肝证，故建神功。然久用亦防伤胃，与参、术同行，方可久服无弊。

决明子

决明子甘，能祛肝热，

目疼收泪，仍止鼻血。

【歌诀总括】

决明子味苦、甘、咸，能清泻肝经风热，善治目赤肿痛、羞明泪多等证，尚能平肝潜阳，治疗肝阳上亢之鼻衄。

【歌诀详解】

（1）药性：甘、苦、咸，微寒。归肝、大肠经。

（2）功效：清热明目，润肠通便。

（3）临床应用：

目赤肿痛，羞明多泪，目暗不明——本品能入肝泻火以明目，苦寒之性不甚，因兼甘润而无苦燥伤阴之弊，为目疾之常用药物。主入肝经，功善清肝明目而治肝火上扰或肝经风热上壅所致目赤肿痛、羞明多泪；本品有益肝阴之功，配补阴药，可用治肝肾阴

> 为目疾之常用药物。

亏所致视物昏花、目暗不明。

头痛、眩晕——本品苦寒入肝，既能清泻肝火，又兼能平抑肝阳，故可用治肝阳上亢之头痛、眩晕。

肠燥便秘——本品味苦通泄，质润滑利，入大肠经而能清热润肠通便，用于内热肠燥，大便秘结。轻度便秘单用即效，便秘重者，可配伍他药以增清热润肠之效。

（4）用法用量：9~15g；用于润肠通便，不宜久煎。

（5）使用注意：气虚便溏者不宜用。

【名言名句】

《本草经疏》：决明子，其味咸平，《别录》益以苦甘微寒而无毒。咸得水气，甘得土气，苦可泄热，平合胃气，寒能益阴泄热，足厥阴肝家正药也。亦入胆肾。肝开窍于目，瞳子神光属肾，故主青盲目淫，肤赤白膜，眼赤痛泪出。《别录》兼疗唇口青。《本经》久服益精光者，益阴泄热、大补肝肾之气所致也。

第二节　清热燥湿药

黄　芩

黄芩苦寒，枯①泻肺火，
子②清大肠，湿热皆可。
去皮枯朽，或生，或酒泡。

【难点注释】

①枯：即枯芩，为生长年久的宿根，中空而枯，体轻主浮，善清上焦肺火，主治肺热咳嗽痰黄。

②子：为生长年少的子根，体实而坚，质重主降，善泻大肠湿热，主治湿热泻痢腹痛。

【歌诀总括】

黄芩味苦，性寒，分为枯芩和子芩。枯芩长于泻肺火，用治上焦火热证；子芩偏于清大肠湿热，用治下焦火热、湿热证。采挖后去皮及残茎，可生用，可酒泡。

【歌诀详解】

（1）药性：苦，寒。归肺、胆、脾、大肠、小肠经。

（2）功效：清热燥湿，泻火解毒，止血，安胎。

（3）临床应用：

湿温，暑湿，胸闷呕恶，湿热痞满，黄疸泻痢——本品苦寒而燥，功能清热燥湿，能清泻脾、胃、肝、胆、大肠及膀胱诸经的湿热，尤长于清中上焦湿热，常广泛用于多种湿热病证。因其既可清热燥湿，又善入肺、胃、胆经以清气分实热，并退壮热，故湿温及暑湿病，湿热郁阻气分，身热不扬，胸脘痞闷，恶心呕吐，舌苔黄腻等证，本品较其他清热燥湿药多用，且常与化湿、行气药及利水渗湿药配伍，清热与除湿并施，两解胶结之湿热邪。治湿热淋证，可与利尿通淋药同用；治湿热泻痢，可助黄连，以增强清热燥湿、解毒的效果；治湿热黄疸，可作利湿退黄药的辅助药。

肺热咳嗽，高热烦渴——本品主入肺经，最善清泻肺火，常用于肺热壅遏所致咳嗽痰稠等证。单用有效，但若配伍清泻肺热药或止咳、化痰药，可增强作用。本品苦寒，清热泻火力强，配清热解毒药，可用治外感热病，中上焦热盛所致之高热烦渴、面赤唇燥、尿赤便秘、苔黄脉数者。

血热吐衄——本品既能清诸脏腑之火，尤心、肺、胃火，又能凉血止血，故用治火毒炽盛迫血妄行之吐血、衄血等证。本品经配伍，也可用治其他出血证，如治血热便血、崩漏等。

痈肿疮毒——痈肿多因湿热毒邪内蕴，邪热灼血，以致气血壅滞而成。本品清热燥湿之中又有泻火热毒的作用，可用治火毒炽盛之目赤口疮、吐衄便秘、痈肿疮毒。

胎动不安——本品具清热安胎之功，用治怀胎蕴热，胎动不安之证。盖因"胎孕宜清热凉血，血不妄行，乃能养胎，黄芩乃上、中二焦药，能降火下行"（朱震亨）。故血热胎动不安、气虚血热胎动不安、肾虚有热胎动不安，都可用黄芩治之。

（4）用法用量：3～10g。清热多生用，安胎多炒用，清上焦热多酒制用，止血多炒炭用。

（5）使用注意：本品苦寒伤胃，脾胃虚寒者不宜使用。

【名言名句】

《本草新编》：黄芩，味苦，气平，性寒，可升可降，阴中微阳，无毒。入肺经、大肠。退热除烦，泻膀胱之火，止赤痢，消赤眼，善安胎气，解伤寒郁蒸，润燥，益肺气。但可为臣使，而不可为君药。近人最喜用之，然亦必肺与大肠、膀胱之有火者，用之始宜，否则，不可频用也。古人云黄芩乃安胎之圣药，亦因胎中有火，故用之于白术、归身、人参、熟地、杜仲之中，自然胎安。倘无火，而寒虚胎动，正恐得黄芩而反助其寒，虽有参、归等药补气、补血、补阴，未必胎气之能固也，况不用参、归等药，欲望其安胎，万无是理矣。

黄 连

黄连味苦，泻心除痞①，
清热明眸，厚肠②止痢。
去须。下火，童便。

【难点注释】

①痞：胸腹间气机阻塞不舒的一种自觉症状，有的仅有胀满的感觉。

②厚肠：清肠，肠胃功能恢复正常。

【歌诀总括】

黄连味苦，能泻心火，除痞满，清热明目，清肠止痢，可用于高热神昏、心下痞满、目赤肿痛、湿热泄泻、痢疾等证。宜去须用。用治下火时童便制；用治痰火时姜汁炒；清下焦之火用盐水炒；用治气滞化火时用吴茱萸炒；清肝胆火时则用猪胆汁炒；清实火时用朴硝；清虚火时则用酒炒。

【歌诀详解】

（1）药性：苦，寒。归心、脾、胃、肝、胆、大肠经。

（2）功效：清热燥湿，泻火解毒。

（3）临床应用：

黄连尤长于入中焦、大肠以清泄中焦、大肠的湿热。

胃肠湿热泻痢、呕吐——本品寒降苦燥之性尤强，其清热燥湿之力胜于黄芩、黄柏等同类功效相近之药物，且尤长于入中焦、大肠以清泄中焦、大肠的湿热，对于湿热泻痢、呕吐之证，历代均作为最为常用之品，特别是对湿热泻痢的治疗，古今临床均视本品为痢疾要药。证轻者，单用即可；但更常与燥湿解毒药配伍，以增强燥湿解毒、清热止痢作用。痢疾便下脓血黏液，里急后重，多因湿热壅盛，气血阻滞所致，本品又多与行气药或活血药同用。治湿热蕴结脾胃，气机升降失常，脘腹痞闷，恶心呕吐，本品亦常与燥湿、化湿药和行气药同用。本品对肝、胆、膀胱等湿热亦有效，还可用于湿热引起的黄疸、淋证及湿疹、湿疮等多种湿热病证。

高热神昏，心烦不寐，血热吐衄——本品清脏腑实热作用广泛，尤以清泄心、胃二经实热见长，为治疗心、胃二经实热证之常用药。对于心经热盛所致的多种病证均有较好疗效，治外感热病心经热盛，壮热、烦躁，甚至神昏谵语，本品常与清心泻火药或清热解毒药同用。内科杂病之心火亢盛，心烦不眠，因本品有良好的清心泻火之功，在临床十分常用。若心火亢盛、热盛耗伤阴血所致虚烦不眠、惊悸怔忡，常与滋阴养血药同用；若心火上炎、心肾不交之怔忡、无寐，常与肉桂同用。本品亦可治心火上炎，口舌生疮，或心热下移小肠之心烦、口疮、小便淋涩疼痛，可单用，但更常与清心泻火、利尿通淋药同用。若治心火亢奋，迫血妄行之吐血、衄血，本品常与凉血止血药同用。

目赤牙痛，消渴——本品有较强的清胃热作用，可用于胃火炽盛所致的多种病证，治胃火牙痛、牙龈红肿、出血等，常与清胃之品同用；治胃热消渴，常与养胃阴之品同用。而本品亦有清肝泻火之作用，可用治肝热目痛。

痈肿疮疖，湿疹，湿疮，耳道流脓——本品既能清热燥湿，又能泻火解毒，尤善疗疔毒，为治疗皮肤疮痈等外科热毒证的常用之品。可内服，与清热解毒药同用，主治疮痈疔疖初起；热毒炽盛而见红肿疼痛者亦多局部外用。取之制为软膏外敷，可治皮肤湿疹、湿疮。取之浸汁涂患处，可治耳道流脓；煎汁滴眼，可治眼目红肿。

(4) 用法用量：2~5g。外用适量。

(5) 使用注意：本品大苦大寒，过服久服易伤脾胃，脾胃虚寒者忌用；苦燥易伤阴津，阴虚津伤者慎用。

【用药鉴别】

本品入药，除生用外，还有酒制、姜汁制、吴茱萸水制等特殊炮制品，其功用各有区别。生黄连长于泻火解毒燥湿，清心火与大肠火；酒炒引药上行，并可缓和苦寒之性；姜汁及吴茱萸炒，则缓和其苦寒伤胃之性，并增强降逆止呕作用，吴茱萸又可治肝郁化火；猪胆汁炒长于泻肝胆火；盐水炒长于去下焦之火，且咸寒能润其燥性。

【名言名句】

《开宝本草》：味苦，微寒，无毒。五脏冷热，久下泄澼、脓血，止消渴，大惊，除水利骨，调胃，厚肠，益胆，疗口疮。

黄　柏

黄柏苦寒，降火滋阴，

骨蒸湿热，下血[①]堪任。

去粗皮。或生，或酒，或蜜，或童便，

或乳汁炒。一名黄檗。

【难点注释】

①下血：证名，指便血。

【歌诀总括】

黄柏性味苦寒，能滋阴降火，常用于湿热诸证、骨蒸潮热、便血等证。用时去掉粗皮，或生用，或酒炒用，或蜜炙用，或用童便制用，或用乳汁炒用。又名黄檗。

【歌诀详解】

(1) 药性：苦，寒。归肾、膀胱经。

(2) 功效：清热燥湿，泻火除蒸，解毒疗疮。

(3) 临床应用：

黄疸、带下及湿疹、湿疮等多种湿热病证——本品性味苦寒，

> 黄柏与黄芩、黄连常相须为用。
>
> 本品长于入肝、胆、大肠、膀胱，以清除下焦湿热见长。

有较强的清热燥湿作用，与黄芩、黄连常相须为用。但本品长于入肝、胆、大肠、膀胱，以清除下焦湿热见长，故较多用于黄疸、痢疾、淋证、带下等下焦湿热证，亦常用于湿疹、湿疮以及湿热下注、足膝红肿热痛、下肢痿弱，或阴痒、阴肿等。治湿热黄疸，常与清热、利湿、退黄之药同用。治湿热痢疾，常与清热燥湿、解毒治痢药同用。治湿热淋证，常与利尿通淋药同用。治湿热下注所致的妇女带下黄浊臭秽、阴痒、阴肿、下部湿疹、湿疮，或足膝红肿热痛、下肢痿弱等证，本品常与健脾燥湿药同用。治湿疹、湿疮、带下、阴痒，本品亦常外用，可研末撒敷，或作软膏外涂以及煎汤浸洗。

骨蒸劳热，盗汗，遗精——本品苦寒清降，入肾经，可退虚热，降火以坚阴，宜于肾阴不足，虚火上炎，五心烦热，潮热盗汗，遗精等症，常与知母相须为用。

疮疡肿毒——本品主要用于皮肤及五官的疮痈疔疖，单用即有较好效果。内服外用均可，与解毒消痈药配伍可增强疗效。其清解疮毒之力较黄连稍逊，故常同用。治疗烧烫伤，本品亦较常用。

（4）用法用量：3～12g。外用适量。

（5）使用注意：本品苦寒伤胃，脾胃虚寒者忌用。

【用药鉴别】

> 黄连为苦寒之最，治湿热内盛或热毒炽盛之证，常相须为用。
>
> 黄芩偏泻上焦肺火；黄连偏泻中焦胃火，并长于泻心火；黄柏偏泻下焦相火、除骨蒸。

黄芩、黄连、黄柏三药性味皆苦寒，而黄连为苦寒之最。三药均以清热燥湿、泻火解毒为主要功效，用治湿热内盛或热毒炽盛之证，常相须为用。但黄芩偏泻上焦肺火，肺热咳嗽者多用；黄连偏泻中焦胃火，并长于泻心火，中焦湿热、痞满呕逆及心火亢旺、高热心烦者多用；黄柏偏泻下焦相火、除骨蒸，湿热下注诸证及骨蒸劳热者多用。

【名言名句】

《医学入门》：黄檗，治眼赤、鼻齄、喉痹及痈疽发背，乳痈脐疮亦用。东垣云，泻下焦隐伏之龙火，安上出虚哕之蛔虫，单治而能补肾不足，生用而能补阴痿厥，凡下体有湿，痿瘵肿痛，及膀胱有水，小便黄，小腹虚痛者，必用之，兼治外感肌热，内伤骨热，失血遗精阴痿。抑考黄连入心，栀、芩入肺，黄柏入肾，肾苦燥停湿，柏味微辛而能润燥，性利下面能除湿，故为肾经主药。

龙胆草

龙胆苦寒，疗眼赤疼，

下焦湿肿，肝经热烦。

【歌诀总括】

龙胆草性味苦寒，能泻肝胆火，清下焦湿热，可用治肝经热盛所致目赤肿痛，心烦易怒，以及湿热引起的黄疸、淋证、阴肿、带下等下焦病证。

【歌诀详解】

（1）药性：苦，寒。归肝、胆经。

（2）功效：清热燥湿，泻肝胆火。

（3）临床应用：

湿热黄疸，阴肿阴痒，带下，湿疹瘙痒——本品为苦寒性燥之药，专入肝胆、膀胱以清热燥湿，故主要用于黄疸、带下、阴痒阴肿、淋证等肝胆、下焦湿热病证。治湿热黄疸，多与清热利湿药同用。治湿热下注之阴痒阴肿、妇女带下黄臭、男子阴囊湿痒肿痛及湿疹瘙痒，常与清热燥湿药同用，还可煎汤外洗或撒敷。

肝胆热盛诸证——本品既能清肝胆湿热，又泻肝胆实火，可用治肝火上炎的头痛、头晕、目赤、耳肿，或肝火内盛的胁痛口苦等证。亦可治肝经热盛，热极生风所致的小儿惊风，但本品并无息风止痉之力，故应与息风止痉药同用。

（4）用法用量：3～6g。

（5）使用注意：脾胃寒者不宜用，阴虚津伤者慎用。

【名言名句】

《药品化义》：胆草专泻肝胆之火，主治目痛颈痛，两胁疼痛，惊痫邪气，小儿疳积，凡属肝经热邪为患，用之神妙。其气味厚重而沉下，善清下焦湿热，若囊痈、便毒、下疳，及小便涩滞，男子阳挺肿胀，或光亮出脓，或茎中痒痛，女人阴癃作痛，或发痒生疮，以此入龙胆泻肝汤治之，皆苦寒胜热之力也。亦能除胃热，平蛔虫，盖蛔得苦即安耳。

苦　参

苦参味苦，痈肿疮疥①，
下血肠风②，眉脱赤癞③。
反④藜芦。

【难点注释】

①痈肿疮疥：痈肿指皮肤局部肿胀、焮红作痛；疮，即疮疡，指皮肤或黏膜发生溃烂；疥指由疥虫引起的传染性、瘙痒性皮肤病。泛指体表所产生的各种外科及皮肤科疾病。

②肠风：便血的一种，多由外感引起。

③癞：麻风。

④反：配伍禁忌，是指某些药物合用会产生剧烈的毒副作用或降低和破坏药效。

【歌诀总括】

苦参味苦，能用治湿热所致皮肤病、便血等病证，还可用于麻风所致眉毛脱落、肤色变深等。本品不宜与藜芦同用。

【歌诀详解】

（1）药性：苦，寒。归心、肝、胃、大肠、膀胱经。

（2）功效：清热燥湿，杀虫，利尿。

（3）临床应用：

湿热泻痢，黄疸，湿疹，便血等证——本品苦寒，既能清热利湿，又能利尿，可使湿热之邪外出，故对湿热病证较为有效，且应用较广。治湿热蕴结胃与大肠，下痢脓血，或泄泻腹痛，单用即有效，但与清热燥湿药或行气药同用效果更佳。治湿热黄疸，可单用亦可配伍利胆退黄药。治湿热带下，湿疹湿疮，可配伍清热利湿药，内服外用均可。对湿热下注所致的痔疮疼痛，大便下血，小便不利，阴囊湿肿等亦常应用。

疮痈疥癣，皮肤瘙痒——本品能清热解毒，可主治皮肤疮痈肿痛。对心、胃火毒上攻的咽部、牙龈红肿疼痛，口舌生疮，本品亦可清解心胃经火毒而获效。本品局部外用有杀虫止痒之效，用治疥癣瘙痒，常与解毒杀虫、祛风止痒药同用，煎汤外洗。若配硫黄制为软膏效果更佳。

（4）用法用量：4.5~9g。外用适量。

（5）使用禁忌：脾胃虚寒者忌用，反藜芦。

【名言名句】

《本草正义》：苦参，大苦大寒，退热泄降，荡涤湿火，其功效与芩、连、龙胆皆相近，而苦参之苦愈甚，其燥尤烈，故能杀湿热所生之虫，较之芩、连力量益烈。近人乃不敢以入煎剂，盖不特畏其苦味难服，亦嫌其峻厉而避之也。然毒风恶癞，非此不除，今人但以为洗疮之用，恐未免因噎而废食耳。

第三节 清热解毒药

金银花

金银花甘，疗痈无对，
未成则散，已成则溃。
一名忍冬，一名鹭丝藤，
一名金钗股，一名老翁须。

【歌诀总括】

金银花味甘，能清热解毒，消痈散结，善治疮疡痈肿，未成脓者可促其消散，已成脓者可促其溃破排脓。本品又名忍冬、鹭丝藤、金钗股、老翁须。

【歌诀详解】

（1）药性：甘，寒。归肺、心、胃经。

（2）功效：清热解毒，疏散风热。

（3）临床应用：

痈肿疔疮，咽喉肿痛，痢疾——本品清热解毒力佳，且甘寒不峻，不易损伤脾胃，为治一切内痈外痈之要药，治痢疾也可使

> 为治一切内痈外痈之要药。

用。治疗痈疮初而见红肿热痛者，可单用本品煎服，并用渣敷患处，亦可与他药配伍，治疗痈疽疔毒、肠痈、乳痈、肺痈等，取效更捷。治疗咽喉肿痛，不论热毒内盛或风热外袭，均可选用。治热毒痢疾，可单用本品浓煎频服，亦可配伍解毒止痢药增强效果。

外感风热，温病初起——本品可针对温热病的致病因素以清解温热疫毒之邪，适用于温热病各个阶段。治温病初起，邪在卫分，本品既清热解毒又轻宣疏散肺卫之邪，宜与发散风热药同用。本品亦常用于风热表证。治温病热入气分，症见壮热、烦渴、脉洪大，甚者神昏谵语，本品可清泄肺胃气分热邪，宜与清热泻火药同用。治温病热入营血，高热神昏、斑疹吐衄等，本品可与清热凉血药同用。

> 适用于温热病各个阶段。

暑热证——本品能清解暑热，可主治暑热烦渴等证，也可用蒸馏法制为金银花露。

（4）用法用量：6～15g。疏散风热、清泻里热以生品为佳；炒炭宜用于热毒血痢；露剂多用于暑热烦渴。

（5）使用注意：脾胃虚寒及气虚疮疡脓清者忌用。

【名言名句】

《本草正》：金银花，善于化毒，故治痈疽、肿毒、疮癣、杨梅、风湿诸毒，诚为要药。毒未成者能散，毒已成者能溃，但其性缓，用须倍加，或用酒煮服，或捣汁兑酒顿饮，或研烂拌酒厚敷。若治瘰疬上部气分诸毒，用一两许时常煎服极效。

连　翘

> 连翘苦寒，能消痈毒，
> 气聚血凝，湿热堪逐。
> 去梗心。

【歌诀总括】

连翘性味苦寒，能清热解毒消痈，善治热毒蕴结，气血凝聚之疮疡肿毒及湿热黄疸、热淋等证。入药去梗及心用。

【歌诀详解】

（1）药性：苦，微寒，归肺、心、小肠经。

（2）功效：清热解毒，消肿散结，疏散风热。

（3）临床应用：

痈肿疮毒，咽喉肿痛，瘰疬痰核——本品清热解毒，亦可收消疮肿，利咽喉。其消肿散结之力胜于金银花，为治疗热毒疮痈及咽喉肿痛的要药，故有"疮家圣药"之称。治以上热毒证，可与金银花相须为用。本品解毒散结，还可用于瘰疬痰核、瘿瘤等证，且常与消痰散结药同用。

风热外感，温病初起——本品外可疏散风热，内可清热解毒，常用于温病卫、气、营、血的多种证候，且多与金银花相须为用。本品苦寒清降之性较强，长于清泻心经之热毒、实火，故治热邪内陷心包，高热、烦躁、神昏等证较为多用，并常与善清心药同用。治外感风热，常与发散风热药同用。

> 长于清泻心经之热毒、实火。

热淋涩痛——本品可清泻心与小肠之火，可用于热淋、小便短赤、灼热涩痛，多与利尿通淋药同用。

（4）用法用量：6~15g。

（5）使用注意：脾胃虚寒及气虚脓清者不宜用。

【用药鉴别】

连翘临床有青翘、老翘及连翘心之分。青翘，其清热解毒之力较强；老翘，长于透热达表，而疏散风热；连翘心，长于清心泻火，常用治邪入心包的高热烦躁、神昏谵语等症。

连翘与金银花，均有清热解毒作用，既能透热达表，又能清里热而解毒。对外感风热、温病初起、热毒疮疡等证常相须为用。二者区别是：连翘清心解毒之力强，并善于消痈散结，为疮家圣药，亦治瘰疬痰核；而金银花疏散表热之效优，且炒炭后善于凉血止痢，用治热毒血痢。

【名言名句】

《药品化义》：连翘，总治三焦诸经之火，心肺居上，脾居中州，肝胆居下，一切血结气聚，无不调达而通畅也。但连翘治血分功多，柴胡治气分功多。同牛蒡子善疗疮疡，解痘毒尤不可缺。

穿心莲

穿心莲苦，清热燥湿，
尤泻肺热，解毒力强。

【歌诀总括】

穿心莲味苦，清热解毒，燥湿，可用治温病初起，肺热咳喘，肺痈吐脓，痈肿疮毒，蛇虫咬伤及各种湿热证。

【歌诀详解】

（1）药性：苦，寒。归心、肺、大肠、膀胱经。

（2）功效：清热解毒，凉血，消肿。

（3）临床应用：

外感风热，温病初起，肺热咳喘，肺痈吐脓——本品清热泻火之功主要用于清泻肺卫气分之热，尤善清泻肺热。治温病邪入气分，发热不退，可与清热泻火药同用。外感风热或温病初起而肺热内盛者，亦可与发散风热药同用。治肺热咳嗽，或肺痈咳吐脓痰，可与清肺、排脓消痈药同用。

湿热泻痢，热淋涩痛，湿疹瘙痒——本品性寒而味苦，能入大肠、肝、胆、膀胱等经以清热燥湿，可用治多种湿热病证。治湿热所致的泄泻、痢疾，淋证小便灼热疼痛，单用有效。治湿疹瘙痒，可用本品研末，局部外用。

痈肿疮毒，咽喉肿痛，蛇虫咬伤——本品清热解毒作用强而广泛，既可解热毒又能解疮毒，还能解蛇虫毒，故可用治火热毒邪诸证。可单用穿心莲片，但更宜与长于解毒消痈药或解毒利咽药同用，可内服，亦可以鲜品捣烂敷于痈肿或伤口处。

（4）用法用量：6~9g。煎剂易致呕吐，故多作丸、散、片剂。外用适量。

（5）使用注意：不宜多服久服；脾胃虚寒者不宜用。

【名言名句】

《福建中草药》：清热泻火。治肺结核发热，热淋，鼻窦炎，中耳炎，胃火牙痛，火烫伤。

第九章 清热药

大青叶

大青气寒，伤寒①热毒，
黄汗②黄疸③，时疫④宜服。

【难点注释】

①伤寒：指外感热病。
②黄汗：指汗出染衣为黄色。
③黄疸：指皮肤、黏膜、眼球巩膜发黄的疾病。
④时疫：即瘟疫，指流行性急性传染病。

【歌诀总括】

大青叶寒，能清热凉血解毒，适用于外感温热病热毒发斑、黄汗、湿热黄疸、温热等证。

【歌诀详解】

（1）药性：苦，寒。归心、胃经。
（2）功效：清热解毒，凉血消斑。
（3）临床应用：

热入营血，温毒发斑——本品苦寒性甚，解热及凉血消斑之力强，故温热病的各个阶段和外感风热之发热、咽痛等症均可选用。治温病邪在卫分或外感风热，宜与发散风热药同用。治温病热入营血或气血两燔，症见高热、神昏、发斑等，较为常用，且常与凉血、解毒药配伍。

> 温热病的各个阶段和外感风热之发热、咽痛等症均可选用。

喉痹口疮，痄腮丹毒——本品苦寒，既能清心胃实火，又善解瘟疫时毒，有解毒利咽，凉血消肿之效，治风热或热毒郁结所致的咽喉红肿疼痛，可以单用捣汁服，亦可与他药配伍。用治心胃火盛，咽喉肿痛，口舌生疮者，常与其他长于清心胃二经热毒的药物同用。若瘟毒上攻，发热头痛，痄腮，喉痹者，可与解毒、泻火药同用。用治血热毒盛，丹毒红肿者，可用鲜品捣烂外敷，或与他药配伍使用。

疮痈，出血证，泻痢——本品清热解毒之功，可用于疮痈肿毒，内服或外敷均可；其凉血之功，可用于血热妄行之出血证；而清泻肺胃肝热之功，又可用于肺热咳嗽、肝热黄疸及热泻、痢疾等。

（4）用法用量：9～15g。外用适量。

（5）使用注意：脾胃虚寒者忌用。

【名言名句】

《本草正》：治瘟疫热毒发斑，风热斑疹，痈疡肿痛，除烦渴，止鼻衄，吐血……凡以热兼毒者，皆宜蓝叶捣汁用之。

板蓝根

板蓝根寒，清热解毒，

凉血利咽，大头瘟①毒。

【难点注释】

①大头瘟：也叫痄腮，以头面焮红、肿胀、发热为主要特征。

【歌诀总括】

板蓝根性寒，能清热解毒，凉血利咽，用治外感发热、温病、咽喉肿痛、痄腮、瘟毒等证。

【歌诀详解】

（1）药性：苦，寒。归心、胃经。

（2）功效：清热解毒，凉血，利咽。

（3）临床应用：

外感发热，温病初起，咽喉肿痛——本品苦寒，既入气分以清热泻火，又入血分以清热凉血，故可用于温病的各个阶段。用治外感风热或温病初起，发热头痛咽痛，可单味使用，或与发散风热药同用。本品善于清解实热火毒以利咽消肿，不论肺胃热盛，或风热郁肺所致的咽喉红肿疼痛，均较常用，常与长于利咽喉的清热解毒药或发散风热药同用。

温毒发斑，痄腮，丹毒，痈肿疮毒——本品苦寒，有清热解毒，凉血消肿之功，主治多种瘟疫热毒之证，常与解毒凉血药同用。

（4）用法用量：9～15g。

（5）使用注意：体虚而无实火热毒者忌服，脾胃虚寒者慎用。

【名言名句】

《本草便读》：板蓝根即靛青根，其功用性味与靛青叶同，能入肝胃血分，不过清热、解毒、辟疫、杀虫四者而已。但叶主散，根主降，此又同中之异耳。

青 黛

青黛咸寒，能平肝木，
惊痫疳①痢，兼除热毒。
即靛花。

【难点注释】

①疳：又称疳证、疳疾、疳积，是一种慢性营养障碍性疾病。好发于幼弱小儿，临床上以面黄肌瘦，毛发焦枯，肚大青筋，精神萎靡为特征。

【歌诀总括】

青黛味咸性寒，能清热平肝，可用于小儿惊风、高热抽搐、疳疾、痢疾等，其清热解毒之效还可用于热毒疮疡、发斑及血热妄行之各种出血证。本品又名靛花。

【歌诀详解】

（1）药性：咸，寒。归肝经。

（2）功效：清热解毒，凉血消斑，泻火定惊。

（3）临床应用：

温毒发斑，血热吐衄——本品寒能清热，咸以入血，故有清热解毒，凉血，止血，消斑之效。善治温毒发斑，可单用，若欲增强疗效，可与清热解毒药同用。若治血热妄行的吐血、衄血，可单用，也常与凉血止血药同用。治鼻衄，可用消毒棉球蘸本品，塞入鼻腔，压迫出血处。

咽痛口疮，火毒疮疡——本品有清热解毒，凉血消肿之效，可内服，亦多外用，调敷于局部。用治热毒炽盛，咽喉肿痛，喉痹者，可吹至患处；若口舌生疮，多与冰片同用，撒敷患处；用治火毒疮疡，痄腮肿痛，可与寒水石共研为末，外敷。

咳嗽胸痛，痰中带血——本品入肝泻火，又略有清肺热之效，故肝火犯肺或肺热引起的咳嗽均可使用，并多与其他化痰止咳药配伍。

暑热惊痫，惊风抽搐——本品咸寒，善清肝火，祛暑热，故以肝热内盛者为宜，但本品无息风止痉之功，使用时须与息风止痉药同用。

（4）用法用量：内服 1～3g，本品难溶于水，一般作散剂冲服，或入丸剂服用。外用适量。

（5）使用注意：胃寒者慎用。

【用药鉴别】

大青叶为菘蓝叶；板蓝根为菘蓝或马蓝的根；青黛为马蓝、蓼蓝或菘蓝的茎叶经加工制得的粉末。三者大体同出一源，功效亦相近，皆有清热解毒、凉血消斑之作用。相比较而言，大青叶凉血消斑力强；板蓝根解毒利咽效著；青黛清肝定惊功胜。

【名言名句】

《开宝本草》：主解诸药毒，小儿诸热，惊痫发热，天行头痛寒热，煎水研服之。亦摩敷热疮、恶肿、金疮、下血、蛇犬等毒。

皆有清热解毒、凉血消斑之作用：大青叶凉血消斑力强；板蓝根解毒利咽效著；青黛清肝定惊功胜。

贯　众

贯众微寒，解毒清热，
止血杀虫，预防瘟疫。

【歌诀总括】

贯众性微寒，可以清热解毒，止血杀虫，能用来治疗风热感冒、温毒发斑、血热出血及多种肠道寄生虫疾病，而且有预防传染病的作用。

【歌诀详解】

（1）药性：苦，微寒。有小毒。归肝、脾经。

（2）功效：清热解毒，凉血止血，杀虫。

（3）临床应用：

风热感冒，温毒发斑——本品苦寒，既入气分，又入血分，具有清热解毒之功。其对风热表证、温病初起邪在卫分及流行性感冒均可使用，并有一定预防作用。因其清泻里热，故治疗风热感冒，或温病邪在卫分时须与发散风热药同用，以利于祛邪外出。本品既能清热解毒又能凉血止血，故温病热入营血证或温毒发斑较为多用,常与凉血、解毒药配伍。治疗痄腮红肿疼痛,可与清热解毒药同用,内服外用均可。

血热出血——本品有凉血止血之功,可用治各种血热所致之衄血、吐血、便血、崩漏等证,尤善治崩漏下血。可单用,更常与相宜止血药同用,以增强凉血止血之效。

虫疾——本品的杀虫作用,可以驱杀绦虫、钩虫、蛲虫、蛔虫等多种肠道寄生虫。因其有毒,一般不单味重用,多与驱虫药配伍使用。

此外,本品还可用于治疗烧烫伤及妇人带下等病证。

(4) 用法用量:4.5~9g。杀虫及清热解毒宜生用;止血宜炒炭用。外用适量。

(5) 使用注意:本品有小毒,用量不宜过大。服用本品时忌油腻。脾胃虚寒者及孕妇慎用。

【名言名句】

《神农本草经》:主腹中邪热气,诸毒,杀三虫。

蒲公英

蒲公英苦,溃坚消肿,

结核①能除,食毒堪用。

一名黄花地丁草。

【难点注释】

①结核:指因风火气郁,或湿痰气郁凝结,生肿块于皮里膜外、形如果核、坚而不痛的一类病证。相当于现代医学的急、慢性淋巴结炎、淋巴结结核及部分皮下肿物。

【歌诀总括】

蒲公英味苦,能清热解毒,消肿散结,凡疮疡肿毒、瘰疬痰核、毒蛇咬伤等病证皆可应用。又名黄花地丁草。

【歌诀详解】

(1) 药性:苦、甘,寒。归肝、胃经。

(2) 功效:清热解毒,消肿散结,利尿通淋。

(3) 临床应用:

> 为治疗热毒壅结于肝胃而发之乳痈的要药。

痈肿疔毒，乳痈内痈——本品能清热解毒，且味甘不伤脾胃，主治内外热毒疮痈诸证，内服或外敷，单用或复方俱可选用。本品入肝、胃二经，兼通乳脉，而乳头属肝，乳房属胃，故为治疗热毒壅结于肝胃而发之乳痈的要药。治乳痈肿痛，可单用本品浓煎内服；或以鲜品捣汁内服，渣敷患处；也可与其他解毒散结药同用。治疗毒肿痛，常与长于解毒消痈的清热药同用。

咽喉肿痛，胃火牙龈肿痛及肝热目赤肿痛——本品既清肝热，又清胃热，还可清肺热，可用于治疗肝热目赤，胃火牙龈肿痛，肺热咽喉不利及咳嗽等多种脏腑热证。治肝热目赤，可单用取汁点眼，或浓煎内服；亦可与清肝明目药配伍使用。治牙龈肿痛，常与清胃解毒药配伍。治咽喉肿痛，可根据风热、肺热等不同证候，与发散风热药或清肺、解毒药同用。

热淋涩痛，湿热黄疸，泻痢——本品有较好的清热利湿作用，可收退黄、通淋、止痢之效，故对湿热引起的黄疸、淋证、泻痢等有较好的疗效。治疗湿热黄疸，常与利胆退黄药同用。治热淋涩痛，多与利尿通淋药同用，以加强利尿通淋的效果。治湿热泻痢，多与清热燥湿药同用。

（4）用法用量：10～15g。外用鲜品适量捣敷或煎汤熏洗患处。

（5）使用注意：用量过大，可致缓泻。

【名言名句】

《本草求真》：蒲公英，入阳明胃、厥阴肝，凉血解热，故乳痈、乳岩为首重焉。缘乳头属肝，乳房属胃，乳痈、乳岩，多因热盛血滞，用此直入二经，外敷散肿臻效，内消须同夏枯、贝母、连翘、紫英等药同治。

野菊花

野菊花苦，清热解毒，
头晕目赤，清肝之功。

【歌诀总括】

野菊花味苦，可以清热解毒，清肝热平肝阳，治疗热毒证、目赤肿痛、头晕等证。

【歌诀详解】

（1）药性：苦、辛，微寒。归肝、心经。

（2）功效：清热解毒，泻火平肝。

（3）临床应用：

痈疽疔疖，咽喉肿痛——本品苦寒性强，清热解毒力胜，常用于疮痈及咽痛等热毒证，为治外科疔痈之良药。治疮痈肿痛，可内服，也可外用，捣敷患处时鲜品更佳。用治热毒蕴结，疔疖丹毒，痈疽疮疡，咽喉肿痛，均可与清热解毒药同用。

目赤肿痛，头痛眩晕——本品可清降肝热，治肝火上炎，目赤肿痛，有清肝明目之效，可与清肝明目药合用。治风热目疾，则宜与疏风明目药同用。亦可单用煎汤，滤取澄清药液洗眼。本品能平抑肝阳，可用治肝阳上亢证，常与滋补肝肾之补阴药和其他平肝药同用，以共收滋阴潜阳之功。又因其能降血压，现代治疗高血压病属肝热者常选用本品。

此外，本品内服并煎汤外洗也用治湿疹、湿疮、风疹痒痛等。

（4）用法用量：9～15g。外用适量。

【名言名句】

《本草汇言》：破血疏肝，解疔散毒。主妇人腹内宿血，解天行火毒丹疔。洗疮疥，又能祛风杀虫。

土茯苓

> 土茯苓平，梅毒宜服，
> 既能利湿，又可解毒。

【歌诀总括】

土茯苓性平，解毒除湿，为治疗梅毒要药。

【歌诀详解】

（1）药性：甘、淡，平。归肝、胃经。

（2）功效：解毒，除湿，通利关节。

（3）临床应用：

杨梅毒疮，肢体拘挛——本品清热解毒，对于梅毒病有一定的疗效。又兼解汞毒，故对梅毒或因梅毒服汞剂中毒而致肢体拘挛、筋骨疼痛者疗效尤佳，为治梅毒的要药。可单用较大剂量煎服，也可与清热解毒药同用。若因服汞剂中毒而致肢体拘挛者，常与祛风除湿药配伍。

为治梅毒的要药。

淋浊带下，湿疹瘙痒——本品清利湿热，且尤长于利湿，故常用于湿热引起的热淋、带下、湿疹湿疮等证。治湿热淋证，多与利尿通淋药同用。治湿热痹证，与长于治热痹的祛风湿药同用。治疗阴痒带下，可单用本品水煎服，也可与清热燥湿药同用，又可治疗湿热皮肤瘙痒。

痈肿疮毒——本品清热解毒，兼可消肿散结，可用于治疗痈疮。

（4）用法用量：15~60g。外用适量。

（5）使用注意：肝肾阴虚者慎服。服药时忌茶。

【名言名句】

《本草正义》：土茯苓，利湿去热，能入络，搜剔湿热之蕴毒。其解水银、轻粉毒者，彼以升提收毒上行，而此以渗利下导为务，故专治杨梅毒疮，深入百络，关节疼痛，甚至腐烂，又毒火上行，咽喉痛溃，一切恶证。

鱼腥草

腥草微寒，肺痈宜服，
熏洗痔疮，消肿解毒。

【歌诀总括】

鱼腥草微寒，能清热解毒，消痈排脓，可用治肺痈吐脓、热邪疮毒，外用治疗痔疮。

【歌诀详解】

（1）药性：辛，微寒。归肺经。

（2）功效：清热解毒，消痈排脓，利尿通淋。

（3）临床应用：

为治肺痈之要药。

肺痈吐脓，肺热咳嗽——本品辛香而性寒，主入肺经，长于清解肺热以消痈排脓，并清泻肺热以止咳，为治肺痈之要药。治热毒壅滞于肺，发为肺痈，本品可单用，也可配伍主入肺经的清热解毒药。若肺痈初起发热恶寒、咳嗽胸痛者，可配发散风热药。若肺痈溃而成脓，咳吐脓痰者，宜再与清肺祛痰、消痈排脓药配伍。若治肺热咳嗽，单用有效，亦可与清肺祛痰药同用，增强效力。

热毒疮肿——本品辛寒不伤胃，既能清热解毒，又能消痈排脓，亦为皮肤热毒疮肿之外痈的常用药，可单用鲜品捣烂外敷，亦可入复方服用。

湿热淋证，泻痢——本品清利湿热，可主治淋证、泻痢等湿热病证，宜分别配伍相应药物。

（4）用法用量：15～25g。鲜品用量加倍，水煎或捣汁服。外用适量，捣敷或煎汤熏洗患处。

（5）使用注意：本品含挥发油，不宜久煎。虚寒证及阴性疮疡忌服。

【名言名句】

《医林纂要》：行水，攻坚，去瘴，解暑。疗蛇虫毒，治脚气，溃痈疽，去瘀血。

射　干

射干味苦，逐瘀通经，
喉痹口臭，痈毒堪凭。
一名乌翣根。

【歌诀总括】

射干味苦，能活血通经，清热解毒，利咽化痰，可治疗妇女瘀血内结所致闭经及邪热壅结所致的咽喉肿痛、口臭、疮疡肿毒等证。又名乌翣根。

【歌诀详解】

（1）药性：苦，寒。归肺经。

（2）功效：清热解毒，消痰，利咽。

（3）临床应用：

咽喉肿痛——本品清热解毒，利咽消肿，为治咽喉肿痛常用之品。因具有一定的祛痰作用，故对热毒或肺热所致的咽喉肿痛而兼痰浊阻滞者，尤为适宜。本品用治咽喉肿痛，既可单用，也可入复方。治热毒壅盛者，既可内服，也可局部用药。治风热犯肺者，可与发散风热药配伍。

痰盛咳喘——本品善清肺火，降气消痰，较宜于痰热所致之咳喘，常与清化热痰药、止咳平喘药同用。若与温肺化痰药配伍，则可治疗寒痰咳喘，痰多清稀。

疮痈肿毒，闭经，癥瘕积聚——本品清热解毒，还略有活血、消痰之效，可用于疮痈肿毒、闭经、癥瘕积聚、瘰疬痰核等证。

（4）用法用量：煎服，3～10g。

（5）使用注意：本品苦寒，脾虚便溏者不宜使用。孕妇忌用或慎用。

【名言名句】

《本草衍义补遗》：射干，行太阴、厥阴之积痰，使结核自消甚捷。又治便毒，此足厥阴湿气，因疲劳而发，取射干三寸，与生姜同煎，食前服，利三、两行效。又治喉痛，切一片，噙之效。

山豆根

> 山豆根苦，疗咽肿痛，
> 敷蛇虫伤，可救急用。
> 俗名金锁匙。

【歌诀总括】

山豆根味苦，能清热解毒利咽，能治疗咽喉红肿疼痛，外敷能治疗蛇、虫咬伤，可作为急救药使用。本品俗名金锁匙。

【歌诀详解】

（1）药性：苦，寒；有毒。归肺、胃经。

（2）功效：清热解毒，利咽消肿。

（3）临床应用：

咽喉肿痛——本品大苦大寒，长于清解热毒以利咽消肿，为治疗热毒壅盛，咽喉红肿疼痛的要药。可单用本品煎汤含漱，或磨醋含咽。热毒盛者，宜与清解肺胃热毒之药配伍。兼风热外束

治疗热毒壅盛，咽喉红肿疼痛的要药。

者，可与发散风热药配伍。兼阴虚火旺者，可与滋阴降火药配伍。

牙龈肿痛——本品清热解毒，还可用于热毒内盛所致的牙龈肿痛、痔疮肿痛、疮痈肿痛及毒虫蜇伤等。可单用本品煎汤，浸洗局部；或磨汁外涂，亦可与相宜清热药配伍内服。

此外，本品还可用于湿热黄疸，肺热咳嗽，痈肿疮毒等证。

（4）用法用量：煎服，3~6g。外用适量。

（5）使用注意：本品有毒，过量服用易引起呕吐、腹泻、胸闷、心悸等副作用，故用量不宜过大。脾胃虚寒者慎用。

【名言名句】

《开宝本草》：解诸药毒，止痛，消疮肿毒，急黄发热，咳嗽，杀小虫。

白头翁

白头翁寒，清热凉血，
瘰疬疝疵，止痛百节。

【歌诀总括】

白头翁寒，能清热解毒，凉血散瘀，用于治疗瘿瘤、瘰疬、疮痈、疝气等证。又可止痹痛，用于四肢关节疼痛。

【歌诀详解】

（1）药性：苦，寒。归胃、大肠经。

（2）功效：清热解毒，凉血止痢。

（3）临床应用：

热毒血痢，疮痈——本品苦寒降泄，清热解毒，凉血止痢，尤善于清胃肠湿热及血分热毒，对热毒、湿热痢疾，便下脓血，里急后重；或休息痢，腹痛便血，屡发屡止，均有较好疗效，为治痢之要药。用治热痢腹痛，里急后重，下痢脓血，可单用，或配伍清热燥湿药同用。若为赤痢下血，日久不愈，腹内冷痛，可单用本品煎服，或以煎液保留灌肠，也可入复方内服。

本品清热解毒，可治疗痄腮、瘰疬、疮痈肿痛等证。可内服，但多捣敷局部。

阴痒带下，疟疾——本品能杀虫截疟，可用治妇女阴痒、带

为治痢之要药。

下及疟疾。若煎汤外洗，可治疗阴痒带下，还可配伍杀虫止痒药。治疟疾，常与其他截疟、和解少阳药同用。

（4）用法用量：煎服，9~15g。外用适量。

（5）使用注意：虚寒泄痢忌服。

【名言名句】

《本草经疏》：白头翁；暑伏足阳明经，则发温疟；伏手阳明经，则病毒痢，滞下纯血；狂易鼻衄者，血热也；寒热者，血瘀也；癥瘕积聚，瘿气，靡不由血凝而成。积滞停留则腹痛，金疮血凉则痛自止。苦能下泄，辛能解散，寒能除热凉血，具诸功能，故悉主之，殆散热凉血行瘀之要药欤？

白花蛇舌草

蛇舌草寒，解毒通淋，

热证蛇伤，淋痛皆可。

【歌诀总括】

白花蛇舌草性寒，功可清热解毒，利湿通淋，治疗疮痈、咽痛、蛇伤及热淋涩痛均可。

【歌诀详解】

（1）药性：微苦、甘，寒。归胃、大肠、小肠经。

（2）功效：清热解毒，利湿通淋。

（3）临床应用：

痈肿疮毒，咽喉肿痛，毒蛇咬伤——本品苦寒，有较强的清热解毒作用，对疮痈、咽痛及蛇伤等热毒证候，均有较好疗效。用治热毒所致诸证，内服外用均可。治疗痈肿疮毒，可以与解毒消痈药同用。治肠痈腹痛，与其他长于治痈药同用。治咽喉肿痛，多与解毒利咽药同用。若治毒蛇咬伤，可单用鲜品捣烂绞汁内服或水煎服，以渣敷伤口，疗效较好；亦可与治蛇伤药配伍应用。

近年来本品亦广泛用于癌肿而有热毒内盛者。

热淋涩痛——本品有清热除湿、利尿通淋之效，故宜用于热淋小便黄赤涩痛。可单用，亦常配伍利尿通淋药。

（4）用法用量：煎服，15~60g。外用适量。

（5）使用注意：阴疽及脾胃虚寒者忌用。

【名言名句】

《泉州本草》：清热散瘀，消痈解毒。治痈疽疮疡，瘰疬。又能清肺火，泻肺热。治肺热喘促、嗽逆胸闷。

熊 胆

熊胆味苦，热蒸黄疸，

恶疮虫痔，五疳①惊厥。

【难点注释】

①五疳：又名五脏疳，即心疳、肝疳、脾疳、肺疳、肾疳。这里泛指多种疳证。

【歌诀总括】

熊胆味苦，能清热解毒，可用治热病高热抽搐、湿热黄疸、恶疮、痔疮、多种疳证和惊风、癫痫等多种病证。

【歌诀详解】

（1）药性：苦，寒。归肝、胆、心经。

（2）功效：清热解毒，息风止痉，清肝明目。

（3）临床应用：

肝热惊痫抽搐，目赤肿痛——本品善清肝热，又兼息风止痉，主治肝火炽盛，热极生风所致的高热惊风、癫痫、子痫，手足抽搐，并常与清热息风药和化痰开窍药同用。若用治子痫，可单用本品温开水化服。本品有一定清肝明目之效，可主治肝热所致的目赤障翳。治目赤肿痛，常与清肝明目药作丸内服，又可作眼药外用点眼。

热毒疮痈——本品苦寒，清热解毒之效颇佳，善治疮疡痈疽、痔疮肿痛、咽喉肿痛等热毒蕴结之证。治疗痈肿及痔疮疼痛，可内服，但多局部外用，常与解毒消痈药配伍制为软膏，涂于患处。治痔疮，可做栓剂，塞入肛门。治疗咽喉肿痛，常与解毒利咽药配伍，多做丸剂内服或含化。

痰热喘咳及口疮、牙疳——本品清肺热，并略有化痰、平喘之效，治痰热咳喘，常与清化热痰药同用。还能清泻心胃二经的实火、热毒，治心胃火盛，口舌生疮；或牙龈红肿疼痛，继之腐臭溃烂之牙疳，可内服，也可外用。

（4）用法用量：内服，0.25～0.5g，入丸、散，由于本品有腥苦味，口服易引起呕吐，故宜用胶囊剂。外用适量，调涂患处。

（5）使用注意：脾胃虚寒者忌服。虚寒证当禁用。

【名言名句】

《本草蒙筌》：治男女时气热蒸，变为黄疸；疗小儿风痰壅塞，发为惊痫；驱五疳。杀虫，敷恶疮散毒；痔病久发不愈，涂之立见奇功。

第四节　清热凉血药

生地黄

生地①微寒，能消温热，
骨蒸②烦劳③，养阴④凉血。

【难点注释】

①生地：生地黄，又叫干地黄。

②骨蒸：指自觉身体发热，其热很深，似从骨髓蒸发出来，不易退去的表现。

③烦劳：主观感觉烦躁、劳累。

④养阴：又称"育阴"、"滋阴"、"补阴"或"益阴"，指用味甘性凉、具有滋补阴液作用的药物，治疗阴虚证的方法。

【歌诀总括】

生地黄味甘性微寒、入血分，甘能补、寒清热、质润多汁能养阴生津，具有清热凉血、养阴生津的功效，主治温病血分证、虚证发热（包括血虚发热和阴虚发热）所致的高热烦渴、热入营血、斑疹吐衄、骨蒸劳热，又能治疗热病伤阴，津液不足所致的口渴、便干等。

【歌诀详解】

（1）药性：甘、苦，寒。归心、肝、肾经。

（2）功效：清热凉血，养阴生津。

（3）临床应用：

热入营血，舌绛烦渴、斑疹吐衄——本品甘寒入血分而能清热凉血止血。治疗温热病热入营血，血热发斑、壮热烦渴、神昏舌绛，用生地滋阴清热，配合解表药葛根、升麻等发疹透热，使血热外达、透疹外出。用治血热出衄，配合大黄治疗劳伤干血，如大黄䗪虫丸；配合黄土治疗便后下血，如黄土汤；配合阿胶治疗胎阻下血，如胶艾汤。

> 温热病热入营血。

阴虚内热，骨蒸劳热——本品产地为河南，河南平原土厚水深、方位居中，色黄入脾土，因此地黄得中央湿土之气而生，故能滋脾阴，脾阴足则肝肾自受其灌溉。用治疗肝肾阴虚，骨蒸劳热，常与青蒿、鳖甲、地骨皮等清虚热之品配合使用。

津伤口渴，内热消渴，肠燥便秘——本品甘寒质润，治疗热病津伤所致的口渴；入肝经，又能凉血滋肝，治疗厥阴消渴，可配附子、芍药用，如肾气丸（《金匮要略》）；本品滋润寒凉，治疗伤寒阳明病所致的肠燥便结，服用地黄单品可滋胃滑肠，润肠通便。

（4）用法用量：煎服，10～15g。鲜品用量加倍，或以鲜品捣汁入药。

（5）使用注意：脾虚湿滞，腹满便溏者不宜使用。

【名言名句】

《本草经疏》：干地黄，乃补肾家之要药，益阴血之上品。生地黄性大寒，凡产后恶食作泻，虽见发热恶露作痛，不可用，用则泄不止。胃气者，后天元气之本也，胃困则饮食不运，精血不生，虚热何自而退，故并当归忌之。凡见此证，宜多加炮姜、桂心、人参必自愈。凡阴虚咳嗽，内热骨蒸或吐血等候，一见脾胃薄弱，大便不实，或天明肾泄，产后泄泻，产后不食，俱禁用生地黄、当归，误则同于前辙，慎之。凡胸膈多痰，气道不利，升降窒塞，药宜通不宜滞，汤液中禁入地黄。

玄 参

玄参苦寒，清无根火①，
消肿骨蒸，补肾②亦可。

【难点注释】

①无根火：又称虚火，由于阴不制阳，阳热上浮于头面、咽喉等部位，导致上热下寒、阳气不潜藏。凡头疼、热毒、耳鸣、咽痛、喉风、瘰疬、心中烦闷等表现出的发热征象，皆为无根浮游之火为患。

②补肾：此处指补肾阴，是治疗肾中津液不足的方法。

【歌诀总括】

玄参微寒，味甘、苦、咸，入肺肾经，甘补苦泻、咸能软坚散结，功善清热泻火、凉血滋阴，治疗由于纵欲耗精，肾阴亏损，阴不制阳，致虚火上炎，阳热浮于头面、咽喉等部位所致的上热下寒证；本品尚能清肺利咽消肿，治疗肺热所致的咽喉肿痛；又能滋补肾阴，治疗由肾阴不足导致的骨蒸劳热。

【歌诀详解】

（1）药性：甘、苦、咸，微寒。归肺、胃、肾经。

（2）功效：清热凉血，解毒散结，滋阴降火。

（3）临床应用：

温邪入营，内陷心包，温毒发斑——玄参生于湿地之中，湿为土气，禀至阴之性，专治热病，又入血分，故能清热凉血，治疗温热病入营血分导致的身热夜甚、心烦口渴，甚则邪陷心包、神昏谵语、温毒发斑等证。常配伍生地、犀角、麦冬、连翘等清营养阴之品。

热病伤阴，津伤便秘，骨蒸劳嗽——本品甘寒质润，功能清热生津、滋阴润燥，主治由于阳明病、温热病等热病伤阴，致津伤口渴、肠燥便秘等证；玄，本义为黑色，玄参色黑多汁主入肾经而滋肾阴，治疗由于肾阴不足、阴虚阳亢所致的骨蒸潮热；兼入肺经而清肺热，治疗肺肾阴虚，骨蒸劳嗽等阴虚发热之证。常与百合、麦冬、贝母等养阴润肺生津之品同用。

目赤咽痛，瘰疬，白喉，痈肿疮毒——本品性味甘寒，能补阴益水以滋养肝木及清肺泄热之功，用于治疗肝经热盛所致的目赤肿痛和肺经热盛所致的咽喉肿痛、白喉；痈肿疮毒亦为肺经热盛发于皮毛所致，取本品咸寒，有泻火解毒、软坚散结之功，治疗痰火郁结之瘰疬、痰核等。常配伍栀子、大黄、银花、连翘等泻火解毒之品。

（4）用法用量：煎服，9~15g。

（5）使用注意：脾胃虚寒，食少便溏者不宜服用。反藜芦。

【用药鉴别】

生地和玄参均具有清热凉血、养阴生津的功效，用于治疗热入营血、热病伤阴、阴虚内热等证，常相须为用。但玄参寒而不峻，润而不腻，性味较为和缓，滋阴补益作用不及生地黄，降火之力较生地黄大，又能解毒，故咽喉肿痛、瘰疬疮毒多用；而生地黄善于滋阴清热、养血凉血，故多用于阴虚内热、阴血不足、血热出血之证。

> 玄参寒而不峻，润而不腻，性味较为和缓；生地黄用于阴虚内热、阴血不足、血热出血之证。

【名言名句】

《药鉴》："气寒，味苦咸，无毒，足少阴肾经君药也。强阴益精，补肾明目。疗温疟寒热往来，洒洒时常发颤。逐肠内血瘕坚证，散颈下痰核痈肿。管领诸气上下，整肃而不浊。统治咽喉肿痛，软利而即消。去结热，消肿毒。除心中懊恼，烦渴不得眠。并伤寒汗吐下后，毒不能散。诚为整肃枢机之剂，即此能治空中氤氲之气，去浮游无根之火。又痰药用之，即能消痰，何也？气理，则痰自清也。"

牡丹皮

牡丹苦寒，破血①通经，

血分②有热，无汗骨蒸③。

【难点注释】

①破血：指药性比较峻烈，有祛除瘀血的作用。

②血分：卫、气、营、血都是人体生命活动的精微物质，四者有表里层次的差别和化生先后的不同，引申说明温病病变的层

次、阶段，以及病情的轻重程度。血分范围指温病病邪入里，发展到第四阶段，病情重的程度。

③无汗骨蒸：与有汗骨蒸相鉴别。由发热程度的不同决定津液是否外泄。汗液为津液所化，有汗骨蒸热甚，伤及津液，故汗出；无汗骨蒸热不甚，发热虽深入骨髓，但未伤及津液，故无汗。

【歌诀总括】

丹皮性味苦寒，色红入血分，具有破血行血、活血化瘀、通经脉的功效，治疗跌打损伤、妇女经脉不通、腹内癥瘕积聚等血瘀证；性寒入血分，功善凉血止血，治疗温热病热入营血，血分有热，血热妄行等证；入肝肾经，味甘补益，治疗由于肝肾阴虚导致的阴虚内热、无汗骨蒸。

【歌诀详解】

(1) 药性：苦、甘、微寒。归心、肝、肾经。

(2) 功效：清热凉血，活血祛瘀。

(3) 临床应用：

温毒发斑，血热吐衄——本品性寒，色红味苦，入心肝血分，清心火而凉血，善清营分、血分实热。治温病热入营血，迫血妄行所致的温毒发斑，可配伍犀角、栀子、升麻等清热透疹药；又能凉血止血，治疗血热吐衄，常配伍大黄、大蓟、茜草根等清热止血药。

> 善清营分、血分实热。

温病伤阴，阴虚发热，夜热早凉，无汗骨蒸——本品性味苦寒，入血分能清泻血分伏火，治疗温热病热入血分所致的热病伤阴、身热夜甚，为治疗无汗骨蒸的要药，常与青蒿、鳖甲、生地等退虚热药、补阴药共同使用治疗阴虚内热证。

血滞经闭，痛经，跌打伤痛——本品能散能行、苦寒清泻，适用于瘀热互结、经脉不通证，具有活血化瘀、散瘀止痛的功效，治疗妇科血瘀经闭、痛经，常配伍桃仁、红花、桂枝等活血温通药；治疗外科跌打损伤、癥瘕积聚等症状，常与川芎、香附、当归等行气活血药同用。

痈肿疮毒——痈疮者，热壅血瘀而成。本品气味辛香苦寒而入血分，辛以散结聚，苦寒除血热，凉血行血，治疗由于血热火毒炽盛引起的痈肿疮毒，以及瘀热互结之肠痈初起，常配伍大黄、蒲公英、白芷等解毒消痈药。

（4）用法用量：煎服，6～12g。清热凉血宜生用，活血祛瘀宜酒制用。

（5）使用注意：血虚有寒、月经过多及孕妇不宜用。

【名言名句】

《本草经疏》：牡丹皮，其味苦而微辛，其气寒而无毒，辛以散结聚，苦寒除血热，入血分，凉血热之要药也。寒热者，阴虚血热之候也。中风瘛疭、痉、惊痫，皆阴虚内热，营血不足之故。热去则血凉，凉则新血生、阴气复，阴气复则火不炎而无因热生风之证矣，故悉主之。痈疮者，热壅血瘀而成也。凉血行血，故疗痈疮。辛能散血，苦能泻热，故能除血分邪气，及癥坚瘀血留舍肠胃。脏属阴而藏精，喜清而恶热，热除则五脏自安矣。

赤 芍

赤芍酸寒，能泻能散，
破血通经，产后勿犯。

【歌诀总括】

赤芍性味酸寒，色赤入血分，主行散、通利，具有活血化瘀、通经止痛的功效，治疗血瘀经闭、痛经、腹痛等。产后气血亏虚，而赤芍破血散血，用后可由血虚转为血燥而生风，出现各种变证，故产后不宜服用赤芍。

【歌诀详解】

（1）药性：酸、苦，微寒。归肝经。

（2）功效：清热凉血，散瘀止痛。

（3）临床应用：

温毒发斑，血热吐衄——本品苦寒入肝经血分，善清泻肝火，泄血分郁热而有凉血、止血之功，治疗温热病热入营血导致的温毒发斑，可配水牛角、牡丹皮、生地黄等清热凉血药用；治疗由于肝经热盛、迫血妄行导致的血热吐衄，可配生地黄、大黄、白茅根等清热凉血止血药同用。

目赤肿痛，痈肿疮疡——本品酸寒，酸入肝，酸寒能凉肝，肝开窍于目，故具有清肝明目的功效，能治疗肝经风热导致的目赤肿痛，常与荆芥、薄荷、黄芩等清热凉肝药同用；肝主藏营血，营气不和则逆于肉里，热毒壅盛，结为痈肿疮疡，取本品苦寒清泻，入肝经血分行血凉血，清肝凉血、调和营卫则痈肿自消，可配伍金银花、连翘、栀子等清热解毒药同用。

肝郁胁痛，经闭痛经，癥瘕腹痛，跌打损伤——本品色赤入肝经血分，主破散通利，具有活血散瘀止痛的功效，主治由于气滞血瘀导致的肝郁胁痛；女子以肝为先天，又可治疗肝郁气血壅滞导致的经闭、痛经，常配伍当归、川芎、延胡索等行气活血补血药；跌打损伤、血痹癥瘕腹痛皆由瘀血凝滞而成，取本品活血止痛之功，血痹和则癥瘕自消，常配伍虎杖、桃仁、红花等活血止痛药。

（4）用法用量：煎服，6～12g。

（5）使用注意：血寒经闭不宜用。反藜芦。

【名言名句】

《药品化义》："赤芍，味苦能泻，带酸入肝，专泻肝火。盖肝藏血，用此清热凉血。入洞然汤，治暴赤眼；入犀角汤，清吐衄血。入神仙活命饮，攻诸毒热壅，以消散毒气；入六一顺气汤，泻大肠闭结，使血脉顺下。以其能主降，善行血滞，调女人之经，消瘀通乳；以其性禀寒，能解热烦，祛内停之湿，利水通便。较白芍味苦重，但能泻而无补。"

水牛角

牛角①苦寒，清热凉血，
解毒利咽，定惊止抽。

【难点注释】

①牛角：由于犀牛为珍稀保护动物，因此临床上将水牛角作为犀角的替代品。二者功效主治相似，但水牛角不如犀角药力作用强，使用时可对照犀角加大用量。

【歌诀总括】

牛角苦寒，入肝经血分，具有清热凉血、解毒利咽的功效，治疗温热病热入营血导致的血热斑疹吐衄、热毒结聚咽喉所致的咽喉肿痛；此外牛角还有定惊息风止抽的功效，治疗温热病血分证阶段，壮热烦躁、热极生风引起的痉挛、抽搐。

【歌诀详解】

（1）药性：苦，寒。归心、肝经。

（2）功效：清热凉血，解毒，定惊。

（3）临床应用：

温病高热，神昏谵语，惊风，癫狂——本品苦寒入心肝，具有清热凉血、解毒定惊的功效，治疗温热病气分证的壮热、营血分证的高热、神昏谵语和热极生风导致的惊风、抽搐、痉挛、癫狂等，常配伍牛黄、珍珠母、石菖蒲等清热定惊安神药。

血热妄行斑疹、吐衄——取本品清热凉血之功，治疗由血热妄行导致的血不循经、发于肌肤而成的斑疹，或血热越出上窍导致的吐衄，常与生地、丹皮、赤芍等清热凉血药同用。

痈肿疮疡，咽喉肿痛——取本品清热凉血、泻火解毒之功，治疗热壅血瘀引起的痈肿疮疡，或血热上攻所致的咽喉肿痛，常配伍黄连、黄芩、连翘等清热泻火解毒药。

（4）用法用量：切片或粗粉煎服，15～30g，宜先煎3小时以上。水牛角浓缩粉冲服，每次1.5～3g，每日2次。

（5）使用注意：脾胃虚寒者忌用。

【名言名句】

《本草纲目》："治淋，破血。"

《四川中药志》："治风热头痛，喉头红肿，小儿惊风及吐血。"

紫 草

紫草咸寒，能通九窍①，

利水消膨，痘疹②最要。

【难点注释】

①九窍：指人体的两眼、两耳、两鼻孔、口、前阴（尿道）和后阴（肛门）而言。

②痘疹：又称天花、痘疮，是一种恶性传染病，表现为高热、寒战、皮肤成批、依次出现斑疹、丘疹等症状。

【歌诀总括】

紫草性味咸寒，能通利九窍，具有利水消肿的功效，治疗湿热蕴结、水道不利导致的水肿或湿热蕴结脾胃导致的腹肿胀满疼痛；本品主要功效为透发麻疹、清热凉血解毒，治疗热毒瘀滞导致的麻疹不透，疹点紫暗，为临床上治疗痘疹的重要药物。

【歌诀详解】

（1）药性：甘、咸，寒。归心、肝经。

（2）功效：清热凉血，活血消斑，解毒透疹。

（3）临床应用：

温病血热毒盛，斑疹紫黑，麻疹不透——本品性寒色紫，紫为青赤之间色，属木，入心肝经血分，具有清热凉血、解毒透疹的功效，治疗血热、温热病热毒炽盛导致温毒发斑、斑疹紫黑、斑疹不透，常与牛蒡子、山豆根、升麻等解毒透疹药配合使用。

疮疡，湿疹，水火烫伤——本品咸寒可清热散结，具有清热凉血、活血消肿的功效，治疗血热、湿热壅盛所致的痈肿疮疡、湿疹湿疮；甘味入脾土，可补益中气，治疗脾虚湿盛、正气不足、湿邪凝聚所致的湿疹、湿疮；取本品清热解毒的功效，可治疗水火烫伤、烧伤，内服、外用均有较好效果，可用单品以植物油浸泡，过滤后外涂患处。

（4）用法用量：煎服，5～10g。外用适量，熬膏或用植物油浸泡涂搽。

（5）使用注意：本品性寒而滑利，脾虚便溏者忌服。

【名言名句】

《药鉴》："气寒，味苦，无毒。其色紫，故能行血。其味苦，故能通窍利水。其气寒，故能治肿毒痈疽。与大力子同用，善快痘疮未发。与淫羊藿同用，能起痘疮已快。攻血泡，佐以红花。消水泡，并以茯苓。同川芎、赤芍入青葙子，能医眼目之赤障。用翘连荆防兼皂荚刺，善消痈疽之红肿。大都血家药也，无问麻痘证，无论痈疽病，无问男女杂症，但见血紫血热，及热毒深者，俱宜用之。但泻痢则忌。糯米监制无妨。"

第五节　清虚热药

青　蒿

青蒿气寒，童便①熬膏，
虚热盗汗②，除骨蒸劳③。

【难点注释】

①童便：指 10 岁以下儿童的尿液。

②盗汗：入睡后出汗，醒来即止的表现。

③劳：又称劳热。病证名，指各种慢性消耗性疾病中出现的发热现象，如五劳七伤所产生的虚热。因中气不足，肺气虚弱，稍事劳累，即出现低热的症状。

【歌诀总括】

青蒿性寒，用童尿捣叶取汁用，或熬成膏亦可，入肝经血分，治疗肝肾阴虚导致的潮热盗汗、骨蒸烦劳等证。

【歌诀详解】

（1）药性：苦、辛，寒。归肝、胆经。

（2）功效：清透虚热，凉血除蒸，解暑，截疟，退黄。

（3）临床应用：

温邪伤阴，夜热早凉——本品苦寒清热，辛香透散，长于清透阴分伏热，治疗温热病后期，热邪未尽，阴津亏耗，夜热早凉，低热不退等症，常配伍鳖甲、生地、丹皮等养阴药和清热凉血药。

阴虚发热，劳热骨蒸——本品苦寒，入肝经血分，具有清退骨中虚热、凉血除蒸的功效，治疗由于肝肾阴虚导致的虚热盗汗，骨蒸劳热等症，常与鳖甲、沙参、地骨皮等补阴药和清虚热药共同使用。

暑热外感，发热口渴——本品辛寒，气味芳香，具有清热透散、辛香化湿的功效，功善清解暑热，治疗由于外感暑热夹湿，或暑热伤津导致头晕头痛、发热口渴等症，常与西瓜翠衣、滑石等清热解暑药同用。

疟疾寒热——本品辛寒芳香，入肝胆经，功善清疟疾寒热，为治疗疟疾之良药。治疗由于邪入少阳导致的高热、寒颤、畏寒等寒热往来的各型疟疾症状，常单用鲜品捣汁服用；本品芳香化湿，又擅长清解肝胆湿热，治疗湿热内阻少阳三焦导致的寒热如疟，胸闷痞满等症，常与黄芩、半夏等清热化湿降气等药同用。

为治疗疟疾之良药。

（4）用法用量：煎服，6～12g，后下，不宜久煎；或鲜用绞汁服。

（5）使用注意：脾胃虚弱，肠滑泄泻者忌服。

【名言名句】

《本草新编》：青蒿，专解骨蒸劳热，尤能泄暑热之火，泄火热而不耗气血，用之以佐气血之药，大建奇功，可君可臣，而又可佐可使，无不宜也。但必须多用，因其体既轻，而性兼补阴，少用转不得力。又青蒿之退阴火，退骨中之火也，然不独退骨中之火，即肌肤之火，未尝不共泻之也，故阴虚而又感邪者，最宜用耳。又青蒿最宜沙参、地骨皮共用，则泻阴火更捷，青蒿能引骨中之火，行于肌表，而沙参、地骨皮只能凉骨中之火，而不能外泄也。

地骨皮

地骨皮寒，解肌①退热，
有汗骨蒸②，强阴③凉血。

【难点注释】

①解肌：出自《伤寒论·辨太阳病脉证并治》。《伤寒来苏集》："解肌者，解肌肉之汗也。"即解除肌表之邪。是对外感证初起有汗的治法。

②有汗骨蒸：与无汗骨蒸相鉴别。由发热程度的不同决定津液是否外泄。汗液为津液所化，有汗骨蒸热甚，伤及津液，故汗出；无汗骨蒸热不甚，发热虽深入骨髓，但未伤及津液，故无汗。

③强阴：即补阴，亦称滋补肾阴，是强壮阴精的治法。

【第九章】清 热 药

【歌诀总括】

地骨皮性寒,归肺、肝肾经,走表入里,既能退肌表热,又能清退虚热,治疗外感风热导致的肌表有汗和阴虚火旺导致的有汗骨蒸(有汗说明体内津液未亏,肾阳可正常气化津液)、潮热盗汗等,还能清滋阴凉血,治疗血分有热、阴津亏耗所致的内热消渴等。

【歌诀详解】

(1)药性:辛、甘,寒。归肺、肝、肾经。

(2)功效:凉血除蒸,清肺降火。

(3)临床应用:

阴虚发热,盗汗骨蒸——本品甘寒清润,入肝、肾经,具有养阴除蒸、生津止渴的功效,治疗肝肾阴虚导致的发热盗汗、有汗骨蒸,内热消渴,常配伍鳖甲、知母、天花粉等滋阴清热、生津止渴药;肾主骨,齿为骨之余,还能治疗肝肾阴虚、虚火上炎导致的牙龈肿痛,常配合生地、枸杞、知母等滋阴降火止痛的药物。

肺热咳嗽——本品性寒,根皮气轻味辛,走上焦、入肺经,善清泄肺热、降泄肺中伏火,故用于治疗肺热郁结导致的气逆不降、咳嗽气喘、皮肤蒸热等症,常与桑白皮、甘草等清降肺火药同用。

血热出血证——本品甘寒入肝经血分,功善清热凉血,常用于治疗血分有热、迫血妄行导致的吐血、衄血、尿血等,可单用本品加酒煎服,还可配伍白茅根、侧柏叶、小蓟等凉血止血药。

(4)用法用量:煎服,9~15g。

(5)使用注意:外感风寒发热及脾虚便溏者不宜用。

【名言名句】

《药品化义》:地骨皮,外祛无定虚邪,内除有汗骨蒸,上理头风,中去胸胁气,下利大小肠,通能奏效。入泻白散,清金调气,疗肺热有余咳嗽;同养血药,强阴解肌,调疮痘不足皮焦。以其性大寒,酒煎二两,治湿热黄疸最为神效。牡丹皮能去血中热,地骨皮能去气中之热,宜别而用。

银柴胡

银柴胡寒，虚热能清，
又兼凉血，善治骨蒸。

【歌诀总括】

银柴胡性味甘寒，入肝经血分，具有清退虚热兼有凉血的功效，治疗肝肾阴虚、热入血分导致的骨蒸潮热、盗汗等，又能清退小儿疳热。

【歌诀详解】

（1）药性：甘，微寒。归肝、胃经。

（2）功效：清虚热，除疳热。

（3）临床应用：

阴虚发热——本品性寒，以甘味为主，无苦泄作用，具有清热而不伤阴的特点，为退虚热、除骨蒸的常用药，常用于治疗阴虚发热导致的骨蒸劳热、潮热盗汗等症，常与青蒿、鳖甲、地骨皮等滋阴清热药同用。

疳积发热——本品清虚热、除疳热，尚能治疗小儿食滞或虫积导致的五疳（以肝疳为主）羸热、疳积发热、烦躁不安、易怒、目赤肿痛等肝经症状，常与胡黄连、使君子、鸡内金等清虚热、消积杀虫药配伍。

（4）用法用量：煎服，3～10g。

（5）使用注意：外感风寒，血虚无热者忌用。

【用药鉴别】

银柴胡与柴胡，名称相似且均有退热之功。但银柴胡无解表作用，善于治疗阴虚发热、小儿疳热；而柴胡有解表退热、升阳止汗的功效，善治外感发热、邪在少阳之往来寒热。

【名言名句】

《本经逢原》：银柴胡，其性味与石斛不甚相远。不独清热，兼能凉血。凡人虚劳方中，惟银州者为宜，若用北柴胡，升动虚阳、发热喘嗽，愈无宁字，可不辨而混用乎？按柴胡条下，《本经》推陈致新，明目益精，皆指银夏者而言。非北柴胡所能也。

《本草求原》：清肺、胃、脾、肾热，兼能凉血。治五脏虚损，肌肤劳热，骨蒸烦痛，湿痹拘挛。

胡黄连

胡黄连苦，治劳骨蒸，
小儿疳痢①，盗汗虚惊②。

【难点注释】

①小儿疳痢：即脾疳，儿科病名。症见面色萎黄，肌体羸瘦，盗汗壮热，皮毛焦枯，嗜好酸咸，心腹虚胀，痢下瘀滞，日夜无度。

②虚惊：由于人体正气不足，受到一点外界刺激就表现为心跳加快、慌乱不止的症状。

【歌诀总括】

胡黄连味苦性寒，入下焦，用于治疗肝肾阴虚导致的劳热骨蒸盗汗，但临床所用较少，原因为本品苦燥，易于伤阴，故阴虚内热者应慎用；本品尚具有清湿热、除疳热的功效，治疗小儿胃肠素有湿热、久泻久痢导致的疳积发热（以脾疳为主）、面色萎黄、腹胀体瘦等症。

【歌诀详解】

（1）药性：苦，寒。归肝、胃、大肠经。

（2）功效：退虚热，除疳热，清湿热。

（3）临床应用：

骨蒸潮热——本品性味苦寒，具有清热凉血、退虚热、除骨蒸的功效，治疗肝肾阴虚内热证导致的虚劳骨蒸、盗汗，常与地骨皮、银柴胡、生地、麦冬等养阴、清虚热的药物同用。

小儿疳热——本品尚能除小儿疳热，用于治疗久泻久痢导致的疳积发热、消化不良、腹胀体瘦、低热不退等以脾疳为主的症状，常配伍白术、山楂、茯苓等健脾消食、渗湿止泻药。

湿热泻痢——本品苦寒，入胃、大肠经，具有清热燥湿，收敛止泻的作用，用于治疗胃肠湿热导致的腹泻、痢疾，常与黄芩、芍药、白头翁等苦寒清热利湿或燥湿止泻药同用。

(4) 用法用量：煎服，3~10g。

(5) 使用注意：脾胃虚寒者慎用。

【用药鉴别】

胡黄连与黄连，均为苦寒纯阴之品，均具有清热燥湿的功效，善清胃肠湿热，为治疗湿热泻痢的良药。不同之处在于胡黄连尚能退虚热、除疳热，治疗下焦阴虚发热、骨蒸潮热或小儿疳积发热等虚热证；而黄连功善清泻心火、清热解毒，治疗中上焦实热证。

【名言名句】

《本草撮要》："味苦寒。入手少阳经。功专去心热。益肝胆。浓肠胃。治骨蒸劳热。五心烦热。三消五痔。温疟渴痢。胎蒸果子积。小儿惊疳。初起可用。日久胃虚者均忌。合茶服之解吃烟毒。禁忌畏恶俱同黄连。"

《唐本草》：主骨蒸劳热，补肝胆，明目。治冷热泄痢，益颜色，厚肠胃，治妇人胎蒸虚惊，三消五痔，大人五心烦热；以人乳浸点目甚良。

《开宝本草》：主久痢成疳，伤寒咳嗽，温疟，骨热，理腰肾，去阴汗，小儿惊痫，寒热，不下食，霍乱下痢。

清热药重点记忆一览表

药物名称	药物类别	性味	归经	功效	应用
石膏	清热泻火药	甘、辛，大寒	肺、胃经	生用：1. 清热泻火 2. 除烦止渴 煅用：1. 敛疮生肌 2. 收湿 3. 止血	1. 温热病气分实热证 2. 肺热喘咳证 3. 胃火牙痛，头痛，消渴证 4. 溃疡不敛，湿疹瘙痒，水火烫伤，外伤出血
知母	清热泻火药	苦、甘，寒	肺、胃、肾经	1. 清热泻火 2. 滋阴润燥	1. 温热病气分实热证 2. 肺热燥咳 3. 骨蒸潮热 4. 津伤口渴 5. 肠燥便秘

续表

药物名称	药物类别	性味	归经	功效	应用
芦根	清热泻火药	甘，寒	肺、胃经	1. 清热泻火 2. 生津止渴 3. 除烦 4. 止呕 5. 利尿	1. 热病烦渴 2. 胃热呕哕 3. 肺热咳嗽，肺痈吐脓 4. 热淋涩痛
天花粉	清热泻火药	甘、微苦，微寒	肺、胃经	1. 清热泻火 2. 生津止渴 3. 消肿排脓	1. 热病烦渴，内热消渴 2. 肺热燥咳 3. 疮疡肿毒
淡竹叶	清热泻火药	甘、淡，寒	心、胃、小肠经	1. 清热泻火 2. 除烦止渴 3. 利尿通淋	1. 热病烦渴 2. 口疮、尿赤涩痛
栀子	清热泻火药	苦，寒	心、肺、三焦经	1. 泻火除烦 2. 清热利湿 3. 凉血解毒 4. 消肿止痛 焦用：凉血止血	1. 热病心烦 2. 湿热黄疸 3. 血淋涩痛 4. 血热吐衄 5. 目赤肿痛 6. 火毒疮疡 7. 扭挫伤痛
夏枯草	清热泻火药	辛、苦，寒	肝、胆经	1. 清热泻火 2. 明目 3. 散结消肿	1. 肝热目痛 2. 瘰疬，瘿瘤 3. 乳痈肿痛
决明子	清热泻火药	甘、苦、咸，微寒	肝、大肠经	1. 清热明目 2. 润肠通便	1. 目赤肿痛，羞明多泪，目暗不明 2. 头痛，眩晕 3. 肠燥便秘
黄芩	清热燥湿药	苦，寒	肺、胆、脾、大肠、小肠经	1. 清热燥湿 2. 泻火解毒 3. 止血 4. 安胎	1. 湿温、暑湿、胸闷呕恶，湿热痞满，黄疸泻痢 2. 肺热咳嗽，高热烦渴 3. 血热吐衄 4. 痈肿疮毒 5. 胎动不安
黄连	清热燥湿药	苦，寒	心、脾、胃、肝、胆、大肠经	1. 清热燥湿 2. 泻火解毒	1. 胃肠湿热泻痢、呕吐 2. 高热神昏，心烦不寐，血热吐衄 3. 目赤牙痛，消渴 4. 痈肿疮疖，湿疹，湿疮，耳道流脓

续表

药物名称	药物类别	性味	归经	功效	应用
黄柏	清热燥湿药	苦，寒	肾、膀胱经	1. 清热燥湿 2. 泻火除蒸 3. 解毒疗疮	1. 黄疸、带下及湿疹、湿疮等多种湿热病证 2. 骨蒸劳热，盗汗，遗精 3. 疮疡肿毒
龙胆草	清热燥湿药	苦，寒	肝、胆经	1. 清热燥湿 2. 泻肝胆火	1. 湿热黄疸，阴肿阴痒，带下，湿疹瘙痒 2. 肝胆热盛诸证
苦参	清热燥湿药	苦，寒	心、肝、胃、大肠、膀胱经	1. 清热燥湿 2. 杀虫 3. 利尿	1. 湿热泻痢，黄疸，湿疹，便血等证 2. 疮痈疥癣，皮肤瘙痒
金银花	清热解毒药	甘，寒	肺、心、胃经	1. 清热解毒 2. 疏散风热	1. 痈肿疔疮，咽喉肿痛，痢疾 2. 外感风热，温病初起 3. 暑热证
连翘	清热解毒药	苦，微寒	肺、心、小肠经	1. 清热解毒 2. 消肿散结 3. 疏散风热	1. 痈肿疮毒，咽喉肿痛，瘰疬痰核 2. 风热外感，温病初起 3. 热淋涩痛
穿心莲	清热解毒药	苦，寒	心、肺、大肠、膀胱经	1. 清热解毒 2. 凉血 3. 消肿	1. 外感风热，温病初起，肺热咳喘，肺痈吐脓 2. 湿热泻痢，热淋涩痛，湿疹瘙痒 3. 痈肿疮毒，咽喉肿痛，蛇虫咬伤
大青叶	清热解毒药	苦，寒	心、胃经	1. 清热解毒 2. 凉血消斑	1. 热入营血，温毒发斑 2. 喉痹口疮，痄腮丹毒 3. 疮痈，出血证，泻痢
板蓝根	清热解毒药	苦，寒	心、胃经	1. 清热解毒 2. 凉血 3. 利咽	1. 外感发热，温病初起，咽喉肿痛 2. 温毒发斑，痄腮，丹毒，痈肿疮毒
青黛	清热解毒药	咸，寒	肝经	1. 清热解毒 2. 凉血消斑 3. 泻火定惊	1. 温毒发斑，血热吐衄 2. 咽痛口疮，火毒疮疡 3. 咳嗽胸痛，痰中带血 4. 暑热惊痫，惊风抽搐

【第九章】清热药

续表

药物名称	药物类别	性味	归经	功效	应用
贯众	清热解毒药	苦,微寒;有小毒	肝、脾经	1. 清热解毒 2. 凉血止血 3. 杀虫	1. 风热感冒,温毒发斑 2. 血热出血 3. 虫疾 4. 烧烫伤及妇人带下
蒲公英	清热解毒药	苦、甘,寒	肝、胃经	1. 清热解毒 2. 消肿散结 3. 利尿通淋 4. 清肝明目	1. 痈肿疔毒,乳痈内痈 2. 咽喉肿痛,胃火牙龈肿痛及肝热目赤肿痛 3. 热淋涩痛,湿热黄疸
野菊花	清热解毒药	苦、辛,微寒	肝、心经	1. 清热解毒 2. 泻火平肝	1. 痈疽疔疖,咽喉肿痛 2. 目赤肿痛,头痛眩晕 3. 湿疹、湿疮、风疹瘙痒
土茯苓	清热解毒药	甘、淡,平	肝、胃经	1. 解毒 2. 除湿 3. 通利关节	1. 杨梅毒疮,肢体拘挛 2. 淋浊带下,湿疹瘙痒 3. 痈肿疮毒
鱼腥草	清热解毒药	辛,微寒	肺经	1. 清热解毒 2. 消痈排脓 3. 利尿通淋	1. 肺痈吐脓,肺热咳嗽 2. 热毒疮肿 3. 湿热淋证,泻痢
射干	清热解毒药	苦,寒	肺经	1. 清热解毒 2. 消痰 3. 利咽	1. 咽喉肿痛 2. 痰盛咳喘 3. 疮痈肿毒,闭经,癥瘕积聚
山豆根	清热解毒药	苦,寒;有毒	肺、胃经	1. 清热解毒 2. 利咽消肿	1. 咽喉肿痛 2. 牙龈肿痛
白头翁	清热解毒药	苦,寒	胃、大肠经	1. 清热解毒 2. 凉血止痢	1. 热毒血痢,疮痈 2. 阴痒带下,疟疾
白花蛇舌草	清热解毒药	微苦、甘,寒	胃、大肠、小肠经	1. 清热解毒 2. 利湿通淋	1. 痈肿疮毒,咽喉肿痛,毒蛇咬伤 2. 热淋涩痛
熊胆	清热解毒药	苦,寒	肝、胆、心经	1. 清热解毒 2. 息风止痉 3. 清肝明目	1. 肝热惊痫抽搐,目赤肿痛 2. 热毒疮痈 3. 痰热喘咳,口疮,牙疳
生地黄	清热凉血药	甘、苦,寒	心、肝、肾经	1. 清热凉血 2. 养阴生津	1. 斑疹吐衄 2. 骨蒸劳热 3. 内热消渴,肠燥便秘

续表

药物名称	药物类别	性味	归经	功效	应用
玄参	清热凉血药	甘、苦、咸，微寒	肺、胃、肾经	1. 清热凉血 2. 解毒散结 3. 滋阴降火	1. 温毒发斑 2. 津伤便秘，骨蒸劳嗽 3. 目赤咽痛，白喉，痈肿疮毒
牡丹皮	清热凉血药	苦、甘，微寒	心、肝、肾经	1. 清热凉血 2. 活血祛瘀	1. 温毒发斑，血热吐衄 2. 夜热早凉，无汗骨蒸 3. 血滞经闭，痛经，跌打伤痛 4. 痈肿疮毒
赤芍	清热凉血药	酸、苦，微寒	肝经	1. 清热凉血 2. 散瘀止痛	1. 温毒发斑，血热吐衄 2. 目赤肿痛，痈肿疮疡 3. 肝郁胁痛，经闭痛经，癥瘕腹痛，跌打损伤
水牛角	清热凉血药	苦，寒	心、肝经	1. 清热凉血 2. 解毒 3. 定惊	1. 温病高热，神昏谵语，惊风，癫狂 2. 斑疹吐衄 3. 痈肿疮疡，咽喉肿痛
紫草	清热凉血药	甘、咸，寒	心、肝经	1. 清热凉血 2. 活血消斑 3. 解毒透疹	1. 温病斑疹紫黑，麻疹不透 2. 疮疡，湿疹，水火烫伤
青蒿	清虚热药	苦、辛，寒	肝、胆经	1. 清透虚热 2. 凉血除蒸 3. 解暑，截疟 4. 退黄	1. 温邪伤阴，夜热早凉 2. 阴虚发热，劳热骨蒸 3. 暑热外感，发热口渴 4. 疟疾寒热
地骨皮	清虚热药	辛、甘，寒	肺、肝、肾经	1. 凉血除蒸 2. 清肺降火	1. 阴虚发热，盗汗骨蒸 2. 肺热咳嗽 3. 血热出血证
银柴胡	清虚热药	甘，微寒	肝、胃经	1. 清虚热 2. 除疳热	1. 阴虚发热 2. 疳积发热
胡黄连	清虚热药	苦，寒	肝、胃、大肠经	1. 退虚热 2. 除疳热 3. 清湿热	1. 骨蒸潮热 2. 小儿疳热 3. 湿热泻痢

第十章 泻下药

泻下之药，多入胃肠，
实热停饮，瘀血痈疮；
逐水甘巴，攻下硝黄，
药性猛烈，善用则良。

【歌诀总括】

泻下药多入胃经及大肠经，有泻下通便的作用。可以治疗实热内结的阳明腑实证、湿热内蕴之证、水肿及水饮内停之证。部分药物可以治疗瘀血阻滞及其所致的积聚之证，外用还能清热解毒，治疗热毒痈疮。泻下药中常用药物主要有两类：一类为攻下药，常用的有大黄和芒硝；一类为峻下逐水药，常用的为甘遂及巴豆。此类药物药性猛烈，用药时要慎重考虑患者的身体情况，控制好用量，则能取得良好药效。

第一节 攻下药

大 黄

大黄苦寒，实热①积聚，
蠲②痰逐水，疏通便闭。

【难点注释】

①积聚：病名。积病和聚病的合成。积，指胸腔内积块坚硬不移、痛有定处的一类疾患。聚，指腹中有块而聚散无常的病证。

②蠲（juān）：音捐，除去的意思。

【歌诀总括】

大黄味苦,性寒。苦寒沉降,为寒性的泻下药,善荡涤肠胃、峻下实热,可以清除肠胃中实热积聚的热结便秘和痰水停留的水肿喘满等,有攻积导滞除痰逐水的功效。

【歌诀详解】

(1) 药性:苦,寒。归脾、胃、大肠、肝、心包经。

(2) 功效:泻下攻积,清热泻火,凉血解毒,逐瘀通经。

(3) 临床应用:

大便秘结,胃肠积滞——大黄苦寒,有较强的泻下通便、荡涤胃肠积滞作用。为治疗积滞便秘之要药,适用于热结便秘之证。常与芒硝、厚朴、枳实配伍,以增强泻下攻积之力,用治阳明腑实证。若大黄用量较轻,与麻仁、杏仁、蜂蜜等润肠药同用,则泻下力缓和。若热结而气血不足者,配人参、当归等药;如热结津伤者,配麦冬、生地、玄参等;若脾阳不足,冷积便秘,须与附子、干姜等配伍。

血热吐衄,目赤咽肿——本品苦降,能使上炎之火下泄,又具清热泻火、止血之功。常与黄连、黄芩同用,如泻心汤。若与黄芩、栀子等药同用,还可治火邪上炎所致的目赤、咽喉肿痛、牙龈肿痛等证;单用大黄粉对消化道出血有一定疗效。

热毒疮疡,烧烫伤——本品内服治热毒痈肿疔疮,常与金银花、蒲公英、连翘等同用;治疗肠痈腹痛,可与牡丹皮、桃仁、芒硝等同用。外用治热毒痈肿疮疖,可研磨蜜水调敷;治口舌生疮,可与枯矾研末涂抹患处;治烧烫伤,可单用粉,或配地榆粉,用麻油调敷患处。

湿热痢疾、黄疸、淋证——大黄具有泻下通便,导湿热外出的作用,故可用治湿热蕴结之证。如治湿热痢,单用一味大黄,或与黄连、黄芩、白芍等同用;治湿热黄疸,可配茵陈、栀子;治湿热淋证者,常配木通、车前子、栀子等。

瘀血证——本品酒洗有较好的活血祛瘀作用,为治疗瘀血结聚所致的经闭、癥瘕积聚的常用药物。治妇女产后瘀阻腹痛、恶露不尽者,常与桃仁、土鳖虫等同用;治妇女瘀血经闭,常与红

大黄有较强的泻下通便、荡涤胃肠积滞作用。

花、当归等同用；治跌打损伤，瘀血肿痛，可与桃仁、红花、穿山甲等同用，如复元活血汤。

（4）用法用量：煎服，5~15g。取泻下作用时，入汤剂应后下，或单味用开水泡服。外用适量。

（5）使用注意：本品为峻烈攻下之品，不宜妄用；脾胃虚弱者慎用；妇女怀孕、月经期、哺乳期应忌用。

【名言名句】

《本草求真》：大黄（专入脾胃），大苦大寒。性沉不降。用走不守。专入阳明胃府大肠。大泻阳邪内结。宿食不消。

芒 硝

玄明粉辛，能蠲宿垢，
化积消瘀，诸热可疗。

【歌诀总括】

玄明粉味苦辛咸，性大寒。苦寒能清热泻下，咸能软坚润燥，故能清除肠胃中的宿食积垢。临床上常用它来泻除食、痰等积滞。由于它是寒性的泻下药，所以凡是肠中有燥粪、大便秘结、发热神昏、腹痛胀满，或痢疾里急后重等实热证，均可应用。

【歌诀详解】

（1）药性：咸、苦，寒。归胃、大肠经。

（2）功效：泻热通便，润燥软坚，清火消肿。

（3）临床应用：

实热积滞，大便燥结——本品咸苦寒，其性降泄，有较强的泻热通便，润下软坚，荡涤胃肠作用。用于胃肠实热积滞之症，为治里热燥结的要药，常与大黄相须为用。大黄苦寒气味重浊，直降下行，走而不守，有斩关夺门之力，故号"将军"，有清泻热邪、宣通滞涩之功，并能解毒行瘀；芒硝咸寒，可软坚散结、消肿止痛，使坚结之粪便变软，而后大黄才能奏泻热荡积、推陈致新之效，两者相须为用，泻下热积的功力颇为强大。近来临床亦常用于胆石症腹痛便秘者。

咽痛、口疮、目赤及痈疮肿痛——本品外用有清热消肿作用。

治咽喉肿痛、口舌生疮，可与硼砂、冰片、朱砂同用，或以芒硝置西瓜中制成的西瓜霜外用；治目赤肿痛，可用芒硝置豆腐上化水或用玄明粉配制眼药水，外用滴眼；治乳痈初起，可用本品化水或用纱布包裹外敷；治肠痈初起，可与大黄、大蒜同用，捣烂外敷；治痔疮肿痛，可单用本品煎汤外洗。

此外，外用具有良好的止痒作用，用治皮肤瘙痒。

（4）用法用量：内服，10～15g，冲入药汁内或开水溶化后服，不入煎剂。

（5）使用注意：脾胃虚寒及孕妇忌用。

【用药鉴别】

大黄、芒硝：二者均能泻下攻积：积滞便秘，常配枳实、厚朴。清热解毒：治痈肿疮毒，注意：孕妇、哺乳期、月经期忌用。二者不同之处在于：大黄偏于攻，走而不守，可用于积滞泻痢；芒硝偏于润，软坚燥结，守而不走，故赤痢患者忌用。

【名言名句】

《开宝本草》："芒消，此即出于朴消，以暖水淋朴硝取汁炼之令减半，投于盆中，经宿乃有细芒生，故谓之芒消也。又有英消者，其状若白石英，作四、五棱，白色莹澈可爱，主疗与芒消颇同，亦出于朴消，其煎炼自别有法，亦呼为马牙消。"

第二节　峻下逐水药

甘　遂

甘遂苦寒，破癥①消痰，
面浮蛊胀②，利水能安。
反甘草。

【难点注释】

①癥：即积，指腹内有肿块，按之坚硬不移的病证。

②蛊胀：多由酒食不节、情志不遂、血吸虫感染或其他病转

化所致，症见腹大如鼓、腹皮青筋显露、四肢轻度水肿或不肿、食少纳呆、神疲尿少等。

【歌诀总括】

甘遂味苦、甘、性寒，有毒，能峻下逐水，消肿破积，治疗腹胀水肿、面肢水肿及积聚等症。本品不能与甘草同用。

【歌诀详解】

（1）药性：苦，寒；有毒。归肺、肾、大肠经。

（2）功效：泻水逐饮，消肿散结。

（3）临床应用：

水饮停聚诸证——用于水肿、大腹臌胀、胸胁停饮，正气未衰者。本品能引起剧烈水样腹泻，使停留于体内的水饮从大肠排除。治疗上述水肿胀满实证，可单用或配伍其他峻下药。

风痰癫痫——本品尚有逐痰涎作用。临床上以甘遂为末，入猪心煨后，与朱砂末为丸服，可用于风痰癫痫之证。

消散痈肿——本品外用能消肿散结，治疮痈肿毒，可用甘遂末水调外敷。现代临床用化瘀膏（青核桃枝、参三七、甘遂、生甘草）外贴，治疗乳腺肿瘤。

（4）用法用量：入丸散服，每次 0.5～1.0g。外用适量，生用。内服醋制用，以减低毒性。

（5）使用注意：气虚阴亏、脾胃虚弱患者及孕妇禁服；中病即止，不可过剂；反甘草。

【名言名句】

《本草新编》：甘遂，破癥坚积聚如神，退面目浮肿，祛胃中水结，尤能利水。此物逐水湿而功缓，牵牛逐水湿而功速，二味相配，则缓者不缓，而速者不速矣。然而甘遂亦不可轻用也，甘遂止能利真湿之病，不能利假湿之证。水自下而侵上者，湿之真者也，水自上而侵下者，湿之假者也。真湿可用甘遂以开其水道，假湿不可用甘遂以决其上游。真湿为水邪之实，假湿乃元气之虚，虚证而用实治之法，不犯虚虚之戒乎？故一决而旋亡也。

巴 豆

巴豆辛热，除胃寒积，
破瘀消痰，大能通利。
反牵牛。去角。看症制用。

【歌诀总括】

巴豆味辛，性热，有大毒，是猛烈的泻下药。能排除肠胃中的寒积，破腹中的癥瘕积聚，消积痰除胀满，并能治寒性痢疾。

【歌诀详解】

(1) 药性：辛，热；有大毒。归胃、大肠经。

(2) 功效：峻下冷积，逐水退肿，祛痰利咽，外用蚀疮。

(3) 临床应用：

寒积便秘——巴豆急攻通利，峻下肠胃寒积，对病情急剧，气血未衰者，可用单味巴豆霜内服，或配干姜、大黄以峻下寒积。可单用巴豆霜装入胶囊服，或配大黄、干姜制丸服，适用于寒邪食积，阻结肠道，大便不通，腹满胀痛，病起急骤，气血未衰者。

腹水臌胀——本品峻泻，有较强的逐水退肿作用。可治水肿胀满，二便不通之症。近代用本品配绛矾、神曲为丸，即含巴绛矾丸，用治晚期血吸虫病肝硬化腹水。

喉痹痰阻——治痰涎壅塞气道，呼吸不利，甚则窒息欲死之喉痹、喉风，用巴豆霜灌服或鼻饲，可吐泻痰涎，开通喉咽以利呼吸。现代有用巴豆霜吹喉，治白喉及急性喉炎引起的急性喉梗阻有效；治寒实结胸或肺痈脓痰不出，用之亦可排痰外出，可配桔梗、贝母同用；治痰壅喘满，气闭难出，可配半夏、杏仁等，以祛痰利气定喘。

痈肿未溃，疥癣恶疮——本品外用有蚀腐疗疮毒作用。治痈肿成脓未溃者，常与乳香、没药、木鳖子等熬膏外敷，以蚀腐皮肤，促进破溃排脓；治恶疮，单用本品炸油，以油调雄黄、轻粉末，外涂疮面即可。

(4) 用法用量：入丸、散服，每次0.1～0.3g。大多数制成巴豆霜用，以减低毒性。外用适量。

含巴绛矾丸，用治晚期血吸虫病肝硬化腹水。

现代有用巴豆霜吹喉，治白喉及急性喉炎引起的急性喉梗阻有效。

每次0.1～0.3g。

（5）使用注意：畏牵牛。无寒实积滞、体虚及孕妇忌用。

【用药鉴别】

大黄、巴豆二者均系攻下药，泻下峻烈，具有荡涤胃肠宿食积滞，燥屎坚积的作用。大黄苦寒，为清热攻下，推陈致新，除实热内结的要药，主要用于热结便秘。巴豆辛热，为荡涤胃肠沉寒痼冷、宿食积滞的要药，主用于寒积便秘证。

大黄：主要用于热结便秘。

巴豆：主用于寒积便秘证。

【名言名句】

《药鉴》：味辛，性热，有大毒。可升可降。善开关窍，破癥坚积聚，逐痰饮，杀诸恶毒虫毒蛊毒，通秘结，消宿食，攻脏腑停寒，生冷壅滞，心腹疼痛，泻痢惊痫，诸水气癥气，下活胎死胎，逐瘀血血积，及消痈疡疔毒恶疮，去息肉恶肉腐肉，排脓消肿，喉痹牙疼诸证。然其性刚气烈，无处不到，故称为斩关夺门之将，若误用之，则有推墙倒壁之虞；若善用之，则有戡乱调中之妙，用者所当慎察。

泻下药重点记忆一览表

药物名称	药物类别	性味	归经	功效	应用
大黄	攻下药	苦，寒	脾、胃、大肠、肝、心包经	1. 泻下攻积 2. 清热泻火 3. 凉血解毒 4. 逐瘀通经	1. 积滞便秘 2. 血热吐衄，目赤咽肿 3. 热毒疮疡 4. 湿热痢疾，黄疸，淋证 5. 瘀血证
芒硝	攻下药	咸、苦，寒	胃、大肠经	1. 泻热通便 2. 润燥软坚 3. 清火消肿	1. 实热积滞，大便燥结 2. 咽痛、口疮、目赤及痈疮肿痛
甘遂	峻下逐水药	苦，寒；有毒	肺、肾、大肠经	1. 泻水逐饮 2. 消肿散结	1. 水肿，臌胀 2. 风痰癫痫 3. 消散痈肿
巴豆	峻下逐水药	辛，热；有大毒	胃、大肠经	1. 峻下冷积 2. 逐水退肿 3. 祛痰利咽 4. 外用蚀疮	1. 寒积便秘 2. 腹水臌胀 3. 喉痹痰阻 4. 痈肿未溃，疥癣恶疮

第十一章　祛风湿药

独活辛苦，除痹下行，
灵仙苦温，风湿皆用，
川草二乌，散寒止痛，
蕲蛇搜剔，内外之风，
舒筋活络，微寒秦艽，
防己利水，功在下焦，
五加皮温，补肾消肿，
寄生滋补，除湿安胎。

【歌诀总括】

独活解表力较弱，善治风湿痹痛，亦用于少阴头痛，为治风湿痹痛之常药；威灵仙以风邪偏盛之行痹多用，无论各部位病症皆可应用；川乌草乌用于风湿寒痹，散寒止痛，用于心腹冷痛，寒疝疼痛，跌打损伤所致的疼痛；蕲蛇治风湿痹痛病久入邪深者之顽痹所致经络不通，其搜风力强，外达皮肤，内通脏腑，为祛风要药；秦艽性平不燥，为风药中之润剂，且善走四肢，无论寒热、新久痹痛均可选用，因其性平而偏寒，对热痹尤为适宜；防己祛除风湿，利水消肿，用于下肢水肿，小便不利；五加皮祛除风湿，补益肝肾，强壮筋骨，利水消肿；桑寄生祛除风湿，补益肝肾，强壮筋骨，养血安胎。

第十一章 祛风湿药

第一节 祛风寒湿药

独 活

独活辛苦，颈项难舒，
两足湿痹①，诸风能除。
一名独摇草。

【难点注释】
①湿痹：又名"着痹"、"肌痹"，由湿邪引起的临床以肢体重着疼痛、麻木不仁、关节屈伸不利等为特征的一种痹证。

【歌诀总括】
独活味辛、苦，性微温，有发表、散风、除湿的作用。治因风湿引起的颈项不灵活和腿足酸重麻木、疼痛、不能行走的着痹。其他各种风湿性疾病，应用本品也有效。

【歌诀详解】
（1）药性：辛、苦，微温。归肝、肾、膀胱经。
（2）功效：祛风湿，止痛，解表。
（3）临床应用：

风寒湿痹——本品辛散苦燥，气香温通，功善祛风湿，止痹痛，为治风湿痹痛主药，凡风寒湿邪所致之痹证，无论新久，均可应用；因其主入肾经，性善下行，尤以腰膝、腿足关节疼痛属下部寒湿者为宜。

风寒挟湿表证——本品辛散温通苦燥，能散风寒湿，治外感风寒挟湿所致的头痛头重，一身尽痛，但其解表力较弱，多配羌活、藁本、防风等，因其祛风，亦可用于皮肤瘙痒，内服或外洗皆可。

少阴头痛——本品善入肾经而搜伏风，与细辛、川芎等相配，可治风扰肾经，伏而不出之少阴头痛。

（4）用法用量：煎服，3～10g。外用，适量。

独活为治风湿痹痛主药。

风寒湿痹属下部寒湿者为宜。

（5）使用注意：阴虚有热或血虚痹证慎用。

【用药鉴别】

独活、羌活均能祛风湿、止痛、解表，用于风湿痹痛等症。羌活性燥而散，上行力大，善治上半身风湿，且解表力较强。独活性较缓和，专于下行，善治下半身风湿，祛风湿力强。若风寒湿痹，一身尽痛，两者常配伍应用。

羌活：善治上半身风湿，且解表力较强。

独活：善治下半身风湿，祛风湿力强。

【名言名句】

《本草求真》：独活，辛苦微温，比之羌活，其性稍缓，凡因风干足少阴肾经，伏而不出，发为头痛，则能善搜而治矣，以故两足湿痹，不能动履，非此莫痊，风毒齿痛，头眩目晕，非此莫攻因其所胜而为制也。

威灵仙

威灵苦温，腰膝冷痛，
消痰痃癖①，风湿皆用。
去芦，酒洗。

【难点注释】

①痃癖：痃（xuán），癖（pǐ）。上腹部及胁肋部的肿块。

【歌诀总括】

威灵仙味辛苦，性温，辛散温通，有散风寒湿邪和通络止痛的作用。善治腰膝四肢风寒痹痛，又能消除上腹及胁肋部的痰水积聚。凡是因风湿引起的病证都可应用。

【歌诀详解】

（1）药性：辛、咸，温。归膀胱经。

（2）功效：祛风除湿，通络止痛，消痰水，散癖积。

（3）临床应用：

去除风湿，风湿痹证——本品辛散温通，性猛善走，通行十二经，既能祛风湿，无论上下皆可应用，又能通经络而止痛，为治风湿痹痛要药。凡风邪偏胜，疼痛游走者，可配防风；湿邪偏胜，肢体重着，配苍术；湿热痹痛，得热痛甚，配防己、黄柏；寒邪偏胜，得温痛缓，配桂枝；痛甚者，配乌头、附子。

性猛善走，通行十二经，既能祛风湿，无论上下皆可应用，又能通经络而止痛，为治风湿痹痛要药。

软化骨鲠，骨鲠咽喉——用于骨鲠咽喉，可单味煎汤，或加食醋、砂糖冲和含咽，以消为度。

治跌打伤痛、头痛、牙痛、胃脘痛——本品有宣通经络止痛之功，并能消痰逐饮，可用于痰饮、噎膈、痞积所致胃脘痛。

（4）用法用量：煎服，6~9g。外用，适量。

（5）使用注意：本品辛散走窜，气血虚弱者慎用。

【用药鉴别】

威灵仙、独活均能祛风通络止痛，用于风湿痹痛。独活主治下半身风湿痹痛，又能解表。威灵仙祛全身风湿痹痛，性猛善走，通行周身，素有行痹要药之称，并能消骨鲠。

独活：下半身风湿痹痛，又能解表。

威灵仙祛全身风湿痹痛，性猛善走，通行周身，素有行痹要药之称，并能消骨鲠。

【名言名句】

《唐本草》：腰、肾、脚膝、积聚、肠内诸冷病，积年不瘥，服之效。

《开宝本草》：主诸风，宣通五藏，去腹内冷滞，心膈痰水久积，癥瘕痃癖气块，膀胱宿脓恶水，腰膝冷疼及疗折伤。

《本草衍义》：治肠风。

川 乌

川乌大热，搜风入骨，

湿痹寒疼，破积之物。

顶歪斜。制同附子。

【歌诀总括】

川乌味辛，性大热，有大毒。辛散走窜，深入骨髓，能搜散筋骨中的风寒，治风寒湿痹关节疼痛或麻木。本品能破寒冷积聚，所以又能治脘腹冷痛和寒疝。

【歌诀详解】

（1）药性：辛、苦，热。有大毒。归心、肝、肾、脾经。

（2）功效：祛风除湿，温经止痛。

（3）临床应用：

风寒湿痹——本品能祛风除湿，散寒止痛，止痛作用明显，为治风寒湿痹证之佳品，尤宜于寒邪偏胜之风湿痹痛。治寒湿侵

风湿痹痛。

袭，历节疼痛，不可屈伸者；可治寒湿瘀血留滞经络，肢体筋脉挛痛，关节屈伸不利，日久不愈者。

诸寒疼痛——本品辛散温通，散寒止痛之功显著，故又常用于阴寒内盛之心腹冷痛，治心痛彻背，背痛彻心；用治阴寒内盛所致的寒疝疼痛及心腹冷痛，可单味同蜜煎服。

跌打损伤，麻醉止痛——本品止痛作用可治跌打损伤，骨折瘀肿疼痛。用治风湿痹痛及跌打损伤，可同温经活血、除湿止痛药同用。古方又常以本品作为麻醉止痛药。

（4）用法用量：1.5~3g，宜先煮、久煮。外用适量。

（5）使用注意：孕妇忌用；不宜与贝母类、半夏、白及、白蔹、天花粉、瓜蒌类同用；内服一般应炮制用，生品内服宜慎；酒浸、酒煎服易致中毒，应慎用。

【名言名句】

《纲目》："乌头有两种，出彰明者即附子之母，今人谓之川乌头是也。春末生子，故曰春采为乌头，冬则生子已成，故曰冬采为附子。其天雄、乌喙、侧子，皆是生子多者，因象命名，若生子少及独头者，即无此数物也。其产江左、山南等处者，乃《本经》所列乌头，今人谓之草乌头者是也。故曰其汁煎为射罔。弘景不知乌头有二，以附子之乌头注射罔之乌头，遂致诸家疑贰。"

蕲 蛇

花蛇温毒，瘫痪㖞斜，

大风疥癞，诸毒称佳。

【歌诀总括】

白花蛇味甘咸，性温，有毒。它有除风湿、通经络的作用，可治风湿引起的肢体筋脉拘挛疼痛，或麻木不能活动（左瘫右痪）和口眼㖞斜，以及小儿惊风抽搐等。并治疥癣皮肤瘙痒和大麻风，又能祛风止痒。以毒攻毒，治疗各种毒邪所致之病证效果良好。

【歌诀详解】

（1）药性：甘、咸，温。有毒。归肝经。

（2）功效：祛风，通络，止痉。

（3）临床应用：

风湿顽痹，中风口㖞——蕲蛇性善走窜，为祛风通络要药，能内走脏腑，外达肌表而透骨搜风，以祛内外之风邪，为截风要药；又能通经络，尤善治病深日久之风湿顽痹。

小儿惊风，破伤风——本品入肝，既能祛外风，又能息内风，风去则惊搐自定，为治小儿急惊风及破伤风所致的抽搐痉挛的常用药。

既能祛外风，又能息内风。

麻风，疥癣，瘰疬、梅毒、恶疮——本品能外走肌表而祛风止痒，兼以毒攻毒，故亦为治疗风毒之邪壅于肌肤常用之品。

（4）用法用量：煎汤，3~9g；研末吞服，一次1~1.5g，一日2~3次。或酒浸、熬膏、入丸散服。

（5）使用注意：阴虚内热者忌服。

【名言名句】

《本草纲目》："能透骨搜风，截惊定搐，为风痹、惊搐、癣癞、恶疮要药，取其内走脏腑，外彻皮肤，无处不到也。"

木 瓜

木瓜味酸，湿肿脚气①，

霍乱转筋②，足膝无力。

酒洗。

【难点注释】

①脚气：是指由湿气引起的病，表现为两脚软弱，行动不便。

②转筋：筋脉挛急。

【歌诀总括】

木瓜味酸，性温。有除湿、和中、舒筋的作用。善治湿邪引起的足膝肿痛和脚气病，以及因吐泻而津液耗损不能养筋引起的筋脉挛急之证。此外，还有强筋骨的作用，可治足膝无力。

【歌诀详解】

（1）药性：辛、酸，温。归脾、肺、胃经。

（2）功效：舒筋活络，和胃化湿，消暑解渴，润肺止咳。

(3) 临床应用：

风湿痹证——本品味酸入肝，益筋和血，善舒筋活络，且能去湿除痹，尤为治湿痹、筋脉拘挛要药，亦常用于腰膝关节酸重疼痛。尤善于去除筋络、经络之湿而除痹。

脚气水肿——木瓜亦治寒湿脚气，足胫肿痛，；寒湿较重或脚气冲心，闷胀喘急者又可加温散之品共用，以加强散寒化湿作用。

吐泻转筋——本品可治霍乱、脾胃不和之吐泻转筋。其能化湿和胃，湿去而中焦得运，泄泻可止；味酸入肝，舒筋活络而缓挛急。

(4) 用法用量：内服煎汤，5～10g；或入丸、散。外用煎水熏洗。

(5) 使用注意：内有郁热，小便短赤者忌服；精血虚、真阴不足者不用。伤食脾胃虚、积滞多者，不宜用。

【用药鉴别】

木瓜、葛根二者均能止渴、止泻。葛根生津止渴，升阳止泻兼能解表退热，透疹。木瓜敛津止渴，化湿止泻，尚能舒筋活络，消食。

【名言名句】

《本草新编》：木瓜，味酸，气温，无毒。入手太阴、足厥阴之经。气脱能固，气滞能和。平胃以滋脾，益肺而去湿，助谷气，调荣卫，除霍乱，止转筋，祛香港脚，禁水利。但可臣、可佐使，而不可以为君。乃入肝益筋之品，养血卫脉之味，最宜与参、术同施，归、熟并用，生者可以辟邪也。

第二节　祛风湿热药

秦　艽

秦艽微寒，除湿荣筋，
肢节风痛，下血骨蒸。
新好罗纹者佳。

【第十一章】祛风湿药

【歌诀总括】

秦艽味苦辛，性微寒。其辛散苦泄，可除湿邪，舒筋和血；能散风除湿，治疗风湿痹痛，治疗四肢关节拘挛和大便下血；清虚热治疗虚劳骨蒸。

【歌诀详解】

（1）药性：辛、苦，平。归胃、肝、胆经。

（2）功效：祛风湿，通络止痛，退虚热，清湿热。

（3）临床应用：

风湿痹证——秦艽味辛质润，性微寒，对于风湿痹证，无问新久，或偏寒偏热，均可应用，尤适宜于痹证见发热、关节红肿等热象偏盛之证。其性偏寒，兼有清热作用，故对热痹尤为适宜。

中风不遂——本品既能祛风邪，舒筋络，又善"活血荣筋"，可用于中风半身不遂，口眼㖞斜，四肢拘急，舌强不语等，单用大量水煎服即能奏效。

骨蒸潮热，疳积发热——秦艽苦而不燥，微寒清热，用于阴虚骨蒸潮热，每与青蒿、鳖甲、知母、柴胡等同用，以退热除蒸。用治小儿疳积发热，可与薄荷、甘草同用。

湿热黄疸——本品苦以降泄，能清肝胆湿热而退黄。即单用为末服；亦可与茵陈蒿、栀子、大黄等配伍。

（4）用法用量：内服煎汤，5～10g；或浸酒；或入丸、散。外用适量，研末撒。

（5）使用注意：久痛虚羸，溲多、便滑者忌服。

【用药鉴别】

秦艽、防风均能祛风湿，乃风湿中润剂。秦艽能清退虚热，祛湿退黄；防风能解表，解痉。

【名言名句】

《本草经疏》："秦艽，苦能泄，辛能散，微温能通利，故主寒热邪气，寒湿风痹，肢节痛，下水，利小便。……治骨蒸及疳热；……除阳明风湿，及手足不遂，肠风泻血，养血荣筋；……咸以其除湿散结，清肠胃之功也。"

> 风湿痹证，无问新久，或偏寒偏热，均可应用。

防 己

防己气寒，风湿脚痛，
热积膀胱，消痈散肿。

【歌诀总括】

防己味辛、苦，性寒。能发散苦降，既能祛风散邪，又能泄热除湿，有除风湿和清利膀胱湿热的作用，治风湿性关节肿痛和足膝肿痛，以及膀胱有热的小便不利、水肿等，并能消散湿热性的痈肿。

【歌诀详解】

（1）药性：苦、辛、寒。归膀胱、肺经。

（2）功效：祛风湿，止痛，利水消肿。

（3）临床应用：

风湿痹证——本品辛能行散，苦寒降泄，既能祛风除湿止痛，又能清热。防己辛散苦泄，故能祛风除湿，通络止痛。风寒湿痹，历节疼痛者，配乌头、桂心等；若风湿热痹，关节红肿疼痛者，每与薏苡仁、蚕砂、栀子等配伍，以清热祛风除湿。

水肿，小便不利，脚气——防己苦寒降泄，能利水消肿，使内蕴之水湿下行，为水湿所致水肿病的常用药。常与黄芪、白术、甘草等配伍，用于风水脉浮，身重汗出恶风者；若与茯苓、黄芪、桂枝等同用，可治一身悉肿，小便短少者；与椒目、葶苈子、大黄合用，又治湿热腹胀水肿。治脚气足胫肿痛、重着、麻木，可与吴茱萸、槟榔、木瓜等同用；治脚气肿痛，则配木瓜、牛膝、桂枝、枳壳煎服。

湿疹疮毒——本品苦寒，燥湿清热，治湿疹疮毒，可与苦参、金银花等配伍。

（4）用法用量：煎服，4.5~9g。

（5）使用注意：本品大苦大寒易伤胃气，胃纳不佳及阴虚体弱者慎服。

【名言名句】

《神农本草经》：味辛，平。主治风寒，温证，热气，诸痫，除邪，利大小便。

《名医别录》：味苦，温，无毒。主治水肿，风肿，去膀胱热，伤寒，寒热邪气，中风，手脚挛急，止泄，散痈肿，恶结，诸喎疥癣，虫疮，通腠理，利九窍。

《本草拾遗》：汉主水气，木主风气，宣通。作藤著木生，吹气通一头如通草。

第三节 祛风湿强筋骨药

桑寄生

桑上寄生，风湿腰痛，
止漏①安胎，疮疡亦用。

【难点注释】
①漏：指孕妇肝肾阴虚引起的孕期子宫出血。

【歌诀总括】
本品是寄生植物，味苦性平。有补肝肾、强筋骨、除风湿、安胎的作用，可治风湿性关节疼痛，特别是对因肝肾虚亏而引起的腰膝酸痛，疗效较好。本品又治孕妇肝肾阴虚的胎动不安、胎漏，还可用于疮疡痈肿等。

【歌诀详解】
（1）药性：苦、甘，平。归肝、肾经。
（2）功效：补肝肾，强筋骨，祛风湿，安胎元。
（3）临床应用：

风湿痹证——用于风湿痹痛、腰膝酸痛等。既能祛风湿，又能养血益肝肾，强筋骨，故可用治营血亏虚、肝肾不足之风湿痹痛，腰膝酸软，筋骨无力等证。对肝肾不足之痹痛尤为适宜。

> 对肝肾不足之痹痛尤为适宜。

崩漏经多，妊娠漏血，胎动不安——本品补肝肾、养血，故有固冲任、安胎之效。治肝肾亏虚，冲任不固之胎漏，月经过多，崩漏，妊娠下血，胎动不安者。

（4）用法用量：内服煎汤，9～18g；入散剂、浸酒或捣汁服。

【名言名句】

《本草经疏》：桑寄生，其味苦甘，其气平和，不寒不热，固应无毒。详其主治，一本于桑，抽其精英，故功用比桑尤胜。

五加皮

> 五加皮温，祛痛风痹，
> 健步坚筋，益精止沥。

【歌诀总括】

五加皮味辛，性温。辛散温通，有祛风湿、止痹痛、补肝肾强筋骨的作用。用治风湿痹痛，筋脉拘急及肝肾不足，筋骨软弱，腰腿酸痛、两足无力等证；且能补肾精，治肾虚不能约束的小便淋沥不断。

【歌诀详解】

（1）药性：辛、苦，温。归肝、肾经。

（2）功效：祛风湿，补肝肾，强筋骨，利水。

（3）临床应用：

风寒湿痹——五加皮辛散苦燥温通，微甘能补，既善祛风湿，通经脉，又能补肝肾，强筋骨，故凡风寒湿痹、拘挛疼痛，每多用之，兼有肝肾不足者，尤为相宜，入膳尤宜于中老年人日常保健，入药适用于治疗风湿侵袭、气血郁滞、经络痹阻所致的关节疼痛，屈伸不利，筋脉拘挛，或风寒湿邪壅遏于下，两脚骨节湿肿疼痛等症。

筋骨痿软，小儿行迟，体虚乏力——五加皮既能补肝肾，强筋骨，又能活血通络，改善患部血液循环，为治肝肾亏虚、筋骨痿软之要药。

水肿，脚气——五加皮兼能除湿消肿，用治水肿、腹胀，常配茯苓皮、大腹皮、生姜皮等药，以利水消肿，方如《局方》五皮散；治脚气肿痛，常配木瓜、土茯苓、吴茱萸等药，以利湿解毒，消肿止痛。

（4）用法用量：内服煎汤，6～9g，鲜品加倍；浸酒或入丸、散。外用适量,煎水熏洗或为末敷。

(5) 使用注意:阴虚火旺者慎服。

【用药鉴别】

桑寄生、五加皮均能祛风湿,补肝肾,强筋骨,为强壮性祛风湿药,对于风湿痹证兼有肝肾不足者尤宜。但桑寄生能安胎。五加皮能利水消肿。

【名言名句】

《本草求真》:"五加皮,脚气之病,因于风寒湿三气而成,风胜则筋骨为之拘挛。湿胜则筋脉为之缓纵,男子阴痿囊湿,女子阴痒虫生,小儿脚软。但此虽属理脚之剂,仍不免有疏泄之虞,须于此内参以滋补之药,则用之历久而不变矣。"

> 桑寄生、五加皮均能祛风湿,补肝肾,强筋骨,但桑寄生能安胎。五加皮能利水消肿。

祛风湿药重点记忆一览表

药物名称	药物类别	性味	归经	功效	应用
独活	祛风寒湿药	辛、苦,微温	肝、肾、膀胱经	1. 祛风湿 2. 止痛 3. 解表	1. 风寒湿痹 2. 风寒挟湿表证 3. 少阴头痛
威灵仙	祛风寒湿药	辛、咸,温	膀胱经	1. 祛风除湿 2. 通络止痛 3. 消痰水 4. 散癖积	1. 风湿痹证 2. 软化骨鲠,骨鲠咽喉
川乌	祛风寒湿药	辛、苦,热;有大毒	心、肝、肾、脾经	1. 祛风除湿 2. 温经止痛	1. 风寒湿痹 2. 心腹冷痛 3. 跌打损伤
蕲蛇	祛风寒湿药	甘、咸,温;有毒	肝经	1. 祛风 2. 通络 3. 止痉	1. 风湿顽痹 2. 破伤风 3. 麻风、疥癣

续表

药物名称	药物类别	性味	归经	功效	应用
木瓜	祛风寒湿药	辛、酸，温	脾、肺、胃经	1. 舒筋活络 2. 和胃化湿 3. 消暑解渴 4. 润肺止咳	1. 风湿痹证 2. 脚气水肿 3. 吐泻转筋
秦艽	祛风湿热药	辛、苦，平	胃、肝、胆经	1. 祛风湿 2. 通络止痛 3. 退虚热 4. 清湿热	1. 风湿痹证 2. 中风不遂 3. 骨蒸潮热，疳积发热 4. 湿热黄疸
防己	祛风湿热药	苦、辛，寒	膀胱、肺经	1. 祛风湿 2. 止痛 3. 利水消肿	1. 风湿痹证 2. 水肿，小便不利 3. 脚气 4. 湿疹疮毒
桑寄生	祛风湿强筋骨药	苦、甘，平	肝、肾经	1. 补肝肾 2. 强筋骨 3. 祛风湿 4. 安胎元	1. 风湿痹证 2. 崩漏经多，妊娠漏血 3. 胎动不安
五加皮	祛风湿强筋骨药	辛、苦，温	肝、肾经	1. 祛风湿 2. 补肝肾 3. 强筋骨 4. 利水	1. 风寒湿痹 2. 筋骨痿软 3. 水肿 4. 脚气

第十二章　化湿药

除暑感寒，辛温藿香，
解暑化热，佩兰尤良，
燥湿健脾，苍术专长，
厚朴燥湿，下气平喘，
白蔻温中，开胃消食，
砂仁止呕，安胎效彰。

【歌诀总括】

藿香芳香化湿，用于寒湿困脾，运化失职所引起的脘腹痞闷，又可用于外感风寒，内伤生冷而致的恶寒发热；佩兰芳香化湿，解暑发表，解表力较弱，偏于化湿；苍术燥湿健脾，有较强的燥湿健脾之功；厚朴燥湿除满，下气平喘，用于痰浊阻肺所致的咳嗽胸闷；白豆蔻温中止呕，用于胃寒湿阻气滞呕吐者；砂仁化湿行气，用于湿阻中焦及脾胃气滞症，又可安胎。

苍　术

苍术苦温，健脾燥湿，
发汗宽中，更祛瘴疫①。

【难点注释】

①瘴疫：山岭间湿热郁蒸的秽恶之气引起的传染病。

【歌诀总括】

苍术味苦辛，性温。辛散发汗，苦温燥湿健脾，既能祛外来的风湿，又善化内停之湿滞。所以对湿邪困扰致胃脘胀闷不舒的呕吐、水泻，能燥湿宽中、健脾止泻；而外感风湿的身重疼痛和风寒湿痹、关节酸痛，亦有良效。又可芳香化浊辟秽，治因感受山岚瘴气而发生的传染病。

【歌诀详解】

(1) 药性：辛、苦，温。归脾、胃、肝经。

(2) 功效：燥湿健脾，祛风散寒，明目。

(3) 临床应用：

湿困脾胃证——苍术之味辛苦，性温气香，功能燥湿以健运脾气。用于湿阻脾胃、脘腹胀满，寒湿白带，湿温病以及湿热下注、脚膝肿痛、痿软无力。

风湿痹证——苍术辛散苦燥，能除湿发汗以散邪。治风寒挟湿，侵袭肌表，寒热无汗，头身重痛者，祛风胜湿，解表发汗。

湿邪在表诸证——苍术辛香燥烈，能开肌腠而发汗，祛肌表之风寒表邪，又因其长于胜湿，故以风寒表证挟湿者最为适宜。苍术祛风湿以蠲痹用于痿证治疗。

明目——用于夜盲症及眼目昏涩。可单用，或与羊肝、猪肝、石决明等配伍同用。

(4) 用法用量：煎服，5～10g。

(5) 使用注意：阴虚内热，气虚多汗者忌用。

【名言名句】

《药品化义》：苍术，味辛主散，性温而燥，燥可去湿，专入脾胃，主治风寒湿痹，山岚瘴气，皮肤水肿，皆辛烈逐邪之功也。统治三部之湿……合六神散，通解春夏湿热病；佐柴葛解肌汤，表散疟疾初起。

厚　朴

厚朴苦温，消胀泄满，

痰气泻痢，其功不缓。

【歌诀总括】

厚朴味苦辛，性温。辛能行散，苦而泄降，苦温燥湿，有行气消胀、下气泄满、燥湿化痰的作用。对湿阻肠胃、气滞不通的胸腹胀满及痰多肺气不得下降的气喘咳嗽，以及湿郁气滞的水泻痢疾等病，都有较好的疗效。

【歌诀详解】

(1) 药性：苦、辛，温。归脾、胃、肺、大肠经。

（2）功效：燥湿消痰，下气除满。

（3）临床应用：

湿困脾胃证——苍术之味辛苦，性温气香，功能燥湿以健运脾气，长于行气、燥湿、消积，为消除胀满之要药。既能燥中焦之湿，又能行脾胃之气，适用于湿阻中焦，气滞不利所致的脘腹胀满，腹痛，呕逆等证。

胃肠气滞——本品下气宽中，消积导滞，气味芳香行散，善行中焦气机，消除脘腹胀满，为行气消胀要药。治疗热结肠道的大便秘结，饮食积滞、湿热积滞等胃肠积滞，脘腹胀满者，常与其他行气药和消除病因之品同用。

痰饮喘咳——本品辛散苦降，燥湿化痰，下气平喘，适用于痰湿内阻，肺气不降，咳嗽胸闷之症。

梅核气——本品有燥湿消痰，下气宽中之效，配伍半夏、茯苓、苏叶、生姜等药治疗梅核气。

（4）用法用量：煎服，3～10g。或入丸散。

（5）使用注意：本品辛苦温燥湿，易耗气伤津，故气虚津亏者及孕妇当慎用。

【用药鉴别】

厚朴、苍术均为化湿药，性辛苦温，具有燥湿之功，常相须为用，治疗湿阻中焦之证。但厚朴苦降下气消积除胀满、消痰平喘，既可除无形之湿，又可消有形之实满；而苍术辛散温燥为主，为治湿阻中焦之要药，又可祛风湿。

厚朴：下气消积除胀满、消痰平喘，既可除无形之湿，又可消有形之实满。

苍术：治湿阻中焦之要药，又可祛风湿。

【名言名句】

《汤液本草》：《本经》云厚朴治中风、伤寒头痛，温中益气，消痰下气，厚肠胃，去腹胀满。果泄气乎？果益气乎？若与枳实、大黄同用，则能泄实满，《本经》谓消痰下气者是也。若与橘皮、苍术同用，则能除湿满，《本经》谓温中益气者是也。与解利药同用，则治伤寒头痛。与治痢药同用，则厚肠胃。大抵若温，用苦则泄，用温则补。

藿 香

藿香辛温，能止呕吐，
发散风寒，霍乱为主。

【歌诀总括】

藿香味辛，性微温，有芳香化湿、发表解暑的作用，又能和中止呕，发散风寒。本品主治夏天外感风寒，内受暑湿，脾胃不和，出现上吐下泻等症。

【歌诀详解】

（1）药性：辛，微温。归脾、胃、肺经。

（2）功效：化湿，止呕，解暑。

（3）临床应用：

湿阻中焦证——本品为芳香化湿浊要药。用于湿浊内阻，中气不运所致脘腹痞闷，少食作呕，神疲体倦等症，与苍术、厚朴等同用。

呕吐——本品既能化湿，又能和中止呕。无论寒热虚实之呕吐皆可使用，治湿浊中阻所致之呕吐。

解表——多用于外感风寒表证。本品既能化湿，又可解暑。治暑月外感风寒，内伤生冷而致恶寒发热，头痛脘满，呕恶吐泻者。

（4）用法用量：煎服，5～10g。鲜品加倍。

（5）使用注意：阴虚血燥者不宜用。

【用药鉴别】

藿香、紫苏均能解表，和中，行气止呕，用于外感表证，尤以外感兼有湿阻者如脘腹痞闷，呕吐者为宜，又常通用。藿香止呕作用较强，化湿醒脾为优，乃芳香化湿要药。紫苏行气作用较强，发汗解表见长，又能解鱼蟹之毒。

【名言名句】

《药品化义》：藿香，其气芳香，善行胃气，以此调中，治呕吐霍乱，以此快气，除秽恶痞闷。且香能和合五脏，若脾胃不和，用之助胃而进饮食，有醒脾开胃之功。

第十二章 化湿药

砂 仁

砂仁性温，养胃进食，
止痛安胎，行气破滞。

【歌诀总括】

砂仁味辛，性温气味芳香。功能化湿开胃，善行脾胃气滞，能增进食欲，适用于脾胃气滞，胃口不开，以及消化不良的呕吐泄泻；并止胸腹胀痛，治气滞不得流通而致的胎动不安。这都是因它有行气破滞的功效。此外，兼能温脾止泻，还治脾寒泄泻。

【歌诀详解】

（1）药性：辛，温。归脾、胃、肾经。

（2）功效：化湿开胃，温脾止泻，理气安胎。

（3）临床应用：

湿阻中焦及脾胃气滞证——本品辛散温通，气味芬芳，长于化湿醒脾，行气温中，古人曰其："为醒脾调胃要药。"入膳作香料，开胃醒脾，增进食欲。大凡脾胃湿阻，或气滞所致的脘腹胀痛，食欲减退，大便稀滞均可选用，亦可用于宿食积滞，胃气阻塞所致的脘腹满作痛，嗳腐厌食，或小儿疳积所致的大腹气胀，面黄肌瘦等症。

脾胃虚寒吐泻——本品辛香馥郁，温而干燥，利而不破，既能温中健脾止泄泻，又能和胃调中而止呕。故可用于中焦虚寒，升降失职，胃气上逆所致的胃脘冷痛，呕吐呃逆，或脾胃虚寒，升降失职，清浊不分所致的腹痛肠鸣，喜嗳喜按，大便清稀，甚至如水样，脘腹胀闷不舒，倦怠乏力等症。

气滞妊娠恶阻及胎动不安——本品辛香馥郁，气味俱存，行气和中而止呕安胎。宜用于肝气郁结，冲脉之气上逆，胃失和降所致的妊娠恶阻之症，常见胎动不安，腰酸腹胀，厌食喜呕，呕吐酸水或苦水，或脾胃虚弱，胎气上逆所致的恶阻呕吐，食少纳呆等症。

本品辛香馥郁，气味俱存，行气和中而止呕安胎。

（4）用法用量：3~6g，入煎剂宜后下。

（5）使用注意：阴虚血燥者慎用。

【名言名句】

《本草经疏》:"辛能散,又能润;温能和畅通达。虚劳冷泻,脾肾不足也,宿食不消,脾胃俱虚也,赤白滞下,胃与大肠因虚而湿热与积滞客之所成也。辛以润肾,故使气下行,兼温则脾胃之气皆和,和则冷泻自止,宿食自消,赤白滞下自愈,气下则气得归元,故腹中虚痛自已也。"

白豆蔻

白蔻辛温,能祛瘴翳①,
益气调元②,止呕和胃。

【难点注释】

①翳(yi):音义,即眼珠上生出的障膜。
②调元:调节气机。

【歌诀总括】

白豆蔻味辛,性温。辛散温通,能消除因肺寒引起的目生障翳,但主要作用是行气温中、散寒燥湿、开胃消食,所以善治胃气不和的呕吐嗳气、胸脘胀痛等症。

【歌诀详解】

(1) 药性:辛,温。归肺、脾、胃经。

(2) 功效:化湿行气,温中止呕。

(3) 临床应用:

湿阻中焦及脾胃气滞证——本品可化湿行气,为治湿阻气滞,脾胃不和之要药,常与藿香、陈皮等同用;若寒湿气滞,腹满胀痛,食少无力者,常与黄芪、白术、人参等同用。

呕吐——本品能行气宽中,温胃止呕。尤以胃寒湿阻气滞呕吐最为适宜。可单用为末服,或配藿香、半夏等药。用治脾胃寒湿气滞,脘腹胀痛,呃逆呕吐,常与木香、厚朴、陈皮、枳壳等散寒燥湿,理气消胀,除呃止呕药同用。

湿温初起,胸闷不饥——治湿温初起,身热不扬,胸闷不饥,苔白不渴,属湿重于热者,每与杏仁、薏苡仁、滑石等配伍,以舒畅气机,渗泄湿热。

（4）用法用量：3~10g，煎服，后下；散剂2~5g。
（5）使用注意：阴虚血燥者慎用。

【用药鉴别】

白豆蔻、砂仁具有化湿行气，温中止呕、止泻之功，常相须为用，用治湿阻中焦及脾胃气滞证。砂仁有长于沉泄下降而微温升，化湿行气力略胜，重在脾而善止泻；白豆蔻偏于先升而后降，理上焦寒是其专长，性较缓和，宽胸理气和胃。

【名言名句】

《本草求真》：白豆蔻，本与缩砂密一类，气味既同，功亦莫别，然此另有一种清爽妙气，上入肺经气分，而为肺家散气要药；其辛温香窜，流行三焦，温暖脾胃，而使寒湿膨胀、虚疟、吐逆、反胃、腹痛、并翳膜、目眦红筋等症悉除，不似缩砂密辛温香窜兼苦，功专和胃、醒脾、调中，而于肺、肾他部则止兼而及之也。

化湿药重点记忆一览表

药物名称	药物类别	性味	归经	功效	应用
苍术	化湿药	辛、苦，温	脾、胃、肝经	1. 燥湿健脾 2. 祛风散寒 3. 明目	1. 湿阻中焦证 2. 风湿痹证 3. 风寒挟湿表证 4. 明目
厚朴	化湿药	苦、辛，温	脾、胃、肺、大肠经	1. 燥湿消痰 2. 下气除满	1. 湿阻中焦证 2. 行气 3. 痰饮喘咳 4. 梅核气
藿香	化湿药	辛，微温	脾、胃、肺经	1. 化湿 2. 止呕 3. 解暑	1. 湿阻中焦证 2. 呕吐 3. 解表
砂仁	化湿药	辛，温	脾、胃、肾经	1. 化湿开胃 2. 温脾止泻 3. 理气安胎	1. 湿阻中焦 2. 脾胃气滞证，气滞妊娠恶阻 3. 胎动不安
白豆蔻	化湿药	辛，温	肺、脾、胃经	1. 化湿行气 2. 温中止呕	1. 湿阻中焦及脾胃气滞证 2. 呕吐 3. 湿温初起，胸闷不饥

第十三章　利水渗湿药

健脾利水，甘淡茯苓，
功专利水，味淡猪苓，
下焦湿热，必选泽泻，
清热排脓，微寒苡仁，
车前利尿，清肝明目，
滑石解暑，收敛湿疮，
木通泄火，清心下乳，
退黄茵陈，黄疸专药，
金钱草咸，石淋要药，
苦寒虎杖，活血通经。

【歌诀总括】

茯苓用于脾胃虚弱之倦怠乏力，渗泄水湿，安心宁神；猪苓渗利见长，且利水渗湿之力较茯苓强；泽泻用于湿热蕴结膀胱之热淋，用于水湿停蓄之水肿、小便不利；薏苡仁除了利水渗湿，健脾补中外，还能清热排脓，用于肺痈、肠痈等证；车前子利尿通淋，渗湿止泻，清肝明目，用于肺热咳嗽痰多；滑石利尿通淋，清热解暑，又可用于湿疮、湿疹；木通清泻心火，本品上清心经火热，下利膀胱湿热，使心火、湿热下行从小便而出，又可通经下乳；茵陈利湿退黄，尤善清利肝胆湿热，使之从小便而出，为治疗黄疸的要药；金钱草清利肝胆湿热，有利尿通淋之作用，又常用于治疗肝胆结石、泌尿系统结石，为消结石要药；虎杖活血化瘀，泻热通便。

【第十三章】利水渗湿药

第一节 利水消肿药

茯 苓

> 茯苓味淡，渗湿利窍，
> 白化痰涎，赤通水道。

【歌诀总括】

茯苓味甘淡，性平。甘平和缓，淡而渗利，有利水渗湿的作用，使停留在体内的水湿从尿道排泄，故可治痰湿不化及小便不利等证。本品分赤、白两种，白茯苓善于化痰涎，赤茯苓则长于利小便、通水道。

【歌诀详解】

（1）药性：甘、淡，平。归心、脾、肾经。

（2）功效：利水消肿，渗湿，健脾，宁心。

（3）临床应用：

利水渗湿——用于水肿及水湿所致的多种病证。本品味甘而淡，甘则能补，淡则能渗，药性平和，既可祛邪，又可扶正，利水而不伤正气，实为利水消肿之要药。可用治寒热虚实各种水肿。治疗水湿内停所致之水肿、小便不利，常与泽泻、猪苓、白术、桂枝等同用。

脾虚证——本品甘补脾胃，能促进脾胃的运化功能，适宜于脾虚气弱，健运失调诸证。治疗脾胃虚弱，食欲不振，倦怠乏力；或脾阳不足，食谷不化，腹胀便溏；或脾阳不运，水湿停蓄，痰饮咳嗽等，可分别与补脾、健脾、温脾阳、化痰止咳等品同用。

心悸，失眠——本品益心脾而宁心安神。常用治心脾两虚，气血不足之心悸，失眠，健忘，多梦，心悸等，常与其他补脾养心药物配伍；因尚能利水渗湿，故水湿，痰浊所致之心神不宁，亦可配伍使用。

（4）用法用量：煎服，9～15g。

> 用于水肿及水湿所致的多种病证。

（5）使用注意：虚寒精滑者忌服；赤茯苓含有 H_2S，故只宜入丸散剂，而不宜入汤剂使用。

【名言名句】

《药品化义》："白茯苓，味独甘淡，甘则能补，淡则能渗，甘淡属土，用补脾阴，土旺生金，兼益肺气。主治脾胃不和，泄泻腹胀，胸胁逆气，忧思烦满，胎气少安，魂魄惊跳，膈间痰气。盖甘补则脾脏受益，中气既和，则津液自生，口焦舌干烦渴亦解。又治下部湿热，淋沥水肿。"

薏苡仁

薏苡味甘，专除湿痹，
筋节拘挛，肺痈肺痿。
又名穿谷米。

【歌诀总括】

薏苡仁味甘淡，性微寒。能淡渗利湿，补中清热，有健脾补肺、利水除湿、清热排脓的作用。主要治风湿痹痛、关节拘挛，以及水湿停留的水肿、泄泻、尿少，并治咳嗽胸痛吐脓血的"肺痈"和咳吐浊痰涎沫的"肺痿"。

【歌诀详解】

（1）药性：甘、淡，凉。归脾、胃、肺经。

（2）功效：利水消肿，健脾渗湿，除痹止泻，清热排脓。

（3）临床应用：

水肿——本品淡渗甘补，既利水消肿，又健脾补中。常用于脾虚湿胜之水肿腹胀，小便不利，多与茯苓、白术、黄芪等药同用；治脚气浮肿可与防己、木瓜、苍术同用。消水肿：薏苡仁为末同粳米，煮粥，每日食之，非常有效。

脾虚泄泻——本品能渗除脾湿，健脾止泻，尤宜治脾虚湿盛之泄泻，常与人参、山药、扁豆等补脾之品同用。

湿痹拘挛——薏苡仁渗湿除痹，能舒筋脉，缓和拘挛。用治风湿痹痛，多与羌活、独活、威灵仙、川芎等祛风除湿之品同用；若治风湿久痹，筋脉挛急，用薏苡仁煮粥服；本品药性偏凉，能

尤宜治脾虚湿盛之泄泻。

清热而利湿，配杏仁、白豆蔻、滑石，可治湿温初起或暑湿邪在气分，头痛恶寒，胸闷身重者。

肺痈，肠痈——薏苡仁有清热排脓作用，可治内痈。治疗肺痈胸痛，咳吐脓痰，常与苇茎、冬瓜仁、桃仁等同用；治肠痈，可与附子、败酱草、丹皮合用。

（4）用法用量：内服：煎汤，9～30g；或入散剂。

（5）使用注意：津液不足者慎用。大便秘结及孕妇不宜食用。

【用药鉴别】

茯苓、薏苡仁均能利水渗湿，健脾补中，用于脾虚湿盛的水肿、泄泻等证。茯苓尚能宁心安神。薏苡仁还能舒筋除痹，清热排脓。

【名言名句】

《本草述》：薏苡仁，除湿而不如二术助燥，清热而不如芩、连辈损阴，益气而不如参、术辈犹滋湿热，诚为益中气要药。

猪 苓

猪苓味淡，利水通淋，
消肿除湿，多服损肾。

【歌诀总括】

猪苓味淡，性平。本品淡渗利湿，是利水作用较强的利尿药，主治小便短少、尿道热痛的淋病和水湿停聚，小便不利的水肿病，以及水湿引起的泄泻、白带等症。但不宜多服，多服恐消耗津液，损伤肾阴。

【歌诀详解】

（1）药性：甘、淡，平。归肾、膀胱经。

（2）功效：利水消肿，渗湿。

（3）临床应用：

水肿，小便不利，泄泻——猪苓之味甘淡，功专渗泄，善利小便，为治小便不利、水肿、泄泻、淋浊、带下所常用，单味应用即可取效。本品甘淡渗利水湿作用较茯苓强，但无健脾作用，故多用于水肿实证以及多种水湿病证；治疗水湿内停所致之水肿、小便不利。

（4）用法用量：内服：煎汤，6～12g；或入丸、散。

（5）使用注意：无水湿者忌服。

【名言名句】

《本草求真》："猪苓，凡四苓、五苓等方，并皆用此，性虽有类泽泻，同入膀胱肾经，解热除湿，行窍利水，然水消则脾必燥，水尽则气必走；泽泻虽同利水，性亦类燥，然咸性居多，尚有润存，泽虽治火，性亦损气，然润能滋阴，尚有补在。故猪苓必合泽泻以同用，则润燥适均，而无偏陂之患矣。"

泽　泻

泽泻甘寒，消肿止渴，

除湿通淋，阴汗①自遏②。

【难点注释】

①阴汗：即前阴下部有汗，为湿热下注的一种病。

②遏（è）：音饿，止的意思。

【歌诀总括】

泽泻味甘，性寒，有利小便、清湿热的作用。可治小便不利的水肿和因湿热引起的口渴、泄泻、淋病以及阴部出汗等症。

【歌诀详解】

（1）药性：甘、淡，寒。归肾、膀胱经。

（2）功效：利水渗湿，泻热通淋。

（3）临床应用：

水肿，小便不利，泄泻——本品淡渗，其利水作用较强，用于水湿内停之尿少、水肿、泻痢及湿热淋浊等证。治膀胱气化不利，水湿停聚，小便不利，水肿胀满，常与桂枝、茯苓、猪苓配伍，若湿热偏胜，小便热涩疼痛，则配滑石、车前子、甘草等清热利湿通淋之品；本品泻水湿，行痰饮，常治痰饮停聚，清阳不升之头目昏眩，配白术同用。

淋证，遗精——本品性寒清热，既能清膀胱之热，又能泄肾经之虚火，下焦湿热者尤为适宜。故用治湿热淋证，常与木通、车前子等药同用；对肾阴不足，相火偏亢之遗精、潮热，则与熟地黄、山茱萸、牡丹皮同用。治尿道涩痛、小便不利常配木通、茯苓。

(4) 用法用量：煎汤，6~12g；或入丸、散。
(5) 使用注意：肾虚精滑者忌服。

【用药鉴别】

猪苓、泽泻均能利水消肿，用于水肿、小便不利等证，临床常相须为用。猪苓利尿作用强于泽泻，另外泽泻尚有清泻肾火之功。

【名言名句】

《本草汇言》：泽泻有固肾治水之功，然与猪苓又有不同者，盖猪苓利水，能分泄表间之邪；泽泻利水，能宣通内脏之湿。泽泻，利水之主药。利水，人皆知之矣。

第二节 利尿通淋药

车前子

车前子寒，溺涩①眼赤，
小便能通，大便能实。
去壳。

【难点注释】

①溺涩：小便不通畅。

【歌诀总括】

车前子味甘，性寒。甘淡渗泄，气寒清热，性专降泄，滑利通窍，有利尿清热明目的作用。可治小便不利和小便短少涩痛的老年病，以及肝火上炎眼睛红肿作痛或肝肾阴虚目暗昏花等症。由于能利小便，所以又能止大便泄泻。

【歌诀详解】

(1) 药性：甘，微寒。归肝、肾、肺、小肠经。
(2) 功效：利尿通淋，渗湿止泻，明目，祛痰。

（3）临床应用：

利尿通淋，用于淋证水肿——车前子，甘淡微寒性滑，功擅清热利湿，为治热淋要药，凡湿热下注膀胱所致的诸种淋病，均可应用，常与木通、滑石、瞿麦等清热利湿药同用。对水湿停滞水肿，小便不利，可与猪苓、茯苓、泽泻同用；若病久肾虚，腰重脚肿，可与牛膝、熟地黄、山茱萸、肉桂等同用。

渗湿止泻——本品能利水湿，分清浊而止泻。本品善于通利小便，使水湿邪气从小便排出，利尿以消肿；用于水湿泄泻者，能分清浊而止泻，通过利小便而实大便。

目赤肿痛，目暗昏花，翳障——车前子善清肝热而明目，适用于肝热目赤肿痛。治目赤涩痛，多与菊花、决明子等同用；若肝肾阴亏，两目昏花，则配熟地黄、菟丝子等养肝明目药。

痰热咳嗽——本品入肺经，能清泄肺热、化痰止咳，但作用不强。治肺热咳嗽痰多，痰多黄稠，多与瓜蒌、浙贝母、枇杷叶等清肺化痰药同用。

（4）用法用量：煎服，9~15g。宜包煎。

（5）使用注意：肾虚遗滑者慎用。

【用药鉴别】

车前子、泽泻均能利水消肿，清泻湿热，用于水肿胀满、小便淋痛以及暑热泄泻，利小便而实大便。泽泻入肾以泻相火；车前子可以入肾以强阴。

> 泽泻入肾以泻相火；车前子可以入肾以强阴。

【名言名句】

《本草经疏》：车前子，其主气癃、止痛，通肾气也。小便利则湿去，湿去则痹除。伤中者必内起烦热，甘寒而润下，则烦热解，故主伤中。女子淋沥不欲食，是脾肾交病也，湿去则脾健而思食，气通则淋沥自止，水利则无胃家湿热之气上熏，而肺得所养矣。明目及疗赤痛。肝肾膀胱三经之要药也。

滑 石

滑石沉寒，滑能利窍，
解渴除烦，湿热可疗。

第十三章 利水渗湿药

【歌诀总括】

滑石质重沉降，味甘性寒而滑利，有通小便、解口渴、除烦热的作用。凡湿热引起的小便淋漓不畅，尿道热痛的淋病以及湿温病身热小便不利等，均可应用。本品又常用于夏天感受暑湿出现的身热烦渴和泄泻等症。

【歌诀详解】

（1）药性：甘、淡，寒。归膀胱、肺、胃经。

（2）功效：利尿通淋，清热解暑，收湿敛疮。

（3）临床应用：

热淋，石淋，尿热涩痛——滑石性滑利窍，寒则清热，故能清膀胱湿热而通利水道，是治淋证常用药。本品质重而滑，泻膀胱之热而利小便，为治石淋之要药。

暑湿，湿温——本品甘淡而寒，既能利水湿，又能解暑热，是治暑湿之常用药，常用于夏天感受暑湿出现的暑热烦渴，小便短赤，或有水泻等症。

湿疮，湿疹，痱子——本品研末外敷，有清热吸收水湿的作用，可治皮肤湿疹和足趾溃烂瘙痒。治疗湿疮、湿疹，可单用或与枯矾、黄柏等为末，撒布患处；治痱子，则可与薄荷、甘草等配合制成痱子粉外用。

（4）用法用量：煎服，10～20g。宜包煎。外用适量。

（5）使用注意：脾虚气弱，精滑及热病津伤者忌服。孕妇慎服。

【用药鉴别】

滑石、车前子均善清热利尿通淋，同治湿热淋痛、小便不利、水肿兼热及暑湿泄泻。但车前子长于渗湿止泻，又善清肝明目、清肺化痰；滑石长于清解暑热，又能祛湿敛疮。

> 车前子长于渗湿止泻，又善清肝明目、清肺化痰；滑石长于清解暑热，又能祛湿敛疮。

【名言名句】

《本草经疏》：滑石，滑以利诸窍，通壅滞，下垢腻。甘以和胃气，寒以散积热，甘寒滑利，以合其用，是为祛暑热，利水除湿，消积滞，利下窍之要药。

《别录》：通九窍津液，去结，止渴，令人利中者，湿热解则胃气和而津液自生，下窍则诸壅自泄也。丹溪用以燥湿，分水道，实大肠，化食毒，积滞，逐瘀血，解燥渴，补脾胃，降心火，偏主石淋，皆此耳。

木 通

木通性寒，小肠热闭①，
利窍通经，最能导滞。
去皮，切片。

【难点注释】

①小肠热闭：指心移热于小肠，而致小肠内热郁闭，出现心烦口渴，口舌生疮，小便短黄或淋沥刺痛，甚或尿血等症状。

【歌诀总括】

木通味苦，性寒，苦寒通利而清降，有清热和利尿的作用。能利小便，善治小肠有热的小便淋沥、尿道作痛，以及小便不利的浮肿病。又能疏导血脉，通经行滞，可治妇女经闭及乳汁不通。

【歌诀详解】

（1）药性：苦，寒。有毒。归心、小肠、膀胱经。

（2）功效：利尿通淋，清心火，通经下乳。

（3）临床应用：

热淋涩痛，水肿——本品能利水消肿，下利湿热，使湿热之邪下行从小便排出。若小便短赤，淋沥涩痛，膀胱热结，气化不利，木通常与车前子配用，可增强其清热利尿通淋之功。

清心火——本品能上清心经之火，下泄小肠之热。常治心火上炎，口舌生疮，或心火下移小肠而致的心烦尿赤等症，多与生地黄、甘草、竹叶等配用。

经闭乳少——治产妇乳汁不下，木通有通乳之效，可与漏芦、王不留行等下乳通血脉之品配用；兼有气血不足者，则与黄芪、当归等同用，以补气益血生乳。治经闭、痛经，木通之通利血脉，能辅助牛膝、红花、延胡索等药以活血行瘀，调经止痛。

（4）用法用量：煎服，3~6g。

（5）使用注意：本品有毒，故用量不宜过大，也不宜久服，肾功能不全者及孕妇忌服，内无湿热者、儿童与年老体弱者慎用。

【用药鉴别】

木通、泽泻均能清热利水通淋，用于热病小便不利，湿热淋证。木通作用强，苦寒之性重。偏清心与小肠之火。疗君火病变宜木通，又能通经下乳，通利血脉。泽泻甘寒，疗相火病变宜泽泻，专利肾与膀胱之湿。

【名言名句】

《本草纲目》：木通，上能通心清肺，治头痛，利九窍，下能泄湿热，利小便，通大肠，治遍身拘痛。

第三节 利湿退黄药

茵 陈

茵陈味苦，退疸除黄，
泻湿利水，清热为凉。

【歌诀总括】

茵陈蒿味苦，性微寒，是治疗黄疸的主要药。其苦能燥湿，苦寒泄热、利湿退黄，对湿热引起的全身发黄，疗效较好，故它有良好的清热利湿，利胆退黄的作用。

【歌诀详解】

（1）药性：苦、辛，微寒。归脾、胃、肝、胆经。

（2）功效：利湿退黄，解毒疗疮。

（3）临床应用：

黄疸——本品苦泄下降，寒能清热，善清利脾胃肝胆湿热，使之从小便出，故为治黄疸要药。用于湿热熏蒸而发生黄疸的病症，可单用一味，大剂量煎汤内服；亦可配合大黄、栀子等同用。

为治黄疸要药。

湿疹，湿疮——取其清热利湿之功，故亦可用于湿疮瘙痒，可与黄柏、苦参、蛇床子、地肤子等同用。也可煎汤外洗。

（4）用法用量：6～15g。外用适量，煎汤熏洗。

（5）使用注意：茵陈含挥发油，不宜久煎。蓄血发黄者及血虚萎黄者慎用。

【用药鉴别】

茵陈、栀子均能清利湿热，退黄疸，用于湿热黄疸，常同用。茵陈治疗湿疮、湿痒病症，可外用。栀子清热泻火解毒作用强，凉血止血，外用尚可消肿止痛。

【名言名句】

《本草求真》："茵陈专入膀胱、胃。味苦微寒，诸书皆言湿热伏于阳明胃。用此以入太阳膀胱发汗利水，俾太阳、阳明湿热之邪尽得于药而解矣。且治伤寒时疾狂热，瘴疟头痛头旋，女人疝瘕，亦是湿热为病。但黄疸有阴阳寒热之分，阳黄者由热蕴于脾土，如苗值于大旱，则苗必燥而黄，是苗因燥而黄者也。"

金钱草

金钱草咸，利尿软坚，

通淋消肿，结石可瘥。

【歌诀总括】

金钱草味微咸，性平。有利尿通淋、消肿软坚的作用，适用于淋病尿道涩痛，尤以小便急迫、尿道刺痛的石淋更为有效。近年来用治肾与膀胱结石及肝胆结石，都有一定的疗效。

【歌诀详解】

（1）药性：甘、咸、微寒。归肝、胆、肾、膀胱经。

（2）功效：利湿退黄，利尿通淋，解毒消肿。

（3）临床应用：

湿热黄疸——金钱草清肝胆之火，又能除下焦湿热；有良好的利湿退黄及排石通淋作用，治肝胆结石及黄疸，可单用该品煎汤代茶饮，或配伍茵陈、郁金、大黄等以增强清利肝胆及排石作用。

石淋，热淋——金钱草利尿通淋，善消结石，尤宜于治疗石淋。治石淋、热淋，可单用取效或与海金沙、鸡内金、石韦等同用，以增强清下焦湿热、通淋排石之功；石淋兼有肾虚见症者，可与补肾之桑寄生、胡桃仁等配伍应用。

痈肿疔疮，毒蛇咬伤——本品有解毒消肿之效，可用治恶疮肿毒、毒蛇咬伤及跌打损伤等证。可用鲜品捣汁内服或捣烂外敷，可单用鲜草捣汁饮，或捣敷患处，亦可与野菊花、蒲公英、万年青等同用以加强清热解毒作用。

此外，金钱草用于水肿、臌胀，内服、外敷均有利尿消肿之功，用于肺热咳嗽、小儿高热，是取其清热解毒作用。

（4）用法用量：内服：煎汤，15～60g，鲜品加倍；或捣汁饮。外用：适量，鲜品捣敷。

（5）使用注意：无水湿者或阴虚津少、体质虚弱者不宜服用。

【用药鉴别】

金钱草、茵陈均能利湿退黄，解毒，可用治湿热黄疸等证。茵陈为治黄疸之要药，无论阳黄、阴黄均可配用。金钱草主用于阳黄证，并能解毒消肿，利尿通淋，且尤善治石淋。

> 茵陈为治黄疸之要药，无论阳黄、阴黄均可配用。
>
> 金钱草主用于阳黄证，并能解毒消肿，利尿通淋，且尤善治石淋。

【名言名句】

《本草纲目拾遗》："一名遍地香，佛耳草。俗讹白耳草、乳香藤、九里香、半池莲、千年冷、遍地金钱。其叶对生，圆如钱，钹儿草叶形圆，二瓣对生，象铙钹，生郊野湿地，十月二月发苗，蔓生满地，开淡紫花，间一二寸则生二节，节布地生根，叶四围有小缺痕，皱面，以叶大者力胜，干之清香者真。三月采，勿见火，纲目有积雪草，即此。但所引诸书，主治亦小异，故仍为补之，至纲目所载，言其治女子少腹痛有殊效，其方已载纲目，此不赘述。味微甘，性微寒，祛风，治湿热。《百草镜》：跌打损伤，疟疾，产后惊风，肚痛便毒痔漏，擦。《葛祖方》：去风散毒，煎汤洗一切疮疥，神效。"

虎　杖

虎杖苦寒，善治黄疸，
清热解毒，活血化瘀。

【歌诀总括】

虎杖利湿退黄，用于湿热蕴结膀胱之小便涩痛、淋浊、带下，又可清热解毒，用于水火烫伤，痈肿疮毒，毒蛇咬伤；虎杖还能活血化瘀，用于瘀血所致的经闭、痛经，此外虎杖可治肺热咳嗽。

【歌诀详解】

（1）药性：微苦，微寒。归肝、胆、肺经。

（2）功效：清热解毒，利胆退黄，祛风利湿，散瘀定痛，止咳化痰。

（3）临床应用：

湿热黄疸，淋浊，带下——本品苦寒，能清热利湿，凡由湿热引起之黄疸痢疾、淋浊带下等证，皆可治之。治湿热黄疸，可单用本品煎服即效，亦可与茵陈、黄柏、栀子配伍，效力更佳；治湿热蕴结膀胱之小便涩痛，淋浊带下等，单用即效，以此为末，米饮送下，治五淋，亦可配利尿通淋药同用。

痈肿疮毒，毒蛇咬伤——本品入血分，有凉血清热解毒作用。治疮痈肿毒，可用鲜品捣烂外敷，同时配合连翘、紫花地丁、蒲公英等清热解毒药煎汤内服，则收效更佳。

经闭，癥瘕，跌打损伤——虎杖有活血散瘀止痛之功。如治瘀阻经闭、痛经，常与当归、丹参、益母草等活血调经药同用；亦可与凌霄花、乳没各等份为末，热酒调服。治癥瘕，以本品配土瓜根、牛膝合用；治跌打损伤疼痛，可与当归、乳香、没药、三七等配用。跌打损伤、瘀阻疼痛可与当归、红花同用。

肺热咳嗽——本品既能清热解毒，又能止咳化痰，治肺热咳嗽，可单味煎服也可与贝母、枇杷叶、杏仁等配伍使用。

（4）用法用量：煎服，9～15g。外用适量，制成煎液或油膏涂敷。

（5）使用注意：孕妇忌服。

【名言名句】

《本草述》："虎杖之主治，其行血似与天名精类，其疗风似与王不留行类，前者多谓其最解暑毒，是则从血所生化之源以除结热，故手厥阴之血脏与足厥阴之风脏，其治如鼓应桴也。"

利水渗湿药重点记忆一览表

药物名称	药物类别	性味	归经	功效	应用
茯苓	利水消肿药	甘、淡，平	心、脾、肾经	1. 利水消肿 2. 渗湿，健脾 3. 宁心	1. 利水渗湿 2. 健脾补中 3. 宁心安神
薏苡仁	利水消肿药	甘、淡，凉	脾、胃、肺经	1. 利水消肿 2. 健脾渗湿 3. 除痹止泻 4. 清热排脓	1. 水肿 2. 脾虚泄泻 3. 湿痹拘挛 4. 肺痈，肠痈
猪苓	利水消肿药	甘、淡，平	肾、膀胱经	1. 利水消肿 2. 渗湿	1. 水肿，小便不利 2. 泄泻
泽泻	利水消肿药	甘、淡，寒	肾、膀胱经	1. 利水渗湿 2. 泄热通淋	1. 水肿，小便不利，泄泻 2. 淋证 3. 遗精
车前子	利尿通淋药	甘，微寒	肝、肾、肺、小肠经	1. 利尿通淋 2. 渗湿止泻 3. 明目 4. 祛痰	1. 利尿通淋 2. 渗湿止泻 3. 目赤肿痛 4. 痰热咳嗽
滑石	利尿通淋药	甘、淡，寒	膀胱、肺、胃经	1. 利尿通淋 2. 清热解暑 3. 收湿敛疮	1. 热淋，石淋，尿热涩痛 2. 暑湿，湿温 3. 湿疮，湿疹
木通	利尿通淋药	苦，寒。有毒	心、小肠、膀胱经	1. 利尿通淋 2. 清心火 3. 通经下乳	1. 热淋涩痛，水肿 2. 清心火 3. 经闭乳少
茵陈	利湿退黄药	苦、辛，微寒	脾、胃、肝、胆经	1. 利湿退黄 2. 解毒疗疮	1. 湿疮瘙痒 2. 黄疸
金钱草	利湿退黄药	甘、咸，微寒	肝、胆、肾、膀胱经	1. 利湿退黄 2. 利尿通淋 3. 解毒消肿	1. 湿热黄疸 2. 石淋，热淋 3. 痈肿疔疮，毒蛇咬伤
虎杖	利湿退黄药	微苦，微寒	肝、胆、肺经	1. 清热解毒 2. 利胆退黄 3. 祛风利湿 4. 散瘀定痛 5. 止咳化痰	1. 湿热黄疸，淋浊，带下 2. 痈肿疮毒，毒蛇咬伤 3. 经闭 4. 肺热咳嗽

第十四章 温里药

温里诸药，祛寒效良，
附子干姜，肉桂丁香，
吴萸小茴，花椒良姜，
里实寒证，阳虚亡阳，
疗寒以热，配伍得当，
辛热燥烈，耗阴动火，
天热量减，孕妇斟酌。

【歌诀总括】

温里药祛寒效果较好。常用温里药：附子、干姜、肉桂、丁香、吴茱萸、小茴香、花椒、高良姜。温里药主要用于里寒实证、阳虚及亡阳证，药性温热而疗寒证，使用时应根据证候适当配伍。本类药物多味辛性热燥烈，易耗阴动火，因此天气炎热时，或体热者使用，应适当减量。孕妇慎用。

附 子

附子辛热，性走不守，
四肢厥冷①，回阳②功有。

皮黑，头正圆，一两一枚者佳。面裹火煨，去皮脐，童便浸一宿，慢火煮，晒干密封，旋切片用。亦有该生用者。

【难点注释】

①四肢厥冷：指手、足冷至肘、膝的症状。

②回阳：回复阳气之意。因附子辛热，可用治大汗淋漓、四肢厥冷、脉微欲绝的亡阳证，故有回阳之功。

【歌诀总括】

附子味辛，性热，有大毒，性善走而不守，药力能很快通达全身而发挥作用。本品善回阳救逆，为治疗亡阳证的主药，症见四肢厥冷、大汗淋漓、阳气欲脱。药材以皮黑，头正圆，一枚重一两者为佳。炮制时用面裹火煨，去皮、脐后，用童便浸泡一夜，慢火煮至透心，捞出，晒干，密封，过一段时间切片入药。亦有一些痛证适宜用生附子者，但毒性较大。

【歌诀详解】

(1) 药性：味辛、甘，性大热；有毒。归心、肾、脾经。

(2) 功效：回阳救逆，补火助阳，散寒止痛。

(3) 临床应用：

亡阳证——本品辛甘大热，纯阳燥烈，为"回阳救逆第一品药"。治疗阳气衰微、阴寒内盛之吐利汗出、发热恶寒，或大汗、大吐、大泻而致四肢厥冷、冷汗自出、脉微欲绝之亡阳证。因本品有回阳救逆之功，可与大补元气之人参同用，治疗久病气虚欲脱，或出血过多，气随血脱之亡阳气脱之证。亦可用于寒邪入里，直中三阴而见四肢厥冷、恶寒蜷卧脉沉迟无力或无脉者。

"回阳救逆第一品药"。

阳虚证——本品味辛能散、甘能补；上助心阳以通脉，中温脾阳以散寒，下补肾阳以益火，有峻补元阳、益火消阴之效，凡肾、脾、心诸脏阳气衰弱者均可应用。下补肾阳治疗命门火衰而致阳痿滑精、宫冷不孕、腰膝酸软或冷痛、夜尿频多等证。温补脾肾阳虚而治疗脾阳被困、湿寒内盛、水气内停所致脘腹冷痛、大便溏泻、小便不利、肢体浮肿等证。温通心阳治疗胸阳痹阻之胸痹心痛，心悸气短。辛散脾中湿寒，治疗脾寒湿滞，脾失健运，寒湿内阻之阴黄证。

上助心阳以通脉，中温脾阳以散寒，下补肾阳以益火。

有峻补元阳、益火消阴之效，凡肾、脾、心诸脏阳气衰弱者均可应用。

寒痹证——本品气雄性悍，走而不守，为通行十二经纯阳之品。温经通络，驱经络之中风寒湿痹，有较强散寒止痛、温经散寒除湿的作用。于周身之风寒湿痹关节疼痛者皆可应用，尤善治寒痹剧痛者。

(4) 用法用量：煎服，3~15g。本品有毒，宜先煎30~60分钟，至口尝无麻辣感为度。

本品有毒，宜先煎30~60分钟。

(5) 使用注意：孕妇及阴虚阳亢者忌用。反半夏、瓜蒌、贝母、白蔹、白及。生品外用，内服需炮制。若内服过量，或炮制、煎煮方法不当，可引起中毒。

【名言名句】

《本草汇言》：附子，回阳气，散阴寒，逐冷痰，通关节之猛药也。诸病真阳不足，虚火上升，咽喉不利，饮食不入，服寒药愈甚者，附子乃命门主药，能入其窟穴而招之，引火归原，则浮游之火自熄矣。凡属阳虚阴极之候，肺肾无热证者服之有起死之殊功。

干 姜

干姜味辛，表解风寒，

炮苦逐冷，虚热①尤甚。

纸包水浸，慢火煨至极黑，亦有生用者。

【难点注释】

①虚热：应作"虚寒"，干姜性温热，而炮姜温热之性更甚，决不可治虚热之证，故此处"热"乃"寒"之误。

【歌诀总括】

干姜味辛，性热能驱散风寒，温中回阳，可用治外感风寒、肺有寒饮咳喘和脾胃受寒的吐泻腹痛，以及肢冷脉微之阳虚欲脱证。炮黑后称"炮姜"，除寒之力更大，并能止血，可用治虚寒性出血，如吐血、衄血、便血等证。炮制方法为：取干姜用纸包裹，水浸透后取出，用慢火煨之成黑色即成，亦可不炮制直接用干姜生品。

【歌诀详解】

（1）药性：辛，热。归脾、胃、肾、心、肺经。

（2）功效：温中散寒，回阳通脉，温肺化饮。

（3）临床应用：

腹痛，呕吐，泄泻——本品辛热燥烈，入脾胃经而散寒温中、健运脾阳、温煦中焦，为温中散寒之要药。无论外寒内侵之实寒证，或脾胃阳气不足之虚寒证均可应用。治疗脾胃虚寒之脘腹冷痛、喜暖喜按、呕吐泄泻清稀等证。对寒邪直中脏腑所致心腹卒痛、脾胃寒冷水谷运化失调畏寒呕吐、寒积吐泻，食入即吐、寒

温中散寒之要药。

水泻等，及上热下寒、寒热格拒亦有效。

亡阳证——本品辛热，又入心、脾、肾经，有通心助阳、温阳守中、回阳通脉的作用。故能治疗心肾阳虚，寒阴内盛所致四肢厥冷、亡阳厥逆、脉微欲绝之亡阳证，每与附子相须为用，既助附子回阳救逆之功（有"附子无姜不热"之说），又能降低附子毒性。

寒饮咳喘——本品辛热，性质发散燥烈，入肺经，故善温肺散寒，化肺中寒饮。长于治疗寒饮伏肺，寒凝之痰饮不化所致咳嗽气喘、形寒背冷、痰多且清稀之证。

生姜炮黑后（即炮姜）亦可应用于虚寒性出血。本品有健脾温阳而止血的作用，用于吐血、衄血伴有畏寒肢冷、舌淡脉细之虚寒性的出血证。

（4）用法用量：煎服，3～10g。温中散寒、温肺化饮、回阳救逆宜生用；虚寒性出血、泄泻者宜炮黑用。

（5）使用注意：本品辛热燥烈，阴虚内热、血热妄行者忌用。

【名言名句】

《本草求真》：干姜，大热无毒，守而不走，凡胃中虚冷，元阳欲绝，合以附子同投，则能回阳立效，故书有附子无姜不热句，仲景四逆、白通、姜附汤皆用之。且同五味则能通肺气而治寒嗽，同白术则能燥湿而补脾，同归芍则能入气而生血，故凡因寒入，而见脏腑痼蔽，关节不通，经络阻塞，冷痹寒痢反胃隔绝者，无不藉此以为拯救除寒。

肉 桂

肉桂辛热，善通血脉，
腹痛虚寒，温补可得。

去粗皮，不见火。妊娠用要炒黑。厚者肉桂，薄者官桂。

【歌诀总括】

肉桂味辛，性热，功善温通血脉，能补火助阳，散寒止痛。对于虚寒性腹痛，肾阳不足之畏寒、泄泻等病证，能温阳补虚，作用温和持久。入药时除去栓皮部分，以减弱其火热之烈性。若用于妊娠期宫冷胎动不安须炒黑使用。树皮入药者质佳，药力厚，为肉桂；粗枝皮及幼树干皮入药者质次，药力薄，称官桂。

【歌诀详解】

（1）药性：辛、甘，大热。归肾、脾、心、肝经。

（2）功效：补火助阳，引火归原，散寒止痛，温通经脉。

（3）临床应用：

阳痿，宫冷——本品辛甘大热，归肾经，善补命门之火，有补火助阳之功，作用温和持久，为治命门火衰之要药。故对元阳虚衰所致阳痿宫冷、腰膝冷痛，以及肾阳不固之夜尿频多、滑精遗尿等证有效，常与附子、熟地、山茱萸等温阳补肾之品配伍同用。

寒疝，腹痛——本品味甘能补虚，辛能散寒，性大热能助阳补火，又归脾经，故能治寒邪入里之里实寒证及脾阳虚弱之阳虚寒证，如寒气内侵或脾胃阳虚之脘腹冷痛，可单用研粉酒煎，或与温脾散寒之品同用。

腰痛，胸痹，阴疽，闭经，痛经——本品辛散温通，能行气血，温通经脉，散寒止痛。可散发风寒湿痹，治寒湿痹阻之腰痛；又可振作胸阳，利气化湿，治寒邪内侵，胸阳不足，湿寒困阻胸膈之胸痹证。本品驱散阴寒而温通经脉，补阳虚而散血滞痰阻，故用治经络阻痹之阴疽、流注等；运通经脉，故用治疗冲任虚寒、寒凝血滞之痛经闭经。

虚阳上浮——本品大热入肝肾，作用趋下，可使下元虚衰之虚火下沉，回归故里，以为引火归原。对阴虚之虚火上浮证，症见脉虚无根、面赤潮红、齿痛咽痛、汗出心悸失眠者有效。

此外，本品能鼓舞气血生长、扶正气，对于久病体虚气血不足者，可在补气养血方中加入本品；有阴性疮疡痈证，红肿不消不化脓者，本品又能壮气血而托毒外出。

（4）用法用量：煎服，1~5g，不宜久煎，宜后下或焗服；研末冲服最佳，每次1~2g。

（5）注意事项：本品辛热，易伤阴助火，凡阴虚火旺，里热实证，或热入血分，血热妄行出血及孕妇忌用。畏赤石脂。

【用药鉴别】

附子、干姜、肉桂均性味辛热,归脾经,能温中散寒止痛,可用于治疗脾阳虚之虚寒性脘腹冷痛、寒水泄泻等,就"补火助阳"来说,附子主阳虚之证,干姜、肉桂治虚实寒证均可;不同之处是干姜主归脾胃经,长于温中散寒、健运脾阳,主治脾胃虚寒之呕吐腹泻等。附子、肉桂主归心肾经,甘辛大热,发散力强,散寒湿邪气,善治脘腹冷痛甚者及寒湿痹证,附子性悍、逐经络中风寒湿邪而除痹,肉桂行气血、运经脉而除痹;又济肾阳,主命门火衰之阳痿宫冷、遗精滑尿等证。附子、干姜归心、肾、脾经,能回阳救逆,治亡阳证,常相须为用。另外,干姜又入肺经,善温肺散寒化饮,治肺寒痰饮咳喘之证。肉桂尚能引火归原,沉虚浮之火而治虚阳上浮,且能温通气血经脉、散寒凝之痰阻、补冲任之虚寒而治寒凝血滞之阴疽、闭经、痛经等。

肉桂、桂枝均味甘辛性温热,辛散温通,又入血分,能温中散寒止痛,温经通脉,散阴寒通血脉而治胸痹、心痛及血滞痛经、闭经等证。肉桂主寒邪内侵之里寒证,又补火助阳,引火归原,治肾阳火衰之阳痿宫冷等,虚火上延之面赤虚喘等。桂枝则主表证,发散表寒而治风寒表证,且能助阳化气而行水湿痰饮之邪,治疗痰饮、蓄水证。

【名言名句】

《本草汇言》:肉桂,治沉寒痼冷之药也。凡元虚不足而亡阳厥逆,或心腹腰痛而呕吐泄泻,或心肾久虚而痼冷怯寒,或奔豚寒疝而攻冲欲死,或胃寒蛔出而心膈满胀,或气冷血凝而经脉阻遏,假此味厚甘辛大热,下行走里之物,壮命门之阳,植心肺之气,宜导百药,无所畏避,使阳长而阴自消,而前诸症自退矣。

吴茱萸

吴萸辛热,能调疝气[①],
心腹寒疼,酸水能治。
去梗,汤泡微炒。

【难点注释】

①疝气：通常指腹股沟疝，即因腹股沟区腹壁肌肉存在弱点，小肠由此弱点下坠入阴囊之症，临床特点为腹股沟突起或阴囊肿大、时有剧痛。

【歌诀总括】

吴茱萸味辛性热，有散寒止痛作用，能调养寒疝、阳虚阴盛而致脘腹冷痛、心胸冷痛。又能下降上逆之肝气，能治疗肝气上逆之恶呕吞酸。使用时去枝梗等无用部分，可用甘草汁、黄连汁、姜汁炮制微炒干后使用。

【歌诀详解】

（1）药性：辛、苦，热。有小毒。归肝、脾、胃、肾经。

（2）功效：散寒止痛，降逆止呕，助阳止泻。

（3）临床应用：

寒凝冷痛——本品辛能散苦能泄，性热，归肝经，故能散肝经之寒邪，泻肝气之郁滞，可以暖肝散寒、疏肝解郁，治肝寒气滞之各种痛证。本品散寒止痛，可治肝气夹寒饮上逆之厥阴头痛，主要症状为肝寒犯胃之口吐涎沫，苔白脉迟巅顶头痛及太阳头痛等。又能与温经散寒行气之品同用而治疗寒凝肝脉之寒疝腹痛、痛经。能温暖冲任之虚寒，泻肝气郁结、瘀血阻滞而治血滞痛经。本品之"毒"即燥烈之性，为性热、燥烈之品，故能散寒湿而治脚气肿痛，或脚气上冲入腹，困闷腹胀者。

胃寒呕吐——本品味辛、苦，有发散疏泄之用，故能散寒止痛、疏肝解郁，能降上逆之气而止呕吐，兼能治酸。能温中和胃，疏肝降逆，治肝郁化火、肝火犯胃、肝胃不和而致呕吐吞酸、胁痛口苦，也能治外寒内侵、胃失和降及胃寒心腹冷痛之呕吐。

虚寒泄泻——本品性热味辛，归脾、肾经，能补脾益肾，助阳而止泻。治疗由于脾肾阳虚寒盛，五更时脾肾阳气不得生升之五更泻。

此外，本品还能引火下行，引上犯之肝火趋下，治口疮、口舌生疮，并有降血压的作用。研末醋调后外用。

（4）用法用量：煎服，2～5g。外用适量，研末调敷或煎

治肝寒气滞之各种痛证。

还能引火下行。

水洗。

（5）使用注意：本品辛热燥烈，易耗阴气、损津液，故不宜多用久服。阴虚有热者忌用。孕妇慎服。

【名言名句】

《神农本草经》：主温中下气，止痛，咳逆寒热，除湿血痹，逐风邪，开腠理。

《本草纲目》：开郁化滞。治吞酸，厥阴痰涎头痛，阴毒腹痛，疝气，血痢，喉舌口疮。

《本草经疏》：吴茱萸，辛温暖脾胃而散寒邪，则中自温、气自下，而诸证自除。

小茴香

> 小茴性温，能除疝气，
> 腹痛腰疼，调中暖胃。
> 盐水炒。

【歌诀总括】

小茴香味辛性温，能温阳散寒、行气止痛而治疝气、腹痛、腰痛等证，并能调养、温暖中焦，暖脾胃，可治脾胃虚冷，脘腹冷痛等证。盐水炒制后入药。

【歌诀详解】

（1）药性：辛，温。归肝、肾、脾、胃经。

（2）功效：散寒止痛，理气和胃。

（3）临床应用：

寒疝腹痛，睾丸偏坠胀痛，少腹冷痛，痛经——本品辛温，归肝肾经，能发散寒邪、温肾暖肝，因此有止痛之功，能治肝肾虚寒之寒疝腹痛、肾虚腰痛，疏肝气散郁滞，作用趋上，有提升作用，治肝郁气滞之睾丸偏坠胀痛、阴囊硬肿或有积液。又能发散肝经寒气、固冲任，治肝经受寒之少腹冷痛，及冲任虚寒、肝气郁结所致痛经之证。

中焦虚寒气滞证——本品味辛性温，能温中散寒止痛，归脾、胃经，调理脾胃之气，散脾胃气滞，温煦中焦，理气和中。故用治脾胃失和、脾失运化之呕吐食少，胃寒气滞及脾胃虚寒之脘腹胀痛、泛吐清水、便溏等。

（4）用法用量：煎服，3~6g。外用适量，炒热温熨。

（5）使用注意：本品辛温，阴虚火旺者慎用。

【名言名句】

《本草汇言》：藿香，温中快气之药也。方龙潭曰，此药辛香发散，甘平和胃，故《唐本草》善主一切诸气，如心腹冷气、暴疼心气、呕逆胃气、腰肾虚气、寒湿脚气、小腹弦气、膀胱水气、阴癫疝气、阴汗湿气、阴子冷气、阴肿水气、阴胀滞气。其温中散寒，立行诸气，及小腹少腹至阴之分之要品也。

丁 香

丁香辛热，能除寒呕，

心腹疼痛，温胃可晓。

雄丁香如钉子长，雌丁香如枣核大①。

【难点注释】

①习称雄丁香者，即是丁香，为桃金娘科植物丁香的干燥花蕾。所谓雌丁香，为该植物的干燥成熟果实，性味功效与雄丁香相似，但气味淡功效弱，用法用量与雄丁香相同。

【歌诀总括】

丁香味辛，性热，能温中散寒、降逆止呕，善治胃寒气逆之呕吐呃逆，能驱散中焦虚寒治疗脘腹冷痛、心胸虚寒，散胃经虚寒、暖胃作用尤明显。雄丁香药材与钉子长度接近为佳，雌丁香大小如枣核者为佳。

【歌诀详解】

（1）药性：辛，温。归脾、胃、肺、肾经。

（2）功效：温中降逆，补肾助阳。

（3）临床应用：

胃寒呕吐、呃逆——本品辛能散寒，气味芳香能行气导滞，主归脾、胃经，故能暖脾胃，温中散寒而止冷痛，又能调和脾胃，行气滞，尤善降上逆之气，可降逆止呕、止呃，作为治胃寒呕呃之要药，用治虚寒性呕吐、呃逆，脾胃虚寒、气滞气逆之呕吐、腹泻、食少等，妊娠期恶阻、气逆呕呃亦有效。

脘腹冷痛——本品辛温，性发散，归胃经，故散胃寒温中焦、散寒止痛而治中焦虚寒，脘腹冷痛。

阳痿，宫冷——本品性味辛温，归肾经，善温肾助阳，补元阳虚冷，治肾阳不足之阳痿宫冷、腰膝酸冷等。

此外，本品外用还可治各种癣疾，如头癣、体癣、股癣、手癣等，用煎液或酒精浸液涂于患处即可。

（4）用法用量：煎服，1~3g。外用适量，研末敷。

（5）使用注意：本品辛热，有热证或阴虚火旺者忌用。畏郁金。

【名言名句】

《日华子本草》：治口气，反胃，疗肾气，奔豚气，阴痛，壮阳，暖腰膝。

《本草正》：温中快气。治上焦呃逆，除胃寒泻痢、七情五郁。

《本草新编》：丁香，有雌雄之分，其治病无分彼此。真中阴经之病最宜用之，但不可用之于传经之伤寒也。

高良姜

良姜性热，下气温中，
转筋霍乱，酒食能攻。
结实秋收名红豆蔻[①]，善解酒毒，余治同。

【难点注释】

①高良姜为姜科植物高良姜的干燥根茎。红豆蔻与之属同科植物，2010版《中国药典》描述为姜科大高良姜的干燥成熟果实。此处所言意为两药材为同种植物的不同部位。

【歌诀总括】

高良姜性热，能沉降上逆之气使之下行，且能温中散寒，治疗霍乱吐泻，转筋腹痛之证，又可解酒，促进宿食消化，治疗酒食积滞。所结果实秋天成熟采收，名曰红豆蔻，善能解酒毒，其他治疗功效与高良姜相同。

【歌诀详解】

（1）药性：辛，热。归脾、胃经。

（2）功效：温胃止呕，散寒止痛。

（3）临床应用：

胃寒冷痛——本品辛热，归脾、胃经，发散力强，能温中散寒，理气止痛。可散中焦实寒，暖胃，散寒止痛，治寒客中焦胃寒之脘腹冷痛。本品又善理气调中，能疏肝解郁、散寒止痛，治胃寒肝郁、寒凝气滞之脘腹胀痛及痛经等，常与行气止痛之品同用；也用于寒郁气结之心腹绞痛如剧，两胁支满，烦闷郁闷等。

胃寒呕吐——本品性热，顺气降逆，能温散寒邪，和胃降逆止呕。能暖胃，治寒邪侵胃或虚寒性胃寒所致饮食不化之呕吐反胃、胃气虚弱之噫气；且能散寒下气，治胃寒气逆之呕吐清水，又治胃冷气逆之霍乱吐泻、腹痛转筋等。

此外，本品还可用于治疗复发性口腔溃疡、虫牙、风火牙痛、腮颊肿痛等。

（4）用法用量：煎服，3~6g。研末服，每次3g。

（5）使用注意：本品性热，胃热呕吐、湿热泻痢及阴虚火旺者禁服。

【用药鉴别】

干姜、高良姜均味辛，主归脾、胃经，能温中散寒，用于寒邪内侵及脾胃虚寒之呕吐、脘腹冷痛。而高良姜又善理气，降逆解郁，治胃寒肝郁气滞之呕吐腹胀、胁肋胀痛。干姜性热，烈于高良姜，有回阳救逆、温阳通脉作用，治心肾阳虚、阴寒内盛之亡阳证。又能温肺散寒化饮，治寒饮咳喘。

【名言名句】

《本草汇言》：高良姜，去寒湿、温脾胃之药也。若老人脾肾虚寒，泄泻自利，妇人心胃暴痛，因气怒、因寒痰者，此药辛热纯阳，除一切沉寒痼冷，功与桂、附同等。苟非客寒犯胃，胃冷呕逆，及伤生冷饮食，致成霍乱吐泻者，不可轻用。

花 椒

川椒^①辛热，祛邪逐寒，
明目^②杀虫，温而不猛。
去目，微炒。

【难点注释】

①花椒又名川椒，此处言川椒即为花椒，为芸香科植物花椒或青椒的成熟果皮。

②明目：引自《药性歌括四百味》（明）龚延贤，上海中医药出版社，2006年。

【歌诀总括】

花椒，味辛性热，功善驱逐寒邪，温煦中焦，散寒止痛止痢，又能燥湿杀虫，更兼明目之效，作用温和而不峻猛。入药时去种子，微炒。

【歌诀详解】

（1）药性：辛，温。归脾、胃、肾经。

（2）功效：温中止痛，杀虫止痒。

（3）临床应用：

中寒腹痛，寒湿吐泻——本品辛温，性燥，入脾胃经，能温中散寒而止痛，燥湿，止呕止泻。能温中焦，驱寒燥湿，治外寒内侵所致胃寒腹痛、呕吐等证，又能治脾胃虚寒之脘腹冷痛，阳气虚弱正气不固之呕吐、不思饮食。性燥，又能燥湿，可治寒湿、夏伤湿冷之腹泻久痢、泄泻不止。

虫积腹痛，湿疹，阴痒——本品有驱杀蛔虫之功。能杀蛔虫，疏导虫积，止腹痛，治症见虫积腹痛、恶心呕吐、手足厥逆之蛔虫病。能治小儿蛲虫病，症见夜间肛周瘙痒。又能燥湿杀虫治皮肤湿疹瘙痒、妇人阴痒带下，或可配伍苦参黄柏等燥湿之品，煎汤外洗。

（4）用法用量：煎服，3～6g。外用适量，煎汤熏洗，或研末调敷。

（5）使用注意：不宜多服，易动火。孕妇慎服。

【名言名句】

《神农本草经》：主邪气咳逆，温中，逐骨节皮肤死肌，寒湿痹痛，下气。

《本草纲目》：纯阳之物，其味辛而麻，其气温以热。入肺散寒，治咳嗽；入脾除湿，治风寒湿痹，水肿泻痢；入右肾补火，治阳衰溲数，足弱，久痢诸证。

温里药重点记忆一览表

药物名称	药物类别	性味	归经	功效	应用
附子	温里药	辛、甘，大热；有毒	心、肾、脾经	1. 回阳救逆 2. 补火助阳 3. 散寒止痛	1. 亡阳证 2. 阳虚证 3. 寒痹证
干姜	温里药	辛，热	脾、胃、肾、心、肺经	1. 温中散寒 2. 回阳通脉 3. 温肺化饮	1. 腹痛，呕吐，泄泻 2. 亡阳证 3. 寒饮咳喘
肉桂	温里药	辛、甘，大热	肾、脾、心、肝经	1. 补火助阳 2. 引火归原 3. 散寒止痛 4. 温通经脉	1. 阳痿，宫冷 2. 寒疝，腹痛 3. 腰痛，胸痹，阴疽，闭经，痛经 4. 虚阳上浮
吴茱萸	温里药	辛、苦，热；有小毒	肝、脾、胃、肾经	1. 散寒止痛 2. 降逆止呕 3. 助阳止泻	1. 寒凝疼痛 2. 胃寒呕吐 3. 虚寒泄泻
小茴香	温里药	辛，温	肝、肾、脾、胃经	1. 散寒止痛 2. 理气和胃	1. 寒疝腹痛，睾丸偏坠胀痛，少腹冷痛，痛经 2. 中焦虚寒气滞证
丁香	温里药	辛，温	脾、胃、肺、肾经	1. 温中降逆 2. 温肾助阳	1. 胃寒呕吐，呃逆 2. 脘腹冷痛 3. 阳痿，宫冷
高良姜	温里药	辛，热	脾、胃经	1. 温胃止呕 2. 散寒止痛	1. 胃寒冷痛 2. 胃寒呕吐
花椒	温里药	辛，温	脾、胃、肾经	1. 温中止痛 2. 杀虫止痒	1. 中寒腹痛，寒湿吐泻 2. 虫积腹痛，湿疹，阴痒

第十五章　理气药

气滞气逆，当理气机，
辛行苦泄，行气解郁，
青陈二皮，分治肝脾，
川楝木香，止痛功良，
枳实力猛，破气消积，
纳气平喘，性降沉香，
香附解郁，气病总司，
薤白导滞，散结通阳。
肝脾气郁，肺胃气逆，
各随其证，配伍相宜，
辛温香燥，伤阴耗气，
慎用之证，阴少气虚。

【歌诀总括】

能治疗气滞、气逆之证，疏理气机的药物为理气药。理气药味辛能行，味苦能泄，善行气解郁。青皮陈皮，分别主疏肝脾之气；川楝子和木香善行气止痛；枳实行气力猛，能破气消积；沉香性降，纳气而能平喘。香附为气病之总司，善理气解郁；薤白能善行气导滞，通阳散结。

本类药物主治肝郁之胁肋胀痛、脾胃气滞之脘腹胀痛、肺气壅滞之胸闷咳喘等，使用时应依其证候，适当配伍。本类药物多辛温香燥，易耗伤阴气，阴少气虚者应慎用。

橘 皮

橘皮苦温，顺气宽膈，
留白和胃，消痰去白①。
温水略洗，刮去穰，又名陈皮。

【难点注释】

①留白和胃，消痰去白：橘皮由外层红皮及内层白皮组成，若除去内层白皮仅留其外层红皮称为"橘红"，其内层白皮称为"橘白"。留下橘白不除去者长于和胃化浊、健脾醒胃，橘红善于燥湿消痰。

【歌诀总括】

橘皮味苦性温，能宽胸膈，顺气机之阻逆，行气健脾，燥湿化痰。常用于气滞痰湿内盛脾胃实证。保留内层橘白之橘皮擅长行气和胃，去白皮者性较燥烈，长于燥湿祛痰。

【歌诀详解】

（1）药性：辛、苦，温。归肺、脾经。

（2）功效：理气健脾，燥湿化痰。

（3）临床应用：

脾胃气滞证——本品辛能行能散，温善通善和，能行气止痛，温中，健脾和胃，又因其味苦能燥能泻，归脾经，故善温脾寒燥湿、行气滞，治疗寒湿阻遏中焦之脾胃气滞实证，见脘腹胀痛，恶心呕吐，泄泻等。又治气机阻滞，脾胃运化不利而致食积气滞，脘腹胀痛，可与消食药同用。与发散风寒之品同用，又能治风寒困脾而致湿滞内停、运化不利之腹痛吐泻等。能健脾行气，恢复脾脏吐纳运化之功，而治脾虚气滞虚证之腹痛喜按，食后腹胀、不思饮食、纳呆便溏等。与行气消积之品相须为用，增强其行气止痛之功，用于脾胃气滞甚者。且能治肝气乘脾之腹痛泄泻，能降气补脾而止泻。

呕吐、呃逆——本品辛香，性善行走，善梳理气机、调畅中焦而使升降有序。故可治中焦气机逆行或阻滞不畅之呃逆、呕吐。又可与温煦中焦之品如生姜等配伍共用，治脾胃虚寒之呕吐不止。

故善温脾寒燥湿、行气滞，治疗寒湿阻遏中焦之脾胃气滞实证。

湿痰、寒痰咳嗽——本品性温，归肺经，能温化寒痰，味辛能发散，味苦又能燥能泻，能燥湿化痰，泻痰阻之肺气壅遏，宣肺止咳，并能从脾胃运痰湿而治肺痰。能治疗寒痰、湿痰之咳嗽。又能健运脾胃而治脾虚失运之痰湿犯肺，咳嗽痰多。

胸痹——本品能散、能行、能泄，入肺走胸，行气通痹止痛，故能行胸膈气阻、阻痹，治疗胸中气塞气短之胸痹证。

（4）用法用量：煎服，3~10g。储存1年以上者为佳。

【名言名句】

《神农本草经》：主胸中瘕热，逆气，利水谷，久服去臭下气。

《本草汇言》：橘皮，理气散寒，宽中行滞，健运肠胃，畅利脏腑，为肠胃之圣药也。……东垣曰，夫人以脾胃为主，而治病以调气为先，如欲调气健脾者，橘皮之功居其首焉。

青 皮

青皮苦温，能攻气滞，
消坚①平肝，安胃下食。
水浸去瓤，切片。

【难点注释】

①消坚：意为消除削弱癥瘕积聚。

【歌诀总括】

青皮味苦，性温，行气力强，能疏肝破气，消癥瘕积聚，平肝和胃，恢复胃化食功能而消食积化阻滞。水浸泡去瓤，切片晒干后入药。

【歌诀详解】

（1）药性：苦、辛，温。归肝、胆、胃经。

（2）功效：疏肝破气，消积化滞。

（3）临床应用：

肝郁气滞证——本品辛能散，性温能通，味苦能泄，归肝经，故能疏泄郁结之肝气，散结止痛，能散肝郁理气滞，治肝郁气滞之胁肋胀痛。能理气散结、消痈，治乳房胀痛或肿块，乳痈肿痛等。能清泻肝郁，治肝郁化火之烦躁易怒。又能疏肝气而治寒疝

能散肝郁理气滞，治肝郁气滞之胁肋胀痛。

疼痛。

气滞脘腹疼痛——本品入胃经，能行气暖胃而治脘腹疼痛。味辛能行气止痛，治疗气滞之脘腹胀痛；性温能暖中焦，治脘腹冷痛。

食积腹痛——本品入胃，能消积导滞，和降胃气，行气止痛。其味辛能行气，味苦而降，能梳顺气滞，疏导食积下行，疏通食积致气机阻塞。用于治疗食积气滞，脘腹胀痛，嗳腐吞酸。

癥瘕积聚，久疟痞块——本品气味峻烈，破气力强，味苦泄，辛散温通，药力峻猛，能破气消积，行气滞、疏血瘀，消癥化积。故用于治疗气滞血瘀之癥瘕积聚，久疟痞块等。

（4）用法用量：煎服，3~10g，宜后下，不宜久煎。醋制疏肝止痛力强。

【用药鉴别】

橘皮、青皮皆为疏理中焦气滞之品，均入脾胃，善行脾胃气滞，助脾胃运化之功，治脘腹胀痛、食积不化。然橘皮性温和，行气力缓，主归脾肺经，主治气逆、脾胃不和之恶心呕吐等，又能化痰止咳，用于痰饮壅肺之咳嗽气喘，痰多等证。青皮年少气盛，性峻烈，破气力强峻猛，味苦泻下，主归肝经，长于疏肝破气，治胁肋胀痛、疝痛、肝郁乳房肿痛结块；散结力强，能破气消积治疗癥瘕积聚等。

【名言名句】

《本草纲目》：治胸膈气逆，胸痛，小腹疝痛，消乳肿，疏肝气，泻肺气。青橘皮，其色青气烈，味苦而辛，治之以醋，所谓肝欲散，急食辛以散之，以酸泄之，以苦降之也。

枳 实

枳实味苦，消食除痞，

破积化痰，冲墙倒壁①。

如龙眼，色黑、陈者佳。水浸去穰，切片麸炒。

【难点注释】

①冲墙倒壁：意指枳实之行气破积、导滞化痰作用之强，药

力峻猛，疗效显著且迅速。

【歌诀总括】

枳实味苦能泄，能破气消积，消食导滞，行气而化痰除痞。能疏导脾胃气机，消除阻滞实证，药力峻猛疗效迅速。药材形如龙眼，黑色且贮存陈久者为佳。水浸泡去穰，切片，麸皮炒后入药。

【歌诀详解】

（1）药性：苦、辛、酸，微寒。归脾、胃、大肠经。

（2）功效：破气消积，化痰散结。

（3）临床应用：

胃肠积滞，湿热泻痢——本品味苦能泄能降，味辛能行，能破气降气，疏导积滞下行。本品入脾胃经，降脾气，破脾胃气滞，恢复脾运化水谷之利，并能调和脾胃，健脾消胀；又入大肠，疏导气结。故能治饮食积滞，食积不化之脘腹胀满，嗳腐吞酸；治胃肠积滞，热结便秘，腹满胀痛；并能治湿热积滞，泻痢，里急后重。

胸痹，结胸——本品能消痰阻，行气导滞，消痞除满，能治胸阳不振，气滞痰阻之心中满闷、胸痹心痛等胸痹证。又能化热痰，治热痰留积胸中之咳嗽气喘、痰热结胸。并能治脾虚痰滞之胃脘痛、中满、食欲不振等心下痞满证。

气滞胸胁疼痛——本品善破气导滞，行气血阻滞，故能止痛，治胸胁疼痛。也可与桂枝同用，散胸胁风寒，治寒凝气滞之胸胁痛。

产后腹痛——本品能行气而活血止痛，对产后易见之血瘀阻滞、血滞腹痛、烦躁有效，常与活血散瘀及养血之品同用。

此外，本品还可治由于脾脏升举失利所致胃下垂、子宫下垂、脱肛等脏器脱垂。又有强心作用，能保护休克器官。

（4）用法用量：煎服，3～9g，大量可用至30g。炒后性较平和。

（5）使用注意：孕妇慎用。

【名言名句】

《神农本草经》：主大风在皮肤中如麻豆苦痒，除寒热结，止痢，长肌肉，利五脏，益气轻身。

《名医别录》：除胸胁痰癖，逐停水，破结实，消胀满，心下急痞痛，逆气，胁风痛，安胃气，止溏泄，明目。

木 香

> 木香微温，散滞和胃，
> 诸风能调，行肝泻肺。
> 形如枯木，苦口粘牙者佳。

【歌诀总括】

木香性微温，味辛能散，能散脾胃气滞，调和脾胃。善能行肝气，泄肺气，能调理肝气郁结之痛经、乳房胀痛及气滞疝痛等诸种痛证。药材外形如朽木枯槁，嚼之苦口粘牙者佳。

【歌诀详解】

（1）药性：辛、苦，温。归脾、胃、大肠、三焦、胆经。

（2）功效：行气止痛，健脾消食。

（3）临床应用：

脾胃气滞证——本品辛能行气，苦能泄滞，温能通畅气机，气味芳香浓烈厚重，行走之力强，入脾胃经，善通脾胃气滞，行气而止痛，又能健脾消食。能治脾胃失调之气滞，和脾胃，行气而治脘腹胀痛。又治脾虚之气滞，健脾而行气，治脾失运化之脘腹胀痛、食少便溏；又治脾虚食少，食积不化，健脾运化而健胃消食化积。

泻痢里急后重——本品味辛善行，味苦沉降，入大肠而行气滞、导积滞，治湿热泻痢，腹泻里急后重，及饮食积滞之脘腹胀痛、气滞便秘或大便不通畅，泄而不爽。

腹痛胁痛，黄疸，疝气疼痛——本品芳香醒脾，能行气健脾，治脾失健运而致肝失疏泄，其味苦，归胆及三焦经，能疏泄肝胆之郁结气滞，故能治肝失疏泄，肝气郁结，湿热郁蒸，气机不畅之脘腹胀痛、胁痛、黄疸。又治脾升举失利之寒疝腹痛、睾丸偏坠疼痛。

胸痹——本品能行气，通畅气机，气行则血畅，又性温能通，故能治寒凝气滞、气郁血瘀之胸痹、心痛证。

此外，本品气味芳香，能醒脾、健胃助消化，又减轻补益药黏腻之性，故常用在补益方剂中，减轻补益药黏腻和阻遏气机之弊，助对药物的消化吸收。

（4）用法用量：煎服，3~6g。生用行气力强，煨用行气力缓而实肠止泻，用于泄泻腹痛。

【名言名句】

《药性论》：治女人血气刺心，心痛不可忍，末，酒服之，治九种心痛，积年冷气，痃癖癥块胀痛，逐诸壅气上冲，烦闷。治霍乱吐泻、心腹朽刺。

《本草纲目》：木香乃三焦气分之药，能升降诸气。

沉 香

沉香降气，暖胃追邪，
通天彻地①，卫气为佳。

【难点注释】

①通天彻地：意为沉香有上能降肺胃气逆，下能温肾气虚寒之功。

【歌诀总括】

沉香味辛苦，能行气降气，理气降逆，性温，能暖胃温肾，降逆逐胃中寒邪，上能肃降胃气而治呕吐，下能补肾气虚寒，降肾气治咳喘。是保持气机畅通升降有序之佳品。

【歌诀详解】

（1）药性：辛、苦，微温。归脾、胃、肾经。

（2）功效：行气止痛，温中止呕，纳气平喘。

（3）临床应用：

胸腹胀痛——本品气味芳香走窜，行气力强，性微温而祛寒，善能散胸腹阴寒，故能散寒行气以止痛。故能治寒凝气滞，阻滞胸膈之胸腹胀痛。也可与温里大热之品同用，加强暖脾胃补虚寒之功，而脾胃虚寒冷积之治脘腹冷痛。

胃寒呕吐——本品辛温，故能散寒，味苦质重而性降趋下，入胃经能降胃气、温胃而止呕,治胃寒气逆之呕吐清水。又能治脾胃虚寒之呕吐呃逆,久不能止者。

虚喘证——本品质重下行,能肃降肾气,性温,能温肾而助肾纳气之功,治下元虚冷,肾虚不能纳气、气不能入肾而运化不利之虚喘证。若为上盛下虚,痰饮壅滞之咳喘实证,可与苏子、半夏等同用。

(4) 用法用量:煎服,1~5g,宜后下;或研末冲服,或入丸散剂,0.5~1g。

【名言名句】

《名医别录》:悉治风水毒肿,去恶气。

《本草通玄》:沉香温而不燥,行而不泄,扶脾而运行不倦,达肾而导火归原,有降气之功,无破气之害,洵为良品。

川楝子

楝子苦寒,膀胱疝气,
中湿①伤寒,利水之剂。
即金铃子。酒浸蒸,去皮核。

【难点注释】

①中湿:为一种病证,泛指由于外感或内伤湿邪引起的疾患。

【歌诀总括】

川楝子味苦性寒,能泻膀胱热,疏肝理气、泻火止痛而治疝气,又能利水除湿,通利小便,可治湿热伤寒,气滞湿困等。本品又名金铃子。酒浸泡后蒸透,剥除皮及核,取肉入药。

【歌诀详解】

(1) 药性:苦,寒。有小毒。归肝、小肠、膀胱经。

(2) 功效:疏肝泄热,行气止痛,杀虫。

(3) 临床应用:

肝郁化火诸证——本品苦寒,能泄能降,功能疏肝降气,行气止痛,清泻肝火郁热,故可用于肝郁气滞及肝郁化火之脘腹、胸胁疼痛,及气滞血瘀之经行腹痛。能清肝解郁止痛,疏肝气郁滞,治肝胃不和有热之肝胃气痛。本品行肝郁、泻肝热,能治肝郁化火之肝热疝痛，若疝气痛、少腹胀痛属寒疝者，则宜配暖肝散寒之品。

虫积腹痛——本品有小毒，味苦性燥烈，能杀蛔虫疗癣。驱杀肠道寄生虫，味苦又能降泄气机，故能疏泄虫积，行气止痛，治疗虫积腹痛。苦寒有毒，能清热燥湿，外用又能疗癣。

（4）用法用量：煎服，5~10g。外用适量。炒用可降低寒性。

（5）使用注意：本品有毒，不宜过量或持续服用，以免中毒。又因性寒，脾胃虚寒者慎用。

【名言名句】

《神农本草经》：主温病伤寒，大热烦狂，杀三虫疥疡，利小便水道。

《本草纲目》：楝实，导小肠膀胱之热，因引心包相火下行，故心腹痛及疝气为要药。

香　附

> 香附辛苦，快气开郁①，
> 止痛调经②，更消宿食③。
> 即莎草根。忌铁器。

【难点注释】

①快气开郁：指舒畅气机，疏肝解郁之意。

②调经：此指调理月经之意，香附善治月经不调、痛经等，故称其能"调经"。

③宿食：意为食积停滞肠胃，日久不化之证。

【歌诀总括】

香附味辛、苦，能舒畅气机，疏肝解郁，泄肝气郁滞而调经止痛，更能疏肝郁，降胃气助宿食消化，消积化食。本品又名莎草根，炮制、煎服过程中忌与铁器接触。

【歌诀详解】

（1）药性：辛、微苦、微甘，平。归肝、脾、三焦经。

（2）功效：疏肝解郁，理气宽中，调经止痛。

（3）临床应用：

肝郁气滞胁痛、腹痛——本品气味芳香，味辛能行，性能发散行走，主入肝经气分，能散肝气郁结，行气止痛。味苦疏泄，能疏泄肝郁，平肝气之横逆，故善治疗肝郁气滞之胁肋胀痛；又能疏泄寒凝气滞，平降肝气而治上逆犯胃之胃脘痛；且能行气泻肝而治寒疝腹痛，或阴囊偏坠硬痛；能行气血、泄痰湿、疏肝郁、导食积，治气、血、痰、火、湿、食六郁所致胸膈痞满、脘腹胀痛、呕吐吞酸、饮食不化等。

> 治气、血、痰、火、湿、食六郁所致胸膈痞满、脘腹胀痛、呕吐吞酸、饮食不化等。

月经不调，痛经，乳房胀痛——本品归肝脾经，肝能藏血，脾主统血，本品疏泄肝郁，健运脾气，以复脾统血运行之力，气行则血行，化血瘀，能调经止痛，故用治月经不调、血瘀腹胀之痛经证；能行气活血，疏肝散结治肝郁气血不畅之乳房胀痛，有肿块。

气滞腹痛——本品味辛，发散能行，能止痛，入脾经而散脾气郁结，醒脾而宽中，能疏导气机，调和脾胃，能行气宽中，下气消食，故常用于脾胃气滞之脘腹胀痛、胸膈噎塞、嗳气吞酸、呆纳滞迟等证。

（4）用法用量：煎服，6～10g。生用上行达表，醋炒消积止痛，酒炒通行经络。

【用药鉴别】

木香与香附均善理气止痛，能下气宽中，消食化积，治脾胃气滞、脘腹胀痛、食少呆纳等证。而木香味苦性燥，主入脾胃，长于治脾胃气滞诸证，健脾胃而利水谷运化，治食积不化，泻痢里急后重，又能疏肝利胆而治黄疸，行气血、化血瘀而治胸痹心痛，为理气止痛之要药。香附燥性弱，性质平和，主归肝经，长于疏肝解郁，调经止痛，治肝郁之胁痛、月经不调、痛经等，又能疏肝散结治乳房胀痛，为妇科调经之要药。

> 木香主入脾胃，长于治脾胃气滞诸证，又能疏肝利胆，行气血、化血瘀。
>
> 香附长于疏肝解郁，调经止痛，又能疏肝散结。

【名言名句】

《本草纲目》：利三焦，解六郁，消饮食积聚、痰饮痞满，脐肿腹胀，脚气，止心腹、肢体、头目、齿耳诸痛，……妇人崩漏带下，月候不调，胎前产后百病。乃气病之总司，女科之主帅也。

薤 白

薤白苦温，辛滑通阳，
下气散结，胸痹宜尝。

【歌诀总括】

薤白味辛苦，性温而滑。苦降、温通、辛散、滑利，故有宣通胸中阳气，下气化痰散结的作用。本品对于痼寒邪痰浊结于胸中，以致阳气不通而引起的胸闷不舒、胸背两胁牵引作痛、痰多咳喘的胸痹证，最为适用。此外，本品还能治痢疾后重，这也是取其有苦降滑利、泄大肠气滞的作用。

【歌诀详解】

（1）药性：辛、苦，温。归心、肺、胃、大肠经。

（2）功效：通阳散结，行气导滞。

（3）临床应用：

胸痹心痛——本品味辛则散结，温能通阳，味苦又能降泄，质滑能通利，故能散阴寒痰浊凝滞，通导胸阳，能通阳散结而治寒痰痹阻、胸阳痹结之胸闷痹痛，又能化瘀活血，治痰瘀之胸痹。

脘腹痞满胀痛，泻痢里急后重——本品苦降滑利，味辛善行，归胃及大肠经，可疏导肠胃气滞，散胃寒，治胃寒气滞之脘腹痞满胀痛，腹胀腹痛，湿热壅滞肠胃之泻痢里急后重。

（4）用法用量：煎服，5~10g。

【名言名句】

《本草求真》：薤，味辛则散，散则能使在上寒滞立消；味苦则降，降则能使在下寒滞立下；气温则散，散则能使在中寒滞立除；体滑则通，通则能使久痼寒滞立解。是以下痢可除，瘀血可散，喘急可止，水肿可敷，胸痹刺痛可愈，胎产可治，汤火及中恶卒死可救，实通气、滑窍、助阳佳品也。

理气药重点记忆一览表

药物名称	药物类别	性味	归经	功效	应用
橘皮	理气药	辛、苦，温	脾、肺经	1. 理气健脾 2. 燥湿化痰	1. 脾胃气滞证 2. 呕吐、呃逆 3. 湿痰、寒痰咳嗽 4. 胸痹
青皮	理气药	苦、辛，温	肝、胆、胃经	1. 疏肝破气 2. 消积化滞	1. 肝郁气滞证 2. 气滞脘腹疼痛 3. 食积腹痛 4. 癥瘕积聚，久疟痞块
枳实	理气药	苦、辛、酸，微寒	脾、胃、大肠经	1. 破气消积 2. 化痰散结	1. 肠胃积滞，湿热泻痢 2. 胸痹，结胸 3. 气滞胸胁疼痛 4. 产后腹痛
木香	理气药	辛、苦，温	脾、胃、大肠、胆、三焦经	1. 行气止痛 2. 健脾消食	1. 脾胃气滞证 2. 泻痢里急后重 3. 腹痛胁痛，黄疸，疝气疼痛 4. 胸痹
沉香	理气药	辛、苦，微温	脾、胃、肾经	1. 行气止痛 2. 温中止呕 3. 纳气平喘	1. 胸腹胀痛 2. 胃寒呕吐 3. 虚喘证
川楝子	理气药	苦，寒；有小毒	肝、小肠、膀胱经	1. 疏肝泄热 2. 行气止痛 3. 杀虫	1. 肝郁化火诸痛证 2. 虫积腹痛
香附	理气药	辛、微苦、微甘，平	肝、脾、三焦经	1. 疏肝解郁 2. 理气宽中 3. 调经止痛	1. 肝郁气滞胁痛、腹痛 2. 月经不调，痛经，乳房胀痛 3. 气滞腹痛
薤白	理气药	辛、苦，温	心、肺、胃、大肠经	1. 通阳散结 2. 行气导滞	1. 胸痹心痛 2. 脘腹痞满胀痛，泻痢里急后重

第十六章　消食药

宿食停留，饮食不消，
山楂曲芽，三仙炒焦，
内金莱菔，食消胀除，
健运脾胃，标本兼顾。

【歌诀总括】

用于治疗宿食积滞，饮食不能消化的药物，为消食药。山楂、神曲、"三仙"（麦芽、稻芽、谷芽）及其炒焦之品、鸡内金、莱菔子均为消食化积之良品。本类药物善健运脾胃，从而治疗饮食积滞、脘腹胀满，消食而不伤正气，标本兼治。

山　楂

山楂味甘，磨消肉食，
疗疝催疮[①]，消膨健脾。
一名糖毬子，俗呼山里红。蒸，去核用。

【难点注释】

①催疮：脱毒疗疮之意。

【歌诀总括】

山楂味甘、酸，能消化食谷，尤善消磨油腻肉食，消积导滞，健胃消食。又能托毒疗疮，化瘀化积。能健脾胃而助食谷之运化，消脘腹胀满，止胀痛。本品又名糖毬子，俗称山里红。蒸熟，去核后入药。

【歌诀详解】

（1）药性：酸、甘，微温。归脾、胃、肝经。

（2）功效：消食健胃，行气散瘀，化浊降脂。

（3）临床应用：

能消化各种饮食积滞，尤以消化油腻肉食积滞力强。

饮食积滞——本品味甘、酸，能健脾益胃，以助脾胃运化水谷，消食化积。性微温不热，温能助脾胃之阳，并能温通，故能消化各种饮食积滞，尤以消化油腻肉食积滞力强。凡肉食积滞、湿滞夹热之脘腹胀痛、嗳腐吞酸、苔黄厚腻、胀满便溏者，均可应用。又可与行气药同用，加强行气导滞，化积消壅之力，治气滞食积之脘腹胀痛。

泻痢腹痛，疝气痛——本品主入肝经，又能行气散结而止痛，味酸有收敛之功，炒用加强其收涩之力，又能止泻止痢，治泻痢腹痛；又治小儿疳积，面色枯黄，腹部胀大，泄泻。又能与橘核、荔枝核等疏肝理气之品共治疝气疼痛。

瘀阻胸腹痛，痛经——本品性微温，入肝经血分，能温通气血，行气散瘀，有活血祛瘀止痛之功。故能治瘀滞胸胁之胸痹心痛、心悸气短等；又治产后气血瘀阻之腹痛、恶露不尽及痛经、闭经。

现代单用本品制剂能治冠心病、高血压、高脂血症等。

此外，本品能入血分、消油腻积滞，现代单用本品制剂能治冠心病、高血压、高脂血症等。又能治细菌性痢疾等。

（4）用法用量：煎服，9~12g，大剂量可用至30g。生山楂、炒山楂多用于消食散结，焦山楂、山楂炭多用于止泻痢。

（5）使用注意：脾胃虚弱而无积滞者或胃酸分泌过多者均慎用。

【名言名句】

《新修本草》：汁服主水利，沐头及洗身上疮痒。

《本草纲目》：化饮食，消肉积，癥瘕，痰饮痞满吞酸，滞血胀痛。

《日用本草》：化食积，行结气，健胃宽膈，消血痞气块。

神　曲

神曲味甘，开胃进食，
破积逐痰，调中下气。
炒黄色。

【歌诀总括】

神曲味甘，功善健脾和胃，理气和中，疏导中焦气机，降气下气。能开胃助消化,增进食欲,消食化积,破饮食积滞,祛痰逐瘀,引导积滞下行而疏导食积痰饮。本品炒至黄色后入药。

【歌诀详解】

(1) 药性:甘、辛,温。归脾、胃、肝经。

(2) 功效:消食和胃。

(3) 临床应用:

饮食积滞——本品味辛,能行散消食积;味甘入脾胃,能健脾和胃,性温又能和中止泻,治饮食积滞、消化不力之脘腹胀满,食少呆纳;暑湿吐泻,内夹胃肠积滞之头昏胸闷,恶心呕吐等。本品又能解表退热,可用于外感表证兼食积之恶寒发热,脘腹胀闷等。

本品尤助消化吸收金石、贝壳等不易消化之物,故使用此类药物时常配用本品,以助消化吸收金石等药物。

> 本品尤助消化吸收金石、贝壳等不易消化之物。

(4) 用法用量:煎服,6~15g。生用解表力强;消食化积止泻宜炒焦用。

(5) 使用注意:脾阴不足,胃火盛及孕妇慎用。

【名言名句】

《药性论》:化水谷宿食,癥结积滞,健脾暖胃。

《本草纲目》:消食下气,除痰逆霍乱泻痢胀满诸气。

麦 芽

> 麦芽甘温,能消宿食,
> 心腹膨胀,行血散滞。
> 炒。孕妇勿用,恐堕胎元。

【歌诀总括】

麦芽味甘能和,性温能通,故能消食和中,消化宿食,治食积不化之脘腹胀痛,心腹膨胀。又能疏肝理气,疏通气机,行气血郁滞,散瘀结。炒制后入药。孕妇勿用,能造成堕胎。

【歌诀详解】

(1) 药性:甘,平。归脾、胃经。

(2) 功效:消食行气,健脾开胃,回乳消胀。

（3）临床应用：

米面薯芋食滞——本品味甘，入脾胃经，能健脾胃助消化，尤善促进米、面、薯、芋类食物的消化吸收。能治脾胃虚弱、运化不力之食积不化、饮食积滞、脘腹胀满、呕吐泄泻等证。又能治小儿脾虚之乳食停滞。

断乳、乳房胀痛——本品功能回乳。可大剂量用于妇女断乳，及乳汁郁积之乳房胀痛。又能理气解郁，能治肝郁气滞、痰瘀阻络之乳房结核有结块、乳癖。

此外，本品疏肝解郁之功，又能治肝胃不和之胁痛、脘腹痛等。

（4）用法用量：煎服，10~15g，回乳宜大剂量，可用至30~120g（或生、炒麦芽各60g），煎服，用治妇女断乳或乳汁郁积之乳房肿痛等。消食疏肝宜生用；和中开胃、回乳宜炒用。

（5）使用注意：授乳期妇女不宜使用；孕妇慎用。

【名言名句】

《药性论》：消化宿食，破冷气，去心腹胀满。

《名医别录》：消食和中。

《本草纲目》：消化一切米面诸果食积。

莱菔子

莱菔子辛，咳喘下气，
倒壁冲墙①，胀满消去。
即萝卜子。

【难点注释】

①倒壁冲墙：形容莱菔子下气化痰之力峻烈迅猛，如有倒壁冲墙之力一般。

【歌诀总括】

莱菔子味辛善能行散，功善降气平喘，化痰消痞之力峻猛，如倒壁冲墙，治痰壅气逆之咳喘。又能消食除胀，治食积不化之脘腹胀满。本品即是萝卜籽。

【歌诀详解】

（1）药性：辛、甘、平。归肺、脾、胃经。

（2）功效：消食除胀，降气化痰。

（3）临床应用：

食积气滞——本品味甘性平，能平补脾胃，健运脾胃，以助水谷运化之力；味辛行散，尤善行气消胀散滞。故善治食积气滞兼脾虚之脘腹胀满、疼痛及嗳气吞酸、腹泻等；也治气机阻滞之气膨腹胀。也能治气滞便秘、蛔虫性肠梗阻、下痢腹痛、里急后重、小儿疳积等。

咳喘痰多，胸闷食少——本品能入肺，能散结化痰，又能行气降气而止咳平喘。尤宜治痰壅气喘咳嗽、久咳、哮喘，胸闷腹胀兼食积者。

古方中有单用生品，水研服以涌吐风痰之法。现代临床很少用。

（4）用法用量：煎服，5～12g。生用吐风痰，炒用消食下气化痰。

（5）使用注意：本品辛散耗气，凡气虚或无食积痰滞者慎用。不宜与人参同用。

【用药鉴别】

莱菔子、山楂均能健脾益胃而消食化积，治食积证。然山楂长于消积化滞，善于消油腻肉积食滞，消食而化积。而莱菔子长于行气消食化积，下气而助食积消化，治食积气滞之证。

【名言名句】

《日华子本草》：水研服吐风痰，醋研消肿毒。

《本草纲目》：下气定喘，治痰，消食，除胀，利大小便，止气痛，下痢后重，发疮疹。

《医林纂要》：生用，吐风痰，宽胸膈，托疮疹；熟用，下气消痰，攻坚积，疗后重。

鸡内金

鸡内金寒，溺遗精泄，
禁痢漏崩，更除烦热。
制酥用。

尤善行气消胀散滞。

山楂长于消积化滞，善于消油腻肉积食滞；而莱菔子长于行气消食化积，下气而助食积消化。

【歌诀总括】

鸡内金性寒，能固精缩尿止遗，涩精止泻。治遗尿遗精，又能止泻止痢，止血治崩漏。又能健脾消食治食积不消、腹胀。更能清热除烦。经沙烫炮制至酥脆状后应用。

【歌诀详解】

（1）药性：甘，平。归脾、胃、小肠、膀胱经。

（2）功效：消食健脾，涩精止遗，通淋化石。

（3）临床应用：

饮食积滞，小儿疳积——本品味甘，能健脾益胃，以健运脾胃。本品取自家鸡的砂囊内壁（禽兽之弱于齿者，必强于胃），故消食化积作用较强，<u>广泛用于米面薯芋乳肉等诸种食积之证</u>。能治食积、消化不良轻证之反胃吐食；又可与其他消食化滞之品同用，增强消食导滞之力，治食积重者，症见脘腹胀满、或大便泄泻。本品补脾，又能治小儿脾虚食滞不化之疳积，或食伤泄泻。

肾虚遗精、遗尿——本品入小肠、膀胱经，有收涩、固涩之力，能固精缩尿止遗。治小儿体虚遗尿或成人小便频数。与益肾固精之品同用又能治遗精。

砂石淋证，胆结石——本品入膀胱经，能化石消坚，加强膀胱收缩，而促使结石自小便排出，从而达到通淋消石之利。能治泌尿系统结石，小便淋沥，痛不可忍；亦可消胆结石。

此外，本品炒炭，收敛之力增强，外用可敛疮消痈，治口疮，痈疽溃烂，久不收口。

（4）用法用量：煎服，3～10g；研末服，每次1.5～3g。研末服较煎服效果更佳。

（5）使用注意：脾虚无积滞者慎用。

【名言名句】

《神农本草经》：主泄利。

《日华子本草》：至泄精，并尿血、崩中、带下、肠风泻痢。

《滇南本草》：宽中健脾，消食磨胃。治小儿乳食结滞，肚大筋青，痞积疳积。

消食药重点记忆一览表

药物名称	药物类别	性味	归经	功效	应用
山楂	消食药	酸、甘，微温	脾、胃、肝经	1. 消食健胃 2. 行气散瘀 3. 化浊降脂	1. 饮食积滞 2. 泻痢腹痛，疝气痛 3. 瘀阻胸腹痛，痛经 4. 冠心病、高血压、高脂血症
神曲	消食药	甘、辛，温	脾、胃经	消食和胃	饮食积滞
麦芽	消食药	甘，平	脾、胃、肝经	1. 消食行气 2. 健脾开胃 3. 回乳消胀	1. 米面薯芋食滞 2. 断乳、乳房胀痛
莱菔子	消食药	辛、甘，平	肺、脾、胃经	1. 消食除胀 2. 降气化痰	1. 食积气滞 2. 咳喘痰多，胸闷食少
鸡内金	消食药	甘，平	脾、胃、小肠、膀胱经	1. 消食健脾 2. 涩精止遗 3. 通淋化石	1. 饮食积滞，小儿疳积 2. 肾虚遗精、遗尿 3. 砂石淋证，胆结石

第十七章 驱虫药

驱虫之药，选用恰当，
苦楝树皮，使君槟榔，
蛔蛲绦钩，姜片在肠，
血吸滴虫，疥癣瘙痒，
食积便秘，效用亦良，
损伤正气，控制剂量，
体虚慎用，空腹效强。

【歌诀总括】

驱虫药为驱杀或麻痹人体内寄生虫，治疗虫证的药物，使君子、苦楝皮和槟榔均有较好的驱虫功效，使用时应注意辨证选用。驱虫药能驱杀肠道内蛔虫、蛲虫、绦虫、钩虫、姜片虫等，又能治血吸虫、滴虫证，治疗疥癣瘙痒，对食积便秘亦有通泄导滞的效果。用时要注意本类药物易耗损正气，需控制用药剂量。体虚体弱者应慎用，须先补后攻或攻补兼施。用药一般在空腹之时，使药物充分作用于虫体，提高药物疗效。

使君子

使君甘温，消疳消浊，
泻痢诸虫，总能除却。
微火煨，去壳取仁。

【歌诀总括】

使君子味甘，性温，能健脾消积，除疳消浊，止泻止痢。能治小儿疳积、小便白浊，泄泻痢疾；能驱杀多种肠道寄生虫。入药时以文火炒香，剥壳取仁使用。

【歌诀详解】

（1）药性：甘，温。归脾、胃经。

（2）功效：杀虫消积。

（3）临床应用：

蛔虫病，蛲虫病——本品味甘能缓能和，性温，入脾胃而能补益脾胃，又有缓慢滑利通肠作用，故有良好驱杀蛔虫作用，其通利之药性驱使虫体外排，治虫积内停，又能治虫积所致脾胃损伤。其气味芳香、味甘不苦，性缓不易伤正，尤适于小儿服用。亦可用于蛲虫证、阴道滴虫证。

小儿疳积——本品味甘能和能补，入脾胃而健脾消疳，能消积导滞，而治虫积内停渐成疳积，损伤脾胃，症见面色萎黄、形瘦腹大、腹中有虫者；或治疗小儿五疳，心腹膨胀、不进饮食者。

（4）用法用量：煎服，9~12g，捣碎；取仁炒香嚼服，6~9g，多入丸散或单用。小儿每岁1~1.5粒，一日总量不超过20粒。空腹服用，每日1次，连用3天。

（5）使用注意：大量服用可致呃逆、眩晕、呕吐、腹泻等反应。若与热茶同服，亦能引起呃逆、腹泻，故服用时当忌茶饮。

【名言名句】

《开宝本草》：主小儿五疳，小便白浊，杀虫，疗泻痢。

《本草纲目》：健脾胃，除虚热，治小儿百病疮癣……此物味甘气温，既能杀虫，又益脾胃，所以能敛虚热而止泻痢，为小儿诸病要药……忌饮热茶，犯之即泻。

苦楝皮

楝根性寒，能追诸虫，
疼痛立止，积聚立通。

【歌诀总括】

苦楝皮又名楝根皮，味苦性寒，能清热燥湿，有广谱杀虫作用。凡蛔虫等肠道寄生虫引起的腹痛、积聚胀痛，均可治疗，效果迅速且明显。又能燥湿疗癣，对头癣、疥疮、湿疹等皮肤癣证，都可应用。

【歌诀详解】

（1）药性：苦，寒。有毒。归肝、脾、胃经。

（2）功效：杀虫，疗癣。

（3）临床应用：

蛔虫病，蛲虫病，钩虫病——本品苦寒能泻，有毒性，具有广谱杀虫之效，药力强且作用迅速。能治蛔虫性肠梗阻；或与驱虫之品共用，以增强杀虫之功，以驱杀钩虫、蛲虫等，苦泄之力推使虫体脱落。

疥癣，湿疮——本品味苦能燥，性寒清热，外用能杀虫止痒，疗癣消疹。能治疗疥疮、头癣、湿疮湿疹样皮炎等真菌性皮肤病症。

（4）用法用量：煎服，3~6g。鲜品15~30g。外用适量，研末，用猪脂调敷患处。

（5）使用注意：本品有毒，不宜过量或持续久服。使用时应彻底剥除表面褐红色外皮。肝肾功能损害者及孕妇忌用。有效成分难溶于水，需文火久煎。

【名言名句】

《名医别录》：疗蛔虫，利大肠。

《日华子本草》：治游风热毒，风疹恶疮疥癣，小儿壮热，并煎汤浸洗。

《滇南本草》：根皮以杀小儿寸白。

槟　榔

槟榔味辛，破气[①]杀虫，
祛痰逐水，专除后重[②]。
如鸡心者佳。

【难点注释】

①破气：指槟榔能疏利气机，破除郁滞积结之意。

②后重：证名。指腹痛急迫，肛门重坠不适。

【歌诀总括】

槟榔味辛，能破气消滞，强力疏导气机而具杀虫之功，能消虫积，治各种肠道寄生虫病。又能祛痰化滞，逐水肿，治水肿、脚气。对泻痢后重之腹痛急迫尤为有效。药材以形如鸡心者为佳。

【歌诀详解】

（1）药性：苦、辛，温。归胃、大肠经。

（2）功效：杀虫，消积，行气，利水，截疟。

（3）临床应用：

肠道寄生虫病——本品驱虫谱广，能驱杀多种肠道内寄生虫。本品味苦、辛，能泻能行，善能泻下而驱除虫体。最善驱杀绦虫，可与行气药同用，以增强行气排泄之功。

食积气滞，泻痢后重——本品辛散苦泄，能入胃、大肠，能行胃肠之气，泄气滞之食积，又能缓泻通便以导其积滞。善治食积气滞、便秘腹胀。味苦又能燥，可治湿热之泻痢、腹痛、里急后重等。

水肿，脚气肿痛——本品既能行气，又能利水，气行则能助水液运化，利水消肿，可治水肿之实证，二便不利。又性温味苦，能泻下注之湿寒，而治脚气肿痛。又能与清利湿热之品同用而治湿热偏盛之证。

疟疾——本品又能与常山等药物同用，截疟而治痰湿疟疾。

此外，本品下气降逆、行气导滞之功，又能治气逆喘息，泄胸膈之满闷。

（4）用法用量：煎服，3~10g。驱绦虫、姜片虫，30~60g。生用力佳，炒用力缓；鲜者优于陈久者。

（5）使用注意：脾虚便溏或气虚下陷者忌用；孕妇慎用。

【名言名句】

《名医别录》：主消谷，逐水，除痰癖，杀三虫伏尸，疗寸白。

《本草纲目》：治泻痢后重，心腹诸痛，大小便气秘，痰气喘息。疗诸疟，御瘴疠。

《药性论》：宣利五脏六腑壅滞，破坚满气，下水肿，治心痛，风血积聚。

> 能驱杀多种肠道内寄生虫。最善驱杀绦虫。

驱虫药重点记忆一览表

药物名称	药物类别	性味	归经	功效	应用
使君子	驱虫药	甘,温	脾、胃经	1. 杀虫 2. 消积	1. 蛔虫病,蛲虫病 2. 小儿疳积
苦楝皮	驱虫药	苦,寒	肝、脾、胃经	1. 杀虫 2. 疗癣	1. 蛔虫病,蛲虫病,钩虫病 2. 疥癣,湿疮
槟榔	驱虫药	苦、辛,温	胃、大肠经	1. 杀虫 2. 消积 3. 行气 4. 利水 5. 截疟	1. 肠道寄生虫病 2. 食积气滞,泻痢后重 3. 水肿,脚气肿痛 4. 疟疾

第十八章 止血药

出血之证,病因不同,
部位有别,甄别病情。
止血诸药,各有药性,
寒温散敛,效有专攻。
大蓟小蓟,槐花地榆,
侧柏茅根,血热妄行;
茜草蒲黄,止血化瘀,
三七效强,活血定痛。
白及收敛,生肌消肿,
陈艾散寒,止血温经。

【歌诀总括】

本章药物,善治各种出血证,多入心肝二经,其药性有寒、温、散、敛之异，功效分别有凉血止血、温经止血、化瘀止血、收敛止血之别。主要用治咯血、咳血、衄血、吐血、便血、尿血、崩漏、紫癜以及外伤出血等体内、外各种出血病证。凉血止血药包括小蓟、大蓟、地榆、槐花、侧柏叶、白茅根，性多寒凉，用治血热出血证；化瘀止血药包括三七、茜草、蒲黄，具有止血而不留瘀的特点，适用于瘀血内阻，血不循经之出血病证；收敛止血药有白及，其为收敛止血之要药，可用治体内外诸出血证；温经止血药有艾叶，其能暖气血而温经脉，为温经止血之要药，适用于虚寒性出血病证。

第一节　凉血止血药

小　蓟

大小蓟苦，消肿破血，
吐衄咯唾，崩漏①可啜，
尤善利尿，亦可消痈。

【难点注释】

①崩漏：是指妇女不在经期突然阴道出血，其发病急骤，暴下如注，大量出血者为"崩"；病势缓，出血量少，淋漓不绝者为"漏"。

【歌诀总括】

大蓟、小蓟味甘苦，性凉，能凉血止血，凡吐血、衄血、咳血，崩漏下血等病症皆可应用。小蓟尤善利湿通淋，用治血热所致血淋、尿血，亦可清热解毒以治热毒痈肿。

【歌诀详解】

（1）药性：甘、苦、凉。归心、肝经。

（2）功效：凉血止血，散瘀解毒消痈。

（3）临床应用：

血热出血证——小蓟性凉可清热凉血，味甘苦能缓能泄，能

> 小蓟尤善利湿通淋，用治血热所致血淋、尿血，亦可清热解毒以治热毒痈肿。

凉血止血，用于火热亢盛，迫血妄行所致各种出血证。因其味苦能泄，入心经能降泄心火，凉血止血，入肝经，清肝火，可用治肝火横逆，热壅经络，血不循经所致吐咯血、衄血、崩漏；本品凉血止血兼能利尿通淋，可用治热甚伤络，迫血妄行之血淋、尿血；亦可取本品适量，捣烂外涂，治金疮出血。

热毒痈肿——本品性凉味苦，可以清热解毒，兼能祛瘀消肿，可用治气血运行不畅，血郁热聚所致之疮疡初起肿痛之证，本品单用有效，亦可配伍清热解毒，凉血散瘀药。

（4）用法用量：煎服，10～15g，鲜品可用30～60g；外用鲜品适量，捣烂敷患处。生用凉血止血、解毒消肿效果好，炒炭用收敛止血力强。

（5）使用注意：本品性凉，易伤脾胃，故脾胃虚寒者忌用。

【名言名句】

《医学衷中参西录》："鲜小蓟根，性凉濡润，善入血分，最清血分之热，凡咳血、吐血、衄血、二便下血之因热者，服着莫不立愈。又善治肺病结核，无论何期，用之皆宜，即单用亦可奏效。并治一切疮疡肿疼，花柳毒淋，下血涩疼。盖其性不但能凉血止血，兼能活血解毒，是以有以上诸效也。其凉润之性，又善滋阴养血，治血虚发热。治女子血崩赤带，其因热者用之亦效。"

大 蓟

大小蓟苦，消肿破血，
吐衄咯唾，崩漏可啜，
散瘀解毒，长于消痈。

【歌诀总括】

大蓟偏于散瘀消肿，清热解毒，善于治疗热毒疮疡，内外痈肿。

大蓟、小蓟味甘苦，性凉，能凉血止血，凡吐血、衄血、咳血、崩漏下血等病症皆可应用。大蓟偏于散瘀消肿，清热解毒，善于治疗热毒疮疡，内外痈肿。

【歌诀详解】

（1）药性：甘，苦，凉。归心、肝经。

（2）功效：凉血止血，散瘀解毒消痈。

（3）临床应用：

血热出血证——大蓟性凉入血分，可清热凉血，味甘苦能缓能泄，入心、肝经血分可泄心火、清肝火，能凉血止血，用于火热亢盛，迫血妄行所致各种出血证。因其味苦能泄，入心经能降泄心火，凉血止血，入肝经，清肝火，可用治肝火横逆，热壅经络，血不循经所致吐咯血、衄血、崩漏，可以用鲜大蓟根或叶捣汁服；本品凉血止血，亦可取本品适量，捣烂外涂，治外伤出血。

热毒痈肿——本品性凉味苦，可以清热解毒，兼能祛瘀消肿，可用治气血运行不畅，血郁热聚所致之疮疡痈肿，无论内、外痈肿都可运用，本品单味内服外敷均可，鲜品为佳，亦可配伍清热解毒，凉血散瘀药。外用多与盐共研。取其散瘀解毒消痈之效，亦可用治风热病邪瘀阻于肺所致肺痈，及胃肠传化功能不利，瘀热互结之肠痈，单用有效，亦可配伍应用。

此外，大蓟苦能燥湿，性凉清热，可利肝胆湿热，用治湿热黄疸。

（4）用法用量：煎服，10～15g，鲜品可用 30～60g；外用适量，捣敷患处。

（5）使用注意：脾胃虚寒、无瘀滞、血虚极者不宜使用。

【用药鉴别】

大蓟与小蓟性状相似，又都有凉血止血的功效，用于治疗血热妄行所致的吐血、衄血、崩漏等，亦可用治外伤出血；两者都具散瘀解毒，消散痈肿的作用，可治疗热毒疮痈。而大蓟偏于散瘀消肿，善于治疗热毒疮疡，内、外痈肿；小蓟偏于利尿通淋，长于治疗血淋、尿血等。二者一般可以代替使用。

【名言名句】

《本草求真》："大、小蓟，虽书载属甘温，可以养精保血，然究其精之养，血之保，则又赖于血荣一身，周流无滞。若使血瘀不消，而致见有吐衄唾咯崩漏之证，与血积不行，而致见有痈疼肿痛之病，则精血先已不治，安有保养之说乎？用此气味温和，温不致燥，行不过散，瘀滞得温则消，瘀块得行始活。恶露既净，自有生新之能，痈肿潜消，自有固益之妙，保养之说，义由此起，岂真具有补益之力哉。"

地 榆

地榆沉寒，血热堪用，
血痢带崩，金疮①止痛。
如虚寒水泻②，切宜忌之。

【难点注释】

①金疮：指刀、枪等金属器械所造成的疮伤。

②水泻：泻下稀水，如水下注；多因脾胃虚弱，感寒停湿及热迫肠胃所致。

【歌诀总括】

地榆性寒，性沉下降，作用偏于下焦，能凉血止血，清热敛疮，主治诸种血热出血之症及金疮、水火烫伤、痈肿疮毒等证。因本品性味苦寒，如属虚寒性水泻，一定要禁用。

【歌诀详解】

（1）药性：苦、酸、涩，微寒。归肝、大肠经。

（2）功效：凉血止血，解毒敛疮。

（3）临床应用：

血热出血证——地榆苦微寒，又入肝经血分，长于泻热而凉血止血；味涩又能敛血止血，可用于多种血热出血证。因其性下降，作用偏于下焦，故为治下焦血热之便血、痔血、崩漏，血色鲜红者的要药。苦寒入大肠经，对于血痢不止者，地榆凉血止血同时涩肠止痢，可起到奇效。本品苦寒，对虚寒水泻不宜应用。

烫伤，湿疹，疮疡痈肿——地榆性苦寒能清热泻火解毒，味酸涩可收湿敛疮，为治水火烫伤之要药。浓煎外洗可用治湿疹及皮肤溃烂，也可配伍收湿敛疮类药物。本品清热凉血，又能解毒消肿，用治疮疡痈肿，无论成脓与否皆可运用。既可单用地榆调敷，亦可配伍其他清热解毒、收口生肌药物调敷患处。

此外，本品可治金疮，与活血药一同捣散，以酒饮之，有消肿止痛之功。亦可用于狂犬、毒蛇咬伤，内服外敷皆有效。

（4）用法用量：煎服，10～15g，大剂量可用至30g；鲜品

为治下焦血热之便血、痔血、崩漏，血色鲜红者的要药。

30~120g；或入丸、散，煎水或捣汁外用适量。收敛、止血多炒炭用，清热解毒多生用。

（5）使用注意：虚寒性便血、下痢、崩漏及出血有瘀者慎用。对于大面积烧伤患者，不宜使用，以防其所含鞣质被大量吸收而引起中毒性肝炎。

【名言名句】

《本草求真》："地榆，诸书皆言因其苦寒，则能入于下焦血分除热，俾热悉从下解。又言性沉而涩，凡人症患吐衄崩中肠风血痢等症，得此则能涩血不解。按此不无两歧，讵知其热不除，则血不止，其热既清，则血自安，且其性主收敛，既能清降，又能收涩，则清不虑其过泄，涩亦不虑其或滞，实为解热止血药也。但血热者当用。虚寒者不宜用。久病者宜用。初起者不宜用。作膏可贴金疮。捣汁可涂虎犬蛇虫伤毒。饮之亦可。似柳根。外黑里红。取上截炒黑用。"

槐　花

槐花味苦，痔漏①肠风②，

大肠热痢，更杀蛔虫。

【难点注释】

①痔漏，即肛漏，指痔疮合并肛漏，为直肠、肛管与周围皮肤痈疽破溃日久不愈相通所形成的瘘管。

②肠风：因风热客于肠胃或湿热蕴积肠胃，久而损伤阴络，致大便时出血。表现为大便前出血如注，血色鲜红，肛门无肿痛。

【歌诀总括】

槐花味苦，性寒，入大肠经，可清泄大肠之火而止血，可用于治疗痔漏、肠风下血及大肠有热的痢疾等多种血热所致下部出血证，亦可杀蛔虫。

【歌诀详解】

（1）药性：苦，微寒。归肝、大肠经。

（2）功效：凉血止血，清肝泻火。

（3）临床应用：

尤善治血热之便血、痔血。

血热出血证——槐花性味苦性微寒，可广泛用于血热所致各种出血证。苦能降泄，入大肠经，清泄大肠之火而止血，故尤善治血热之便血、痔血。苦能燥湿，可用治湿热蕴结大肠之肠风下血，血痢；其性下行，苦寒降逆，也可用治血热引起的咯血、衄血。

目赤，头痛——槐花苦寒入肝经，故可清肝泻火，用于肝火上炎所致目赤肿痛，及肝经实热，有出血倾向者，可单味煎水代茶饮，亦可配伍其他清肝明目之品；本品苦寒降逆，清热平肝，可用治肝阳上亢，肝经风热所致的头晕、头痛，还可预防中风。

此外，本品苦能降泄，寒能清热，又可与清热解毒药同用，治疗疮疡肿毒。另外，槐花可用于驱杀蛔虫。

（4）用法用量：煎服，10～15g；外用适量。止血多炒炭用，清热泻火、清肝明目宜生用。

（5）使用注意：脾胃虚寒及阴虚发热而无实火者不宜使用。

【用药鉴别】

二者能凉血止血，用治血热妄行之出血，均苦降下行，入大肠经，故对下部血热所致痔血、便血尤宜；均苦寒泻火解毒，用治疮疡肿毒。然地榆味酸，凉血兼能收涩，收敛止血，涩肠止痢，可泻火解毒、消肿止痛；槐花则无收涩之功，善治便血、痔血，长于清肝泻火。

地榆、槐花均苦微寒入血分，能凉血止血，用治血热妄行之出血；均苦降下行，入大肠经，故对下部血热所致痔血、便血尤宜；均苦寒泻火解毒，用治疮疡肿毒。然地榆味酸，凉血兼能收涩，收敛止血，涩肠止痢，故可用治血热所致崩漏、血痢；此外，地榆苦寒可泻火解毒、消肿止痛，酸涩能收湿敛疮，为治水火烫伤之要药。槐花则无收涩之功，其入大肠经，故尤善治便血、痔血；但其入肝经，长于清肝泻火，平抑肝阳，治肝火上炎所致目赤肿痛，肝阳上亢，肝经风热，所致头晕、头痛。

【名言名句】

《药品化义》："槐花味苦，苦能直下，且味厚而沉，主清肠红下血，痔疮肿痛，脏毒淋沥，此凉血之功能独在大肠也，大肠与肺为表里，能疏皮肤风热，是泄肺金之气也。"

侧柏叶

侧柏叶苦，吐衄崩痢，
能生须眉，除湿之剂。

【第十八章】止血药

【歌诀总括】

侧柏叶味苦、涩，性寒，能凉血止血、收敛止血，可治吐血、衄血、崩漏、血痢等证，并能治血热所致脱发、须发早白而生发乌眉；另可祛风湿，治疗风湿热痹。

【歌诀详解】

（1）药性：苦、涩、寒。归肺、肝、脾经。

（2）功效：凉血止血，化痰止咳，生发乌发。

（3）临床应用：

血热出血证——侧柏叶味苦涩，性寒，能清热凉血，兼能收敛止血，为治各种出血证的要药，对于血热出血疗效最佳。因其苦寒能清热泻火以凉血止血，可用治血热妄行之吐血、衄血；味涩能收敛固涩，入脾经，而能收摄脾气而止血，虽其性寒，配伍温里驱寒、温中止血之药，亦可用治中气虚寒所致吐血。其苦寒燥湿，入下焦，故可用治湿热蕴结膀胱所致尿血、血淋，以及湿热蕴结大肠之肠风下血，血痢；若配伍温里散寒、补血止血之品，亦可用治下焦虚寒之便血。其味涩，凉血止血兼能收敛止血，故可用治血热所致崩漏；配伍益气养血之品，亦可用治下血日久、气血两虚之崩漏。

治血热出血疗效最佳。

肺热咳嗽——侧柏叶苦能清泻、降泄，寒能清热，又入肺经，故长于清肺热，化痰止咳。可用于肺热咳喘，可单味运用，亦可配伍其他清热化痰，止咳平喘之品。

脱发，须发早白——本品苦寒入血分，能"黑润鬓发"，可乌发生发，用于血热所致之脱发、须发早白。可用本品研磨与麻油外涂，亦可煎汤洗头。

此外，本品苦能燥湿，寒能清热，可祛风湿，用治风湿热痹。

（4）用法用量：煎服，10～15g；外用适量。止血多炒炭用，化痰止咳宜生用。

（5）使用注意：不宜久服、多服，本品苦寒，易损伤脾胃，导致胃脘不适、食欲不振。

【名言名句】

《本草汇言》："侧柏叶，止流血，去风湿之药也。凡吐血、衄血、崩血、便血，血热流溢于经络者，捣汁服之立止；凡历节风痹周身走注，痛极不能转动者，煮汁饮之即定。惟热伤血分与风湿伤筋脉者，两病专司其用。但性味苦寒多燥，如血病系热极妄行者可用，如阴虚肺燥，因咳动血者勿用也。如痹病系风湿闭滞者可用，如肝肾两亏，血枯髓败者勿用也。"

白茅根

茅根味甘，通关①逐瘀，
止吐衄血，客热②可去。

【难点注释】

①通关：此处指通关利尿。

②客热：外来的热邪。因体虚而降温过度，外热加之，非脏腑自生，故云客热。这里指胃肠间伏热。

【歌诀总括】

白茅根味甘，性寒，能清热凉血，利水消肿而通关窍，利小便，活血祛瘀，用于血淋；性寒清热降逆，入肺胃经，用于治疗血热妄行所致的吐血、衄血及胃热烦渴等病证。

【歌诀详解】

（1）药性：甘，寒。归肺、胃、膀胱经。

（2）功效：凉血止血，清热利尿。

（3）临床应用：

血热出血证——白茅根性寒入血分，能凉血止血，对于多种血热出血症均有疗效，可单用，亦可配伍其他清热凉血止血之品。味甘能和能缓，性寒清热但不犯胃，入肺胃经，清泄肺胃，入血分能凉血止血，可用治肺胃有热，迫血妄行的鼻衄出血、吐血不止、咯血等出血证。本品性寒清热，入膀胱经，能导热下行，利尿生津，故为治膀胱湿热蕴结所致尿血、血淋之常用药；与补益药配伍亦可用于血尿日久，虚而有热者。

水肿、热淋、黄疸——白茅根寒能清热，入膀胱经，能利水消肿，清热利湿，利湿退黄，使湿热之邪下行从小便排出，可治疗水肿、热淋、黄疸属热证者。可单用本品，亦可配伍其他清热利湿、利尿通淋之品。

胃热呕吐、肺热咳喘——本品性寒清热降逆，入肺胃经，故可清胃热，而用治胃热呕哕，清肺热，降肺气而用治肺热咳喘。

（4）用法用量：煎服，15～30g，鲜品加倍，鲜品可捣汁服。多生用，止血亦可炒炭用。

（5）使用注意：脾胃虚寒，小便多不渴者忌服。

【用药鉴别】

白茅根、芦根均甘寒，归肺胃经，能清肺胃热而止呕、止咳，亦可清利小便，治疗热淋。性甘能和能缓，均清热而不伤胃。然芦根轻清偏入气分，长于清透气分之热，清热生津，善于清透肺胃之热，善治热淋；此外能生津止渴、除烦，故可用治热病伤津，烦热口渴。而白茅根偏入血分，长于凉血止血，入膀胱经，善治血淋；此外白茅根可利水消肿及治疗黄疸属热证者。

白茅根、芦根均能清肺胃热而止呕、止咳，亦可清利小便，治疗热淋。

然芦根轻清偏入气分，长于清透气分之热，清热生津，善于清透肺胃之热，善治热淋，能生津止渴、除烦，故可用治热病伤津，烦热口渴。

白茅根长于凉血止血，善治血淋，可利水消肿及治疗黄疸属热证者。

【名言名句】

《本草正义》："白茅根，寒凉而味甚甘，能清血分之热，又不黏腻，故凉血而不虑其积瘀，以主吐衄呕血。泄降火逆，其效甚捷，故又主胃火哕逆呕吐，肺热气逆喘满。且甘寒而多汁液，虽降逆而异于苦燥，则又止渴生津，而清涤肺胃肠间之伏热，能疗消谷燥渴。又能通淋闭而治溲血下血，并主妇女血热妄行，崩中淋带。又通利小水，泄热结之水肿，导瘀热之黄疸，皆甘寒通泄之实效。然其甘寒之力，清泄肺胃，尤有专长，凡齿痛龈肿、牙疳口舌诸疮，及肺热郁窒之咽痛腐烂诸证，用以佐使，功效最著，而无流弊。"

第二节　化瘀止血药

三　七

三七性温，止血行瘀，
消肿定痛，内服外敷。

【歌诀总括】

三七味苦性温，入肝经血分，善化瘀止血，有"止血不留瘀，化瘀不伤正"的特点，可治人体内外各种出血；本品活血化瘀而散瘀消肿止痛，可用治跌打损伤，或筋骨折伤，瘀血肿痛等，单味内服、外用均有良效。

【歌诀详解】

（1）药性：甘、微苦，温。归肝、胃经。

（2）功效：散瘀止血，消肿定痛。

（3）临床应用：

出血证——本品味甘微苦性温，入肝经血分，"乃阳明、厥阴血分之要药，能治一切出血病"。善化瘀止血，有"止血不留瘀，化瘀不伤正"的特点，为止血之良药，可治人体内外各种出血，无论有无瘀滞，均可应用，而尤善治出血有瘀者，其表现为刺痛，痛处不移，血色紫暗或夹有瘀块。单味内服、外用均有良效。治吐血、衄血、崩漏，单用本品，米汤调服；其化瘀止血，可用治瘀血所致咳血、吐血、衄血及二便下血；单用本品研末外掺，可用治各种外伤出血。

> 治人体内外各种出血，无论有无瘀滞，均可应用。

跌打损伤，瘀血肿痛——本品活血化瘀而散瘀消肿止痛，为治瘀血诸证之佳品，为伤科之要药。凡跌打损伤，或筋骨折伤，瘀血肿痛等，本品皆为首选药物。可单味应用，以三七为末，黄酒或白开水送服；对于皮破者，可用三七粉外敷。与活血行气药配伍，则增强其行气活血化瘀之力，活血定痛之功更著。本品味苦能泻，散瘀止痛，活血消肿，对痈疽肿痛也有良效。以本品研末，米醋调涂患处，可用治无名痈肿；与收敛生肌药同用，可用治痈疽破烂，久不收口者。

> 为治瘀血诸证之佳品，为伤科之要药。

（4）用法用量：多研末吞服，1~1.5g；煎服，3~10g，亦入丸散。外用适量，研末外掺或调敷。

（5）使用注意：孕妇慎用。

【名言名句】

《医学衷中参西录》："三七，诸家多言性温，然单服其末数钱，未有觉温者。善化瘀血，又善止血妄行，为血衄要药。病愈后不至瘀血留于经络,证变虚劳(凡用药强止其血者,恒至血瘀经络成血痹虚劳)。兼治:便下血,女子血崩,痢病下血新红久不愈(宜与鸦胆子并用),肠中腐烂,浸成溃疡。所下之痢色紫腥臭,杂以脂膜,此乃膜烂欲穿(三七能腐化生新,是以治之)。为其善化瘀血,故又善治女子癥瘕,月事不通,化瘀血而不伤新血,允为理血妙品。外用善治金疮,以其末敷伤口,立能血止痛愈。若跌打损伤,内连脏腑经络作疼痛者,敷之可消(当与大黄末等份,醋调敷)。"

茜草

茜草味苦,蛊毒①吐血,
经带崩漏,损伤虚热。

【难点注释】

①蛊毒:指以神秘方式配制的、巫化了的毒物。此处泛指一些重症、急性感染性疾病。

【歌诀总括】

茜草味苦性寒,能凉血行血止血,治疗蛊毒,血热之吐血、衄血、崩漏、尿血,入肝经,通经活络,行瘀滞,可治跌打损伤、风湿痹痛及虚热所致崩漏。

【歌诀详解】

(1)药性:苦,寒。归肝经。

(2)功效:凉血,祛瘀,止血,通经。

(3)临床应用:

出血证——茜草味苦性寒,能凉血止血,入肝经,调血,能行能止,故既可用于血热妄行之出血,亦可用于血瘀脉络之出血,尤适于血热挟瘀的出血证。苦寒降逆,可用治血热妄行,血不循经引起的咯血、吐血、衄血、尿血等,可单煎亦可配伍其他凉血止血之品;苦寒入肝经走血分,可调血,凉血止血,用治素体阳盛,肝火扰动之血热崩漏。与补益收涩药配伍亦可用于虚损所致出血,如冲任虚损,气虚不摄之崩漏及阴虚水亏,虚火内炽之崩漏。

尤适于血热挟瘀的出血证。

血瘀经闭，跌打损伤，风湿痹痛——茜草入肝经能调血，行瘀滞，通经络，故可用治血瘀经络闭阻之证，如用治冲任阻隔、经血不得下行之经闭，单用本品或与活血通经之品配伍。因其可通经络，祛瘀血，用治跌打损伤，瘀滞疼痛，或用治风寒湿邪阻滞经络，闭阻气血所致痹证日久。多泡酒服，以增强疗效。

（4）用法用量：煎服，10~15g，大剂量可用30g。亦入丸散。止血宜炒用或炒炭用，活血通经生用或酒炒用。

（5）使用注意：凡脾胃虚弱、阴虚火旺、虚劳内伤及无瘀滞者慎服。

【名言名句】

《本草正义》："茜根性寒，所主多血热失血之证。古今说解，都无异义。而《本经》主治，独以寒湿二字为冠，最为不伦，虽各本无不尽同，然病情药性，大相矛盾，此必古人传写之讹，不可望文生义，曲为附和。及痹指血瘀血热，痹者不行而言，茜草寒凉，入血而能通瘀活络，是以主之。古人论痹，本有热痹一候，此必不可与上文寒湿连属读之，而谬谓可治寒痹、湿痹也。黄疸本属热证，此则并能清热逐瘀，缪仲醇谓指蓄血发黄，而不专于湿热，其说甚是。补中以清热，言热淫于里，则中气伤，惟去其热，清其血，则中得其补，经文最简，皆当观其会通，并非泛泛言之。"

蒲 黄

蒲黄味甘，逐瘀止崩，
补血需炒，破血生用。

【歌诀总括】

蒲黄味甘，性平，能收敛止血，化瘀止血，用于治疗吐血、衄血、咯血、尿血、崩漏等各种出血病证，尤善治属实夹瘀之崩漏。补血止血多需炒用，破血祛瘀宜生用。

【歌诀详解】

（1）药性：甘，平。归肝、心包经。

（2）功效：止血，化瘀，通淋。

(3) 临床应用：

出血证——本品味甘能和能缓，性平作用缓和，长于收敛止血，以清香之气，兼能行气，亦可活血行瘀，有止血不留瘀的特点，不论是寒性的或热性的出血，有无瘀滞，都可配合应用，而以属实夹瘀之出血，表现为刺痛，痛处不移，血色紫暗或夹有瘀块者尤宜。用治吐血、衄血、咯血、尿血、崩漏等。亦可治外伤出血，单用本品外掺伤口。

瘀血痛证——本品专入血分，以清香之气，兼能行气，故能导瘀结而治气血凝滞。瘀血内停，脉络阻滞，血行不畅，不通则痛之证，蒲黄用治跌打损伤、心腹疼痛等瘀血作痛者；并能行血通经，活血祛瘀，用治瘀阻胞宫所致痛经、产后疼痛等，症见少腹疼痛，胀满，或有积块，经行血色黯黑者。每与五灵脂相须为用，五灵脂咸甘温，主入血分，功擅通利血脉，散瘀止痛；蒲黄甘平，行血消瘀，且制五灵脂气味之腥膻，炒用并能止血，二者为化瘀散结，止痛止血的常用药对。

血淋尿血——本品入血分，能止血，能洁膀胱之源，清小肠之气，可利尿通淋，故可治血淋、尿血见小便涩痛者。

(4) 用法用量：煎服，3~10g，包煎，或入丸散。外用适量，研末外掺或调敷。止血多炒用，化瘀、利尿多生用。

(5) 使用注意：孕妇慎用。

【名言名句】

《本草正义》："蒲黄，专入血分，以治香之气，兼行气分，故能导瘀结而治气血凝滞之病。东壁李氏员谓其凉血、活血，亦以水产之品，故以为凉。颐谓蒲本清香，亦有宰味，以《本经》葛蒲辛温例之，必不可以为寒凉。蒲黄又为蒲之精华所聚，既能逐瘀，则辛散之力可知。况心腹结滞之痛，新产瘀露之凝，失笑一投，捷于影响，虽曰灵脂导浊，是其专职，然蒲黄果是寒凉，必非新产有瘀可用。若舌疮口疮，皮肤湿痒诸病，敷以生蒲黄细粉可愈，则以细腻黏凝，自有生肌之力，非仅取其清凉也。"

第三节 收敛止血药

白 及

> 白及味苦，功专收敛，
> 肿毒疮疡，外科最善。

【歌诀总括】

白及味苦，性涩、寒，以收敛功效见长，善于敛疮生肌，加之寒凉苦泄，对于疮痈肿毒各个阶段都可应用。未成脓者，用之可能清热解毒，消散痈肿；对于疮疡已溃者，用之能敛疮收肌。此外，善于收敛止血，对于外伤出血与肺痨咯血、各型肺胃出血等出血病症亦可收到良好的效果。

【歌诀详解】

（1）药性：苦、甘、涩，寒。归肺、胃、肝经。

（2）功效：收敛止血，消肿生肌。

（3）临床应用：

出血证——本品味涩质黏，性收敛而止血，为收敛止血要药。可用治体内外诸出血证，如咯血、吐血、衄血、便血、外伤出血。因其入肺胃经，故尤多用于肺胃出血之证。重伤呕血及肺胃出血者，每日服白及末，米汤送下。本品味甘能补肺，配伍滋阴润肺之品，可用治肺痨咯血。鼻衄者，将白及磨成粉末，散布于凡士林纱布或纱球表面，填塞鼻腔出血侧即可。亦可用治外伤或金创伤出血，可单味研末外掺或水调外敷。

痈肿疮疡，手足皲裂，水火烫伤——本品寒凉苦泄，能清热解毒，消散血热所致之痈肿，疮疡初起者，用之能消散痈肿；味涩质黏，能收敛生肌，可用治疮疡已溃，久不收口者，为外疡消肿生肌的常用药，对于疮疡，无论未溃或已溃均可应用，内服、外用均可。取其敛疮生肌之效，可治手足皲裂，水火烫伤、肛裂，取白及研末与麻油调涂。

（旁注：尤多用于肺胃出血之证。）

（4）用法用量：煎服，3～10g；大剂量可用至30g；亦可入丸、散，入散剂，每次用2～5g；研末吞服，每次1.5～3g；外用适量，研末敷，或鲜品捣敷。

（5）使用注意：反乌头，故不宜与乌头类药材同用。此外，本品收敛止血之功较强，外感咳血者慎用。

【名言名句】

《本草正义》："白及，《本经》主痈肿恶疮败疽，伤阴死肌，《别录》除白癣疥虫，皆以痈疡外敷及掺药言之。味苦辛而气寒，故能消散血热之痈肿；性黏而多脂，则能疗败疽之死肌；苦辛之品，又能杀虫，则除白癣、疥虫，外疡消肿生肌之要药也。主胃中邪气者，则苦寒之品，能除胃热耳。惟贼风痹缓不收，其义未详，不敢强解。白及治肺痈，世每疑其腻滞而不敢用，然苦寒本清肺胃，又能补伤，苟非火焰极盛之时，而臭痰腥秽之气，已惭退舍，即可用以兼补兼清，不致助痰留患，与二冬、玉竹等比也。"

第四节　温经止血药

艾　叶

艾叶温平，除湿散寒，
漏血安胎，心痛即愈。
宜陈久者佳。揉烂，醋浸炒之。

【歌诀总括】

艾叶辛温苦燥，性温，能除湿散寒，固冲脉，暖胞宫，温经止痛，又可止血，用治虚寒性胎动不安，崩漏下血；亦可用治寒邪凝结所致的脘腹冷痛、胸痹心痛。入药以陈久者为佳。使用时，可将其捣绒作炷或制成艾条熏灸，醋炒用可增强温经止血之效。

【歌诀详解】

（1）药性：辛、苦，温；有小毒。归肝、脾、肾经。

（2）功效：温经止血，散寒止痛；外用祛湿止痒。

（3）临床应用：

出血证——本品辛散性温，行血且散寒温经脉，"能行血中之气，气中之滞"，为温经止血之要药，可用治血气寒滞及虚寒性出血，<u>尤宜于虚寒性崩漏</u>。对于冲任虚寒，下焦虚冷所致崩漏下血，艾叶可温经止崩；本品虽性温，但因其有止血之效，配伍得当亦可用治血热妄行所致吐血、衄血、咯血等多种出血证，此时艾叶可作为反佐药，提高疗效，既可加强止血作用，又可防大队凉血药物凉遏留瘀之弊。

月经不调、痛经——本品辛能行能散，性温能温经散寒，尤善调经，为<u>治妇科下焦虚寒或寒客胞宫之要药</u>。本品可温经散寒，温阳固冲，行血祛瘀，故可用治寒凝血瘀之痛经、月经不调、宫寒不孕、带下虚寒等症见小腹冷感、冷痛、白带清稀、痛经者。本品性温，入脾经，用治脾胃虚寒之脘腹冷痛，脾阳不足，阴寒之气内盛，水湿不化，便生湿邪，艾叶辛香温燥而能消除湿浊，达醒脾化湿之效。可单味煎服，或将其炒热敷脐腹，或配伍温中理气之品。

胎动不安——本品<u>为妇科安胎之要药</u>。对于妊娠胎动不安，崩漏下血者，本品既可安胎，又可止血。

此外，本品常被制成艾条、艾炷等，熏灸相关体表穴位，能温阳补气、温经通络、消瘀散结、补中益气，可用治疗多种病症。本品温经散寒效强，亦可用治由脏腑虚弱，冷热风邪侵袭手少阴经所致卒心痛。

（4）用法用量：煎服，3～10g；外用适量，煎水熏洗或炒热温熨；捣绒作炷或制成艾条熏灸。温经止血宜炒炭用或醋炒用，余生用。

（5）使用注意：不宜大量服用，以免引起急性胃肠炎、中毒性黄疸和肝炎等不良反应。

【名言名句】

《本草纲目》："艾叶生则微苦太辛，熟则微辛太苦，生温熟热，纯阳也。可以取太阳真火，可以回垂绝元阳。服之则走三阴，而逐一切寒湿,转肃杀之气为融和。灸之则透诸经,而治百种病邪,起沉疴之人为康泰,其功亦大矣。老人丹田气弱,脐腹畏冷者,以熟艾入布袋兜其脐腹,妙不可言。寒湿脚气人亦以此加入袜内。"

止血药重点记忆一览表

药物名称	药物类别	性味	归经	功效	应用
小蓟	凉血止血药	甘、苦,凉	心、肝经	1. 凉血止血 2. 散瘀解毒消痈	1. 血热出血证 2. 热毒痈肿
大蓟	凉血止血药	甘、苦,凉	心、肝经	1. 凉血止血 2. 散瘀解毒消痈	1. 血热出血证 2. 热毒痈肿
地榆	凉血止血药	苦、酸、涩,微寒	肝、大肠经	1. 凉血止血 2. 解毒敛疮	1. 血热出血证 2. 烫伤,湿疹,疮疡痈肿
槐花	凉血止血药	苦,微寒	肝、大肠经	1. 凉血止血 2. 清肝泻火	1. 血热出血证 2. 目赤,头痛
侧柏叶	凉血止血药	苦、涩,寒	肺、肝、脾经	1. 凉血止血 2. 化痰止咳 3. 生发乌发	1. 血热出血证 2. 肺热咳嗽 3. 脱发,须发早白
白茅根	凉血止血药	甘,寒	肺、胃、膀胱经	1. 凉血止血 2. 清热利尿	1. 血热出血证 2. 水肿、热淋、黄疸 3. 胃热呕吐、肺热咳喘
三七	化瘀止血药	甘、微苦,温	肝、胃经	1. 散瘀止血 2. 消肿定痛	1. 出血证 2. 跌打损伤,瘀血肿痛
茜草	化瘀止血药	苦,寒	肝经	1. 凉血,祛瘀,止血 2. 通经	1. 出血证 2. 血瘀经闭,跌打损伤,风湿痹痛
蒲黄	化瘀止血药	甘,平	肝、心包经	1. 止血 2. 化瘀 3. 通淋	1. 出血证 2. 瘀血痛证 3. 血淋尿血
白及	收敛止血药	苦、甘、涩,寒	肺、胃、肝经	1. 收敛止血 2. 消肿生肌	1. 出血证 2. 痈肿疮疡,手足皲裂,水火烫伤
艾叶	温经止血药	辛、苦,温;有小毒	肝、脾、肾经	1. 温经止血 2. 散寒止痛 3. 外用祛湿止痒	1. 出血证 2. 月经不调、痛经 3. 胎动不安

第十九章 活血化瘀药

活血化瘀，疗瘀诸证，
通利血脉，促进血行，
辛散苦泄，性主开通，
恶血瘀滞，心肝二经。
活血止痛，延胡川芎，
郁金乳姜，瘀血诸痛，
丹参牛膝，益母桃红，
并鸡血藤，活血调经，
马钱疗伤，地鳖䗪虫，
续筋接骨，止痛消肿，
癥瘕积聚，水蛭莪术，
药性峻猛，破血消癥。
随证配伍，标本兼营，
耗血动血，妇孕慎用。

【歌诀总括】

本章药物长于活血化瘀，味多辛、苦、温，主入心、肝二经，能行血活血，使血脉通畅，瘀滞消散。临床适用于一切瘀血阻滞之痛证，如月经不调、经闭、痛经、产后腹痛，疮疡肿痛，跌仆损伤，瘀肿疼痛，癥瘕积聚，胸、腹、头痛，痛如针刺，痛有定处，中风不遂，肢体麻木以及关节痹痛日久等。分为活血止痛药、活血调经药、活血疗伤药、破血消癥药。活血止痛药，包括川芎、郁金、延胡索、乳香、姜黄，活血兼能行气，尤擅治瘀血所致痛证。活血调经药包括益母草、红花、桃仁、丹参、牛膝、鸡血藤，主治血行不畅所致的月经不调，痛经，经闭及产后瘀滞腹痛等妇科病证。活血疗伤药包括马钱子、土鳖虫，主治跌打损伤，骨折肿痛等证。破血消癥药包括水蛭、莪术，药性峻猛，主治瘀血时间长，程度重的癥瘕积聚。

第一节 活血止痛药

川 芎

川芎辛温，活血通经，
除寒行气，散风止痛。

【歌诀总括】

本品辛散温通，入血分，能活血化瘀，入肝经，又能温经止痛，其活血兼能行气，为"血中之气药"，此外，川芎善"上行头目"，驱散外风，祛风化湿，可治头痛，风湿痹痛等证。

【歌诀详解】

(1) 药性：辛，温。归肝、胆、心包经。

(2) 功效：活血行气，祛风止痛。

(3) 临床应用：

血瘀气滞痛证——本品辛散温通，入血分，能活血化瘀，入肝经，又能行气止痛，活血兼能行气开瘀，为"血中之气药"，具通达气血功效，故治气滞血瘀之胸胁、腹部诸痛。入心经，活血行气，用于心血瘀滞之胸闷痹痛；入肝经，疏肝行气止痛，用治肝郁气滞之胸胁胀痛。川芎善"下调经水，中开郁结"，为妇科要药，能活血调经，行气止痛，又可用治瘀血阻滞之经闭，痛经、产后恶露不下，瘀阻腹痛；因其性温，兼能活血化瘀，温经止痛，故可治寒凝血瘀之闭经、痛经者。

头痛，风湿痹痛——本品辛温升散，善"上行头目"，活血止痛，驱散外风，为治头痛要药，无论风寒、风热、风湿、血虚、血瘀头痛均可随证配伍用之，故李东垣言"头痛须用川芎"。本品辛能发散，性温燥湿，行气通络，能祛风化湿，通络止痛，可治风湿痹痛。

为"血中之气药"。

"下调经水，中开郁结"，为妇科要药，能活血调经，行气止痛。

上行头目。

活血止痛，驱散外风，为治头痛要药，无论风寒、风热、风湿、血虚、血瘀头痛均可随证配伍用之。

（4）用法用量：煎服，3～9g。

（5）使用注意：阴虚火旺，多汗，热盛及无瘀之出血证和孕妇慎用。

【名言名句】

《本草汇言》："芎䓖，上行头目，下调经水，中开郁结，血中气药。尝为当归所使，非第治血有功，而治气亦神验也。凡散寒湿、去风气、明目疾、解头风、除胁痛、养胎前、益产后，又癥瘕结聚、血闭不行、痛痒疮疡、痈疽寒热、脚弱痿痹、肿痛却步，并能治之。味辛性阳，气善走窜而无阴凝黏滞之态，虽入血分，又能去一切风、调一切气。同苏叶，可以散风寒于表分，同芪、术，可以温中气而通行肝脾，同归、芍，可以生血脉而贯通营阴，若产科、眼科、疮肿科，此为要药。"

郁 金

郁金味苦，破血生肌，

血淋溺血^①，郁结能舒。

【难点注释】

①溺血，指尿中有血。溺血通常随尿排出，多无疼痛。

【歌诀总括】

郁金味辛能行，苦能泄，可行血活血止痛，生肌敛疮，可治外伤、冻疮、久年恶疮及烫伤等病证；苦寒燥湿，清热凉血，用治湿热蕴结下焦之血淋、尿血等证；味辛入肝经，疏肝解郁，散郁结，用治肝郁所致多种病证。

【歌诀详解】

（1）药性：辛、苦，寒。归肝、胆、心经。

（2）功效：活血止痛，行气解郁，清心凉血，利胆退黄。

（3）临床应用：

气滞血瘀之胸、胁、腹痛——郁金味辛，能行能散，味苦则通泄，入血分，故能行血活血，为"血分之气药"，用治气血瘀滞之痛证，其性寒，故对于血瘀气滞有郁热者所致之痛证最适宜。入肝经，可疏肝解郁，味苦性寒，清热泻火，可用治肝郁有热，

> 对于血瘀气滞有郁热者所致之痛证最适宜。

气滞血瘀之胸胁刺痛、痛经、乳房胀痛；入心经，味辛行散，可行血活血止痛，用治心血瘀阻之胸痹心痛。

热病神昏，癫痫痰闭——郁金味辛行散，味苦能泄，可解郁开窍，入心经，苦寒能清心热，可用治邪浊痰浊蒙蔽清窍、热陷心包，症见神昏谵语，胸脘痞闷，烦躁不安者。

吐血、衄血、倒经、尿血、血淋——郁金苦寒清泄，入肝经血分，能凉血降气，"降下火气则血不妄行"，以达止血之效，可治肝郁化火，肝火犯胃之吐血、肝气郁结化火，肝火上逆犯肺之衄血、肝气上逆之倒经；本品苦寒下行，清热凉血，可用治热结下焦之尿血、血淋。本品无止血之效，故常需与凉血止血之品配伍应用。

肝胆湿热之黄疸、胆石症——郁金苦能燥湿，寒能清热，入肝经能清利肝胆湿热而治湿热黄疸；味辛能行，达疏肝理气，利胆排石之效，用治肝气郁结，湿热内蕴，积久成石之胆石症。

此外，郁金味辛、苦，性寒，能凉血止痛，生肌敛疮，可治外伤、冻疮、久年恶疮及烫伤等病证。

（4）用法用量：煎服，5~12g；研末服，2~5g。用治胆石症时用量可稍大。醋制后，疏肝止痛作用增强。

（5）使用注意：畏丁香。孕妇慎用。

【用药鉴别】

香附与郁金均味辛能行，味苦疏泄，归肝经，均能散肝之郁结，平肝气之横逆，用治肝郁气滞证。醋制后，疏肝止痛作用增强。然香附药性偏温，专入气分，功专疏肝解郁，行气止痛，并能调经止痛，故称"气病之总司，妇科之主帅"，可治肝郁气滞之月经不调、痛经等证；其性偏温，可用治阴气积结之寒疝腹痛；香附还能入脾经，可健胃宽中、消食下气，用于脾胃气滞之证。而郁金药性偏寒，入气分，又入血分，为"血分之气药"，能行血活血止痛，行气解郁，多用于肝气郁结化热之证及气滞血瘀之痛证；苦寒降逆，降火下行，治肝气上逆所致吐血衄血；入心经，味苦清泄心火，解郁开窍，用治邪浊蒙闭心包之热病神昏、癫痫；苦能燥湿，寒能清热，可治湿热黄疸及胆石证。

香附药性偏温，专入气分，功专疏肝解郁，行气止痛，并能调经止痛，故称"气病之总司，妇科之主帅"。

香附还能健胃宽中、消食下气。

郁金药性偏寒，入气分，又入血分，为"血分之气药"，能行血活血止痛，行气解郁。且苦寒降逆，降火下行。

【名言名句】

《本草求真》："郁金，辛苦而平。诸书论断不一，有言此属纯阴，其论所治，皆属破气下血之说。有言性温不寒。其论所治，则有疗寒除冷之谓。究之，体轻气窜，其气先上行而微下达，凡有宿血凝积，及有恶血不堪之物，先于上处而行其气，若使其邪、其气、其痰、其血在于膈上而难消者，须审宜温、宜凉，同于他味兼为调治之。如败血冲心，加以姜汁童便；去心疯癫，明矾为丸、朱砂为衣之类。若使恶血、恶痰、恶瘀、恶淋、恶痔在于下部而难消者，俟其辛气既散，苦气下行，即为疏泄，而无郁滞难（羁）留之弊矣。"

延胡索

延胡气温，心腹卒痛，

通经活血，跌仆血崩。

即玄胡索。

【歌诀总括】

延胡索味辛、苦，性温，善活血行气止痛，治胸痹心痛、脘腹疼痛等证；又能通经活血，行气止痛，治疗跌打损伤、痛经、月经不调，产后瘀滞腹痛，崩漏等。又名玄胡索。

【歌诀详解】

(1) 药性：辛、苦、温。归心、肝、脾经。

(2) 功效：活血，行气，止痛。

(3) 临床应用：

气血瘀滞痛证——本品辛散温通，能"行血中之气滞，气中血滞，故能专治一身上下诸痛"，为活血行气止痛之良药，无论何种痛证，均可配伍应用，尤善治气滞血瘀痛证。入心经，活血行气，用于心血瘀滞之胸闷痹痛；性温，入脾经，能温胃散寒，行气止痛，用治胃寒气滞之脘腹痛及脾胃虚寒之寒疝腹痛；入肝经，疏肝行气止痛，用治肝郁气滞之胸胁胀痛；味苦能泄，可泄肝火而治肝郁化火之胸胁痛；本品活血行气止痛力强，可治气滞血瘀之痛经、月经不调、产后瘀滞腹痛。对于瘀血壅滞，血闭气阻之

"行血中之气滞，气中血滞，故能专治一身上下诸痛。"

跌打损伤痛证亦有疗效。

（4）用法用量：煎服，3～10g。研粉吞服，每次1～3g。生用活血化瘀力强；醋炒行气止痛力强；酒炒能上行和血。

（5）使用注意：孕妇禁服；体虚者慎服。

【名言名句】

《本草经疏》："延胡索，温则能和畅，和畅则气行；辛则能润而走散，走散则血活。血活气行，故能主破血及产后诸病因血所为者。妇人月经之所以不调者，无他，气血不和，因而凝滞，则不能以时至，而多后期之证也。腹中结块，产后血晕，暴血冲上，因损下血等证，皆须气血和而后愈，故悉主之也。崩中淋露，利守不利走，此则非与补气血药同用，未见其可。"

乳　香

乳香辛苦，疗诸恶疮①，
生肌止痛，心腹尤良。
去砂石用。灯心同研。

【难点注释】

①恶疮：指脓液多且严重而顽固的外疡。

【歌诀总括】

乳香味辛温通，味苦能泄，可活血消肿，生肌敛疮，可用治跌打损伤、痈疽肿毒、疮疡等病证；行气活血止痛，尤以治疗血瘀气滞所致之胸胁脘腹疼痛效果最好。用时拣去砂石杂质，与灯心草或糯米粒同研使其易变为细末。

【歌诀详解】

（1）药性：辛、苦，温。归心、肝、脾经。

（2）功效：活血定痛，消肿生肌。

（3）临床应用：

跌打损伤、疮疡痛肿——本品味辛温通，气香走窜，能活血消肿，生肌敛疮，为外伤科要药，既可内服又可外用，可用治跌打损伤，瘀血阻滞肿痛者。味苦能泻火解毒，散瘀止痛，清热解毒，常用治疮疡肿毒初起，红肿热痛者；归脾经性温，可补脾扶

> 为外伤科要药，既可内服又可外用，可用治跌打损伤，瘀血阻滞肿痛者。

正祛腐，达生肌敛疮之效，用治疮疡溃破，久不收口者；味辛能行能散，入肝经，疏肝行气，入脾经，健脾化痰，消肿散结，可治肝郁气结，脾虚痰凝所致之痈疽、瘰疬、痰核，肿块坚硬不消等证。

气滞血瘀之痛证——本品味辛发散温通，既入血分，又入气分，内能宣通脏腑气血，外能透达经络，能行气活血化瘀，其能"定诸经之痛"，止痛力强。味辛入肝经，可疏肝解郁，治痛经、经闭、产后瘀阻腹痛等；入心经及脾经，味辛行散，可行血活血止痛，用治心血瘀阻之胸痹心痛及血瘀气滞之胃脘疼痛；性温入血分，可温经活血，味苦燥湿，可祛风通络，散寒除湿，用治风寒湿痹，肢体麻木疼痛证。

（4）用法用量：煎服，3~10g，宜炒去油用。外用适量，生用或炒用，研末外敷。

（5）使用注意：胃弱者慎用，孕妇及无瘀滞者忌用。

【名言名句】

《医学衷中参西录》："乳香、没药，二药并用，为宣通脏腑、流通经络之要药，故凡心胃胁腹肢体关节诸疼痛皆能治之。又善治女子行经腹疼，产后瘀血作痛，月事不以时下。其通气活血之力，又善治风寒湿痹，周身麻木，四肢不遂及一切疮疡肿疼，或其疮硬不疼。外用为粉以敷疮疡，能解毒、消肿、生肌、止疼，虽为开通之品，不至耗伤气血，诚良药也。乳香、没药，最宜生用，若炒用之则其流通之力顿减，至用于丸散中者，生轧作粗渣入锅内，隔纸烘至半熔，侯冷轧之即成细末，此乳香、没药去油之法。"

姜 黄

姜黄味辛，消痈破血，
心腹结痛，下气最捷。

【歌诀总括】

姜黄味辛发散温通，能活血消痈，可治痈疽发背等证；并善行散滞气，活血行瘀，治气滞血瘀之胸胁脘腹疼痛等证，有良好的活血行气止痛之功。味苦能泄，入气分，下气效速，用于一切结气积气，癥瘕瘀血痈疽。

【歌诀详解】

（1）药性：辛、苦，温。归肝、脾经。

（2）功效：破血行气，通经止痛。

（3）临床应用：

气滞血瘀所致的心、胸、胁、腹诸痛——本品味辛发散温通，味苦通泄，入血分能活血行瘀，入气分能行散滞气，能行血活血，使血脉通畅，瘀滞消散，用治气滞血瘀诸痛证。其性温，温通心阳，治胸阳不振，心脉痹阻之胸痛；辛散，行气行血，可用治瘀血壅滞，血闭气阻之跌打损伤痛证。

风湿痹痛——本品味辛发散，温通苦燥，能通经络，散风寒，祛湿邪，尤长于行肩臂，通经络而除痹痛。

此外，本品亦可用治牙痛，牙龈肿痛；外用，可用治疮疡痈肿。

（4）用法用量：煎服，3～10g，外用适量。

（5）使用注意：血虚无气滞血瘀者慎用，孕妇忌用。

【用药鉴别】

郁金、姜黄来源于同一植物，均能活血行气止痛，用治气滞血瘀之痛证。但姜黄用药部位为其根茎，其辛温发散，善治阳虚寒凝之气血瘀滞之痛证，且味苦燥湿，温通经络，散风寒，祛湿邪，用于风湿痹痛。而郁金用药部位为其块根，性寒，对于血瘀气滞有郁热者所致之痛证最适宜，且苦能燥湿，入肝经，清利肝胆，治湿热黄疸，利胆排石，治胆石症，入心经，清心解郁开窍，治热病神昏等证；苦寒降泄，降下火气，治火热妄行，肝火上逆，血不循经之出血等证。

【名言名句】

《本草求真》："姜黄，功用颇类郁金、三棱、蓬莪术、延胡索，但郁金入心，专泻心胞之血；莪术入肝，治气中之血；三棱入肝，治血中之气；延胡索则于心肝血分行气，气分行血；此则入脾，既治气中之血，复兼血中之气耳。陈藏器曰：此药辛少苦

姜黄用药部位为其根茎，善治阳虚寒凝之气血瘀滞之痛证，温通经络，散风寒，祛湿邪，用于风湿痹痛。

郁金用药部位为其块根，血瘀气滞有郁热者所致之痛证最适宜。

另，郁金清利肝胆治湿热黄疸，利胆排石治胆石症，治火热妄行，肝火上逆，血不循经之出血等证。

多,性气过于郁金,破血立通,下气最速,凡一切结气积气,癥瘕瘀血;血闭痈疽,并皆有效,以其气血兼理耳。"

第二节 活血调经药

益母草

益母草苦,女科为主,
产后胎前,生新去瘀。
一名茺蔚子。

【歌诀总括】

益母草苦泄辛散,入血分,善活血调经,祛瘀生新,为妇产科要药,无论产后、胎前皆可随证选用。益母草之果实俗称茺蔚子。

【歌诀详解】

(1) 药性:辛、苦,微寒。归心、肝、膀胱经。

(2) 功效:活血调经,利尿消肿,清热解毒。

(3) 临床应用:

血滞经闭、痛经、经行不畅、产后恶露不尽、瘀滞腹痛——本品辛散,苦寒能泄,入血分,破血逐瘀,行气止痛,善活血调经,祛瘀生新,为妇产科要药。用治血脉瘀滞所致的月经不调、痛经、经闭、产后腹痛、恶露不净等病证,可单味煎汤或熬膏服用,亦可绞汁服。本品入心经,味辛行散,可活血破瘀,用治瘀血阻滞之胸痹疼痛。

水肿,小便不利——本品微寒入膀胱经,作用下行,能利小便,退水肿,因其又能活血化瘀,故尤宜于水瘀互阻的水肿。

跌打损伤,疮痈肿毒,皮肤瘾疹——本品辛散,活血化瘀,苦寒清热解毒,可用治跌打损伤,瘀血阻滞肿痛者。味苦能泻火解毒,散瘀止痛,清热解毒,常用治疮疡肿毒及热性瘾疹,可单用外洗或外敷。

为妇产科要药。

(4) 用法用量：10~30g，煎服；或熬膏，入丸剂。外用适量捣敷或煎汤外洗。

(5) 使用注意：无瘀滞及阴虚血少者忌用。孕妇慎用。

【名言名句】

《本草新编》："益母草，味辛、甘，气微温，无毒。胎前、产后，皆可用之，去死胎最效，行瘀生新，亦能下乳。其名益母，有益于妇人。然不佐之归、芎、参、术，单味未能取胜。前人言其胎前无滞，产后无虚，谓其行中有补也。但益母草实非补物，只能佐补药以收功，故不宜多用。大约入诸补剂之中，以三钱为率，可从中再减，断不可此外更增。"

桃　仁

桃仁甘平，能润大肠，

通经破瘀，血瘕①堪尝。

汤浸，去皮尖，研如泥。

【难点注释】

①血瘕：因瘀血聚积所生的有形肿块。为"八瘕"之一。此处特指妇女血瘕。多因月经期间，过度劳动或感受寒邪，邪气与血互结，瘀血留滞经络，表现为小腹有肿块，多伴腰背疼痛。或产后恶血不下，留滞腹中，血滞不行，产后瘀滞腹痛。

【歌诀总括】

桃仁味苦、甘，性平，富含油脂，能润燥滑肠，主归心肝经血分，能活血散瘀，祛瘀力强，常用于治疗瘀血阻滞所致的月经不调、痛经、闭经、癥瘕积聚，产后瘀滞腹痛等多种瘀血证。桃仁行血，宜连皮尖生用；润燥活血，宜去皮尖汤浸，研碎，提高其药效。

【歌诀详解】

(1) 药性：苦、甘、平；有小毒。归心、肝、大肠经。

(2) 功效：活血祛瘀，润肠通便，止咳平喘。

(3) 临床应用：

瘀血阻滞病证——本品苦泄，主归心肝经血分，能活血散瘀，可治多种瘀血证。祛瘀力强,可治多种瘀血证。因其活血散瘀,入肝经,通畅血脉而调经水,可用治瘀血闭阻,血行不畅所致的月经不调,痛经,经闭及产后瘀滞腹痛;其祛瘀力强,可用治瘀血壅滞,血闭气阻之跌打损伤,瘀肿疼痛。

肺痈、肠痈——本品味苦能泄,清热泻火,又兼可活血祛瘀,故可用治热壅血瘀之肺痈、肠痈。

肠燥便秘——本品虽可活血祛瘀,但性平,并非峻猛之品,因其为种仁,富含油脂,能润燥滑肠,故可用于肠燥便秘证。

咳嗽气喘——本品味苦,降泄肺气,可止咳平喘,治上气喘咳,既可单用煮粥食用,又可与其他止咳平喘药配伍应用。

(4) 用法用量:煎服,5～10g,捣碎用;桃仁霜入汤剂宜包煎。

(5) 使用注意:孕妇忌用。便溏者慎用。本品有毒,不可过量。

【名言名句】

《本草经疏》:"夫血者阴也,有形者也,周流夫一身者也,一有凝滞则为癥瘕,瘀血血闭,或妇人月水不通,或击仆损伤积血,及心下宿血坚痛,皆从足厥阴受病,以其为藏血之脏也。桃核仁苦能泄滞,辛能散结,甘温通行而缓肝,故主如上等证也。心下宿血去则气自下,咳逆自止。味苦而辛,故又能杀小虫也。桃仁性善破血,散而不收,泻而无补,过用之,及用之不得其当,能使血下不止,损伤真阴。"

红　花

红花辛温,最消瘀热[1],
多则通经,少则养血。

【难点注释】

[1]瘀热:指发热因于瘀血所致。瘀血阻滞经络,瘀积日久,郁而化热,导致瘀热互结。

【歌诀总括】

红花味辛散温通,最善于活血化瘀,消散瘀血,而治疗瘀热互结引起的发热。大量应用作用较强，可破血逐瘀，活血通经，用于瘀血内停所致闭经、经行不畅、产后瘀滞腹痛等证，少量应用则作用温和，可养血和血，祛瘀生新。

【歌诀详解】

（1）药性：辛，温。归心、肝经。

（2）功效：活血通经，散瘀止痛。

（3）临床应用：

血滞经闭、痛经、产后瘀滞腹痛——本品辛散温通，入心肝经血分，活血祛瘀，其"多用则破血，少用则养血"，尤擅于活血长于通经，为活血调经要药，是妇产科血瘀病证的常用药，用治血脉瘀滞所致的月经不调、痛经、经闭、产后腹痛、恶露不净等病证。治痛经时，单用即可奏效。

癥瘕积聚——本品辛散，能活血通经，入肝经血分，行气行血，祛瘀消癥，可治气滞血瘀所致之癥瘕积聚。

胸痹心痛、血瘀腹痛、胁痛——本品入心经，味辛行散，可行血活血祛瘀止痛，用治气滞血瘀之胸痹心痛。入肝经血分，辛散行气，疏肝解郁，祛瘀通络，可用治肝郁气结，气滞血瘀所致血瘀腹痛、胁痛。

此外，本品活血化瘀之功，亦可治疗瘀血阻滞所致跌打损伤。

（4）用法用量：煎服，3~10g。外用适量。

（5）使用注意：孕妇忌用。有出血倾向者慎用。

【名言名句】

《本草汇言》："红花，破血、行血、和血、调血之药也。主胎产百病因血为患，或血烦血晕，神昏不语；或恶露抢心，脐腹绞痛；或沥浆难生，或胞衣不落，子死腹中，是皆临产诸证，非红花不能治。若产后血晕、口噤指搦；或邪入血室，谵语发狂；或血闷内胀，僵仆如死，是皆产后诸证，非红花不能定。凡如经闭不通而寒热交作，或过期腹痛而紫黑淋漓，或跌仆损伤而气血瘀积，或疮疡痛痒而肿溃不安，是皆气血不和之证，非红花不能调。"

> 尤擅于活血，长于通经，为活血调经要药，是妇产科血瘀病证的常用药。

丹 参

丹参味苦，破积调经，
生新去恶①，祛除带崩。

【难点注释】

①生新去恶：生新血，祛恶血。指通过活血化瘀，达到祛瘀血、生新血的作用。

【歌诀总括】

丹参味苦能泄，善于活血祛瘀，祛瘀即能生新，性微寒能凉血，而不伤正，善调经、通脉、止痛，为妇科调经常用药，可用治瘀血所致的癥瘕积聚、心腹疼痛、月经不调、通经、经闭、产后瘀滞腹痛、崩漏带下等病证。

【歌诀详解】

（1）药性：苦、微寒。归心、心包、肝经。

（2）功效：活血祛瘀，通经止痛，清心除烦，凉血消痈。

（3）临床应用：

月经不调，闭经痛经，产后瘀滞腹痛——丹参味苦能泄，入心肝经血分，善于活血祛瘀，祛瘀即能生新，性微寒能凉血，而不伤正，善调经、通脉、止痛，为妇科调经常用药。《本草纲目》谓其"能破宿血，补新血"。《妇科明理论》有"一味丹参散，功同四物汤"之说。常用于血瘀所致月经不调，经闭痛经及产后瘀滞腹痛，可单用研末酒调服。因其性偏寒凉，对血热瘀滞之证尤为相宜。

血瘀心痛、脘腹疼痛、癥瘕积聚、跌打损伤及风湿痹证——本品入心肝经血分，善能通行血脉，祛瘀止痛，广泛应用于各种瘀血病证。其入心经，活血祛瘀，通经止痛，可用治血脉瘀阻之胸痹心痛，脘腹疼痛；其祛瘀力强，可用治癥瘕积聚，跌打损伤，肢体瘀血作痛。因其性寒味苦燥湿，可祛风通络，清热胜湿，用治风湿痹，关节红肿者。

疮痈肿毒——本品性寒味苦能泻火解毒，散瘀止痛，清热解毒，又能凉血活血，可用于热毒瘀血阻滞引起的疮痈肿毒。本品入肝经，性寒，可疏肝解郁，凉血活血，清热解毒，用治肝气郁结，气血凝滞之乳痈初起。

热病烦躁神昏及心悸失眠——本品入心经，味苦能泄，性寒清热，清心凉血，用于热病邪入心营之烦躁不寐，甚或神昏；本品入肝经血分，可温养营血，活血养血，安神定志用于血不养心之失眠、心悸。

（4）用法用量：煎服，5~15g。活血化瘀宜酒制用。

（5）使用注意：反藜芦。孕妇慎用。

【名言名句】

《本草经疏》："丹参，《本经》味苦微寒；陶云性热无毒，观其主心腹邪气，肠鸣幽幽如走水，寒热积聚，破癥除瘕，则似非寒药；止烦满，益气，及《别录》养血，去心腹痼疾结气，腰脊强，脚痹，除风邪留热，久服利人，又决非热药；当是味苦平微温。入手、足少阴，足厥阴经。心虚则邪气客之，为烦满结气，久则成痼疾；肝虚则热甚风生，肝家气血凝滞，则为癥瘕，寒热积聚；肾虚而寒湿邪客之，则腰脊强，脚痹；入三经而除所苦，则上来诸证自除。苦能泄，温能散，故又主肠鸣幽幽如走水。久服利人益气，养血之验也。北方产者胜。"

牛　膝

> 牛膝味苦，除湿痹痿，
> 腰膝酸疼，小便淋沥。
> 怀庆者佳。去芦酒洗。

【歌诀总括】

牛膝味苦燥湿，性沉下行，可祛风除湿，用治风湿痹证，兼可补益肝肾，强筋骨，可治湿热成痿，足膝痿软。又入肝肾经，补益肝肾，利腰膝，可用于肝肾亏虚之腰痛、腰膝酸软，其沉降下行，下利湿热又引血下行，既能利水通淋，又能活血祛瘀，可用治湿热下注之热淋、血淋、砂淋。本品又有怀牛膝和川牛膝之别，用时去芦头，黄酒洗净。

【歌诀详解】

（1）药性：苦、甘、酸，平。归肝、肾经。

(2) 功效：祛瘀通经，补肝肾，强筋骨，利尿通淋，引血下行。

(3) 临床应用：

瘀血阻滞之经闭、痛经、经行腹痛、胞衣不下及跌仆伤痛——本品沉降滑利，性善下行，入肝经血分，活血祛瘀力较强，长于消下部瘀血，活血通经，其味苦兼能降泄，尤多用于瘀血所致妇科经产诸疾以及跌打伤痛，可用治瘀阻经闭、痛经、月经不调、产后腹痛，胞衣不下；其活血化瘀力强，亦可用治瘀血阻滞之跌打损伤、腰膝瘀痛。

> 多用于瘀血所致妇科经产诸疾以及跌打伤痛。

腰膝酸痛，下肢痿软——牛膝既能活血祛瘀，又入肝、肾经，味甘能补益肝肾，可强筋健骨，利腰膝，可用于肝肾亏虚之腰痛、腰膝酸软；味苦能燥，走腰膝，兼能祛除风湿，味甘补益，又可用于痹痛日久，腰膝酸痛，软弱无力，或肝肾阴虚，筋骨酸软。因其苦能燥湿，兼可补益肝肾，强筋骨，可治湿热成痿，足膝痿软。

淋证，水肿，小便不利——本品沉降下行，苦能燥湿，下利湿热，引血下行，既能利水通淋，又能活血祛瘀，可用治湿热下注之热淋、血淋、砂淋；其下行利水，亦入肾经，味甘补益肝肾，可用肾元虚衰，不能化气行水之水肿、小便不利。

火热上炎，阴虚火旺之头痛、眩晕、齿痛、口舌生疮、吐血、衄血——本品味苦降泄，沉降下行，能导热下泄，引血下行，借其下行之力，"能引其浮越之火下行"，入肝肾经，味苦坚阴，滋阴潜阳，治肝阳上亢之头痛眩晕；其降泄力强，味苦可清胃热，入肾经，滋肾阴，可用治胃火上炎，及胃热阴虚之齿龈肿痛、口舌生疮；其引血下行，降火止血，苦能泄火，可用治气火上逆、迫血妄行之吐血、衄血。

> "能引其浮越之火下行"。

> 川牛膝长于活血通经，长于消下部瘀血，活血通经，尤多用于瘀血所致妇科经产诸疾；亦可祛风湿，用治风湿痛。怀牛膝长于补肝肾、强筋骨，用于肝肾不足引起的筋骨酸软、腰膝疼痛。

(4) 用法用量：煎服，6~15g。活血通经、利水通淋、引火（血）下行宜生用；补肝肾、强筋骨宜酒制用。

(5) 使用注意：本品为动血之品，性专下行，孕妇月经过多者忌服。中气下陷、脾虚泄泻、下元不固、多梦遗精者慎用。

【用药鉴别】

牛膝有川牛膝和怀牛膝之分。两者均能活血通经、补肝肾、强筋骨、利尿通淋、引火（血）下行。但川牛膝长于活血通经，长于消下部瘀血，活血通经，尤多用于瘀血所致妇科经产诸疾；亦可祛风湿，用治风湿痛。怀牛膝长于补肝肾、强筋骨，用于肝肾不足引起的筋骨酸软、腰膝疼痛。

【名言名句】

《本草经疏》："牛膝，走而能补，性善下行，故入肝肾。主寒湿痿痹，四肢拘挛、膝痛不可屈伸者，肝脾肾虚，则寒湿之邪客之而成痹，及病四肢拘挛，膝痛不可屈伸。此药性走而下行，其能逐寒湿而除痹也必矣。盖补肝则筋舒，下行则理膝，行血则痛止。逐血气，犹云能通气滞血凝也。详药性，气当作痹。伤热火烂，血焦枯之病也，血行而活，痛自止矣。入肝行血，故堕胎。伤中少气，男子阴消，老人失溺者，皆肾不足之候也。脑为髓之海，脑不满则空而痛。腰乃肾之腑，脊通髓于脑，肾虚髓少，则腰脊痛；血虚而热，则发白。虚羸劳顿，则伤绝。肝藏血，肾藏精，峻补肝肾，则血足而精满，诸证自瘳矣。血行则月水自通，血结自散。"

鸡血藤

> 鸡血藤温，血虚宜用，
> 月经不调，麻木酸痛。

【歌诀总括】

本品苦而不燥，温而不烈，性质和缓，既能活血又能补血，凡血瘀及血虚之妇科病证均可应用；入肝经，疏肝行气，行血散瘀，调经止痛；本品行血养血，舒筋活络，为治疗经脉不畅，络脉不和病证的常用药。

【歌诀详解】

（1）药性：苦、微甘，温。归肝、肾经。

（2）功效：活血补血，调经止痛，舒筋活络。

（3）临床应用：

月经不调，痛经，闭经——本品苦而不燥，温而不烈，性质和缓，既能活血又能补血，入肝经，疏肝行气，行血散瘀，调经止痛，凡血瘀及血虚之妇科病证均可应用，尤擅治血瘀兼血虚之经产诸证。治血瘀之月经不调、痛经、闭经，宜配伍活血调经之品；治血虚月经不调、痛经、闭经，配以养血调经之品。

风湿痹痛，手足麻木，肢体瘫痪及血虚萎黄——本品行血养血，舒筋活络，为治疗经脉不畅，络脉不和病证的常用药，无论血瘀、血虚或血虚兼瘀之风湿痹痛，手足麻木、肢体瘫痪等证均可应用。本品味苦能燥湿，性温驱寒，活血通脉，可治风湿痹痛，肢体麻木；本品行气养血，活血通脉，可治经络痹阻，肝肾阴虚之中风手足麻木，肢体瘫痪；味甘可补，入肝经血分，可补血，又能通脉，治血虚不养筋之肢体麻木及血虚萎黄。

（4）用法用量：煎服，10～30g。或浸酒服，或熬膏服。

（5）使用注意：阴虚火亢者慎用。

【用药鉴别】

虎杖、鸡血藤均为活血祛瘀药，但二者作用有别。鸡血藤味甘、性温，兼有补血功效，活血祛瘀兼血虚证最为相宜；虎杖苦寒，能凉血祛瘀，宜用于血热而有瘀滞及热病神昏者。

【名言名句】

《滇游杂记》："云南顺宁府阿度里地方，有一山绵亘数十里，产藤甚异，粗类椽梁，细假芦苇，中空如竹，剖断流汁，色赤若血，故土人名之谓鸡血藤。每岁端阳日携带斧甑入山斫取熬炼成膏。泡酒饮之，大补气血，与老人妇女更为得益。"

第三节　活血疗伤药

马钱子

番木鳖寒，消肿通络。

喉痹痈疽，瘫痪麻木。

【歌诀总括】

马钱子又名番木鳖，善活血化瘀，散结消肿，通络止痛，为伤科疗伤止痛之佳品。本品苦寒，清热解毒，攻毒止痛，可用治喉痹肿痛、痈疽疮毒。本品通经络，透达关节，止痛强，可治疗风湿顽痹，麻木瘫痪等证。

【歌诀详解】

（1）药性：苦，寒。有大毒。归肝、脾经。

（2）功效：通络止痛，散结消肿。

（3）临床应用：

跌打损伤，骨折肿痛——本品入肝经血分，善活血化瘀，散结消肿止痛，为伤科疗伤止痛之佳品，可用治跌打损伤，骨折肿痛。

痈疽疮毒，咽喉肿痛——本品味苦能泄，能活血化瘀，散结消肿，攻毒止痛，可用治痈疽疮毒，本品有毒，故多外用，单用即效。本品苦寒，清热解毒，可用治喉痹肿痛，配青木香、山豆根等份为末吹喉。

风湿顽痹，麻木瘫痪——本品入肝经，苦寒燥湿，药性峻猛，善能搜筋骨间风湿，通经络，透达关节，止痛强，是治疗风湿顽痹、拘挛疼痛、麻木瘫痪之常用药，单用有效，亦可配其他活血通经、祛风湿痹痛之品。

（4）用法用量：0.3~0.6g，炮制后入丸散用。外用适量，研末调涂。

0.3~0.6g，炮制后入丸散用。外用适量，研末调涂。

（5）使用注意：内服不宜生用及多服久服。本品所含有毒成分能被皮肤吸收，故外用亦不宜大面积涂敷。孕妇禁用，体虚者忌用。

【名言名句】

《本草原始》："番木鳖，木如木鳖子大，形圆而扁，有白毛，味苦。鸟中其毒，则麻木搐急而毙；狗中其毒，则苦痛断肠而毙。若误服之，令人四肢拘挛。"

土鳖虫

土鳖咸寒，活血消肿，
破血逐瘀，癥瘕积聚。

【歌诀总括】

土鳖虫味咸寒，入血分，能活血止痛，而用治跌打损伤等证。

其破血逐瘀力强，可用治瘀血日久所致各种病证，如血滞经闭、产后瘀血腹痛、癥瘕积聚等。

【歌诀详解】

（1）药性：咸，寒。有小毒。归肝经。

（2）功效：破血逐瘀，续筋接骨。

（3）临床应用：

跌打损伤，筋伤骨折，瘀肿疼痛——本品性善走窜，咸寒入血，主入肝经，逐瘀、破积、通络，能活血消肿止痛，理伤续筋接骨疗伤，为伤科常用药，尤多用于骨折筋伤，瘀血肿痛。可单用研末调敷，或研末黄酒冲服；骨折筋伤病证，多与肝肾有关，故用治骨折筋伤后期，筋骨软弱等病证时，常配补肝肾、强筋骨之品。

血瘀经闭，产后瘀滞腹痛，积聚痞块——本品入肝经血分，能破血逐瘀，消积通脉，是理血伤科要药，适用于血滞经闭、产后瘀血腹痛、癥瘕积聚等病证。其破血逐瘀，祛瘀通经，治干血成劳，血燥阻络之肌肤甲错，经闭腹满等证；本品入肝经血分，破积消癥，可用治癥积痞块，两胁脐下硬如石，按之痛，腹满不下食等证。

（4）用法用量：煎服，3～10g；研末服，1～1.5g，黄酒送服。外用适量。

（5）使用注意：孕妇忌服。

【名言名句】

《金匮要略》："治五劳虚极羸瘦，腹满，不能饮食，食伤，忧伤，饮伤，房室伤，饥伤，劳伤，经络荣卫气伤，内有干血，肌肤甲错，两目黯黑。缓中补虚。"

第四节 破血消癥药

水 蛭

水蛭味咸，除积瘀坚，
通经破瘀，折伤可痊。
一名蚂蟥。

【歌诀总括】

水蛭味咸能软，入肝经血分，破血逐瘀力强，消癥散积，主治瘀血时间长、程度重的癥瘕积聚、血滞经闭等证，及瘀血阻滞之跌仆损伤、骨折等病证，又叫蚂蟥。

【歌诀详解】

(1) 药性：咸、苦，平；有小毒。归肝经。

(2) 功效：破血通经，逐瘀消癥。

(3) 临床应用：

血瘀经闭，癥瘕积聚——本品咸苦软坚，入肝经血分，破血逐瘀力强，药性峻猛，走而不守，能破血逐瘀、消癥散积，主治瘀血时间长、程度重的癥瘕积聚、血滞经闭等证。因本品药性峻猛，易耗气、动血、伤阴，若兼体虚者，可配补益气血药，缓解其峻猛之性，可用治燥气深入下焦血分而成的癥积、闭经、痛经、经来紫黑有块，产后瘀血腹痛。

跌打损伤，心腹疼痛——取本品的破血逐瘀之功，亦常用于瘀血阻滞之跌打损伤，跌打损伤所致的头晕、腰痛而有瘀滞者，及治瘀血内阻，心腹疼痛，大便不通等证。

(4) 用法用量：煎服，1.5~3g；研末服，0.3~0.5g。以入丸散或研末服为宜。或以鲜活者放置于瘀肿局部吸血消瘀。

(5) 使用注意：孕妇禁用，月经过多者忌用。

【名言名句】

《神农本草经百种录》："水蛭味咸，平。主逐恶血，瘀血月闭，破血瘕积聚，诸败血结滞之疾皆能除之。无子，恶血留子宫则难孕。利水道，水蛭生于水中故也。凡人身瘀血方阻，尚有生气者易治，阻之久则无生气而难治。盖血既离经，与正气全不相属，投之轻药则拒而不纳，药过峻又反能伤未败之血，故治之极难。水蛭最喜食人之血，而性又迟缓善入，迟缓则生血不伤，善入则坚积易破，借其力以攻积久之滞，自有利而无害也。"

莪　术

莪术温苦，善破痃癖[①]，
止痛消瘀，通经最宜。

破血逐瘀力强，药性峻猛，走而不守，能破血逐瘀、消癥散积，主治瘀血时间长、程度重的癥瘕积聚、血滞经闭等证。

去根，火煨切片，醋炒。

【难点注释】

①痃癖：脐腹偏侧或胁肋部时有筋脉攻撑急痛的病症。

【歌诀总括】

莪术性温味苦，既入血分，又入气分，善于破血行气，适用于气滞血瘀、食积日久而成的癥瘕积聚以及诸般痛证，尤擅于通经。其味辛发散，能行气导滞，用于饮食停积，食积不化之痃癖。入药宜去须根，可置热火灰中煨，切片，醋炒可增强破血祛瘀之力。

【歌诀详解】

（1）药性：辛、苦，温。归肝、脾经。

（2）功效：行气破血，消积止痛。

（3）临床应用：

气滞血瘀所致癥瘕积聚、经闭及心腹瘀痛——莪术味苦能泄，辛散温通，既入血分，又入气分，能破血散瘀，消癥化积，行气散结以散癥聚、消积滞，"治积聚诸气，为最要之药"，药性峻猛，适用于气滞血瘀、食积日久而成的癥瘕积聚以及气滞、血瘀、食停、寒凝所致的诸般痛证；入肝经，破气消积，"属足厥阴肝经气分药"。本品"破气中之血"，然以破血祛瘀为主，兼能行气。

食积脘腹胀痛——本品归脾经，味辛行散，能行气导滞，消食化积，用于饮食停积胃肠，脾失运化，食积不化之脘腹胀痛；配伍补气健脾药，亦可治脾虚食积之脘腹胀痛。

此外，本品破血力强，又消肿止痛，可用于瘀血阻滞之跌打损伤，瘀肿疼痛。

（4）用法用量：煎服，3～15g。醋制后可加强祛瘀止痛作用。外用适量。

（5）使用注意：孕妇及月经过多者忌用。

【名言名句】

《本草经疏》："心腹痛者，非血气不得调和，即是邪客中焦所致。中恶疰忤鬼气，皆由气不调和，脏腑壅滞，阴阳乖隔，则疫疠疰忤鬼气，得以凭之。莪气香烈，能调气通窍，窍利则邪无所容而散矣。解毒之义,亦同乎是。其主霍乱冷气吐酸水及饮食不消,皆行气之功也,故多用酒磨。又疗妇人血气结积,丈夫奔豚,入肝破血行气故也,多用醋磨。"

活血化瘀药重点记忆一览表

药物名称	药物类别	性味	归经	功效	应用
川芎	活血止痛药	辛,温	肝、胆、心包经	1. 活血行气 2. 祛风止痛	1. 血瘀气滞痛证 2. 头痛,风湿痹痛
郁金	活血止痛药	辛、苦,寒	肝、胆、心经	1. 活血止痛 2. 行气解郁 3. 清心凉血 4. 利胆退黄	1. 气滞血瘀之胸、胁、腹痛 2. 热病神昏,癫痫痰闭 3. 吐血、衄血、倒经、尿血、血淋 4. 肝胆湿热之黄疸、胆石症
延胡索	活血止痛药	辛、苦,温	心、肝、脾经	活血、行气、止痛	1. 胸闷痹痛 2. 腹痛 3. 胸胁胀痛 4. 痛经、月经不调、产后瘀滞腹痛
乳香	活血止痛药	辛、苦,温	心、肝、脾经	1. 活血定痛 2. 消肿生肌	1. 跌打损伤、疮疡痈肿 2. 痛经、经闭、产后瘀阻腹痛 3. 胸痹心痛 4. 风寒湿痹
姜黄	活血止痛药	辛、苦,温	肝、脾经	1. 破血行气 2. 通经止痛	1. 心、胸、胁、腹诸痛 2. 风湿痹痛
益母草	活血调经药	辛、苦,微寒	心、肝、膀胱经	1. 活血调经 2. 利尿消肿 3. 清热解毒	1. 经闭、痛经 2. 经行不畅、瘀滞腹痛 3. 水肿、小便不利 4. 跌打损伤、疮痈肿毒、皮肤瘾疹

续表

药物名称	药物类别	性味	归经	功效	应用
桃仁	活血调经药	苦、甘,平;有小毒	心、肝、大肠经	1. 活血祛瘀 2. 润肠通便 3. 止咳平喘	1. 月经不调,痛经,经闭及产后瘀滞腹痛,跌打损伤 2. 肺痈、肠痈 3. 肠燥便秘 4. 咳嗽气喘
红花	活血调经药	辛,温	心、肝经	1. 活血通经 2. 散瘀止痛	1. 经闭、痛经、产后瘀滞腹痛 2. 癥瘕积聚 3. 胸痹心痛、血瘀腹痛、胁痛
丹参	活血调经药	苦,微寒	心、心包、肝经	1. 活血祛瘀 2. 通经止痛 3. 清心除烦 4. 凉血消痈	1. 月经不调、闭经痛经、产后瘀滞腹痛 2. 血瘀心痛、脘腹疼痛、癥瘕积聚、跌打损伤、风湿痹证 3. 疮痈肿毒 4. 热病烦躁神昏及心悸失眠
牛膝	活血调经药	苦、甘、酸,平	肝、肾经	1. 祛瘀通经 2. 补肝肾,强筋骨 3. 利尿通淋 4. 引血下行	1. 经闭、痛经、经行腹痛、胞衣不下及跌仆伤病 2. 腰膝酸痛,下肢痿软 3. 淋证,水肿,小便不利 4. 头痛、口舌生疮、吐血、衄血
鸡血藤	活血调经药	苦、微甘,温	肝、肾经	1. 活血补血,调经止痛 2. 舒筋活络	1. 月经不调,痛经,闭经 2. 风湿痹痛、手足麻木、肢体瘫痪及血虚萎黄
马钱子	活血疗伤药	苦,寒;有大毒	肝、脾经	1. 散结消肿 2. 通络止痛	1. 跌打损伤、骨折肿痛 2. 痈疽疮毒、咽喉肿痛 3. 风湿顽痹、麻木瘫痪
土鳖虫	活血疗伤药	咸,寒;有小毒	肝经	1. 破血逐瘀 2. 续筋接骨	1. 跌打损伤,筋伤骨折,瘀肿疼痛 2. 血瘀经闭,产后瘀滞腹痛,积聚痞块
水蛭	破血消癥药	咸、苦,平;有小毒	肝经	1. 破血通经 2. 逐瘀消癥	1. 血瘀经闭,癥瘕积聚 2. 跌打损伤,心腹疼痛
莪术	破血消癥药	辛、苦,温	肝、脾经	1. 行气破血 2. 消积止痛	1. 癥瘕积聚、经闭及心腹瘀痛 2. 食积脘腹胀痛

第二十章　化痰止咳平喘药

痰证咳喘，三者相兼，
病证甚多，内伤外感，
半夏南星，止呕止痉，
辛温燥散，湿寒风痰，
贝母瓜蒌，甘苦性寒，
桔梗竹茹，清化热痰，
尚有良药，止咳平喘，
杏仁苏子，润肠通便，
百部润肺，冬花紫菀，
马兜铃铛，杷叶为寒，
桑皮葶苈，白果收敛，
甘苦温寒，性味迥然，
痰喘咳嗽，润降清宣，
审因论治，标本相兼，
证有不同，辨本求源。

【歌诀总括】

本章药物善治各种痰证、喘咳，多入肺经，其药性有辛温、苦寒之异，功效分别有温化寒痰、清热化痰、止咳平喘之别。温化寒痰药包括半夏、天南星，性多温燥，用治寒痰、湿痰证；清热化痰药包括桔梗、川贝母、浙贝母、瓜蒌、竹茹，性多寒凉，用治热痰证；止咳平喘药包括苦杏仁、苏子、百部、紫菀、款冬花、马兜铃、枇杷叶、桑白皮、葶苈子、白果，其味或辛或苦或甘，其性或温或寒，所以止咳化痰机制有宣肺、清肺、润肺、降肺、敛肺及化痰之别，适用于各种外感内伤之喘咳。

第一节 温化寒痰药

半 夏

半夏味辛，健脾燥湿，
痰厥头疼①，嗽呕堪入②。
一名守田，反乌头，滚水泡透，切片，姜汁炒。

【难点注释】

①痰厥头疼：病症名称，指痰浊内结，阴气上逆之头痛。

②嗽呕堪入：善治湿停痰多引起的头痛、咳嗽，或因脾胃不和、痰饮停留而出现的胸脘痞满、不思饮食及呕吐等症。因本品尤善化痰止嗽，降逆止呕，故曰"嗽呕堪入"。

【歌诀总括】

半夏味辛，性温，有燥湿化痰、健脾和胃、降逆止呕的作用。治因湿痰多引起的头痛、咳嗽，或因痰水停留而引起的胸脘胀满、不思饮食、呕吐等症。本品又名守田，反乌头。炮制时需用滚水泡透，去其毒性，切片，姜汁炒用。

【歌诀详解】

（1）药性：辛，温。有毒。归脾、胃、肺经。

（2）功效：燥湿化痰，降逆止呕，消痞散结；外治痈肿痰核。

（3）临床应用：

湿痰、寒痰证——本品味辛性温而燥，为燥湿化痰，温化寒痰之要药。尤善治脏腑之湿痰。治痰湿壅滞之咳嗽声重，痰白质稀者，常配陈皮、茯苓、甘草同用，如二陈汤（《太平惠民和剂》，下称《局方》）；寒饮咳喘、痰多清稀者，常与细辛、干姜等温肺化饮之品同用。痰热咳喘，咯吐稠黏黄痰者，常与黄芩、瓜蒌等品同用，以加强清热化痰之功。湿痰上犯清阳之头痛、眩晕，甚则呕吐痰涎者，则配天麻、白术以化痰息风，如半夏白术天麻汤（《古今医鉴》）。痰饮内盛，胃气失和而夜寐不安者，配

尤善治脏腑之湿痰。

秫米以化痰和胃安神。

呕吐——半夏味苦而降逆和胃，为止呕要药。各种原因的呕吐，皆可随证配伍用之，对痰饮或胃寒所致的胃气上逆呕吐尤宜。用治呕吐反胃，属胃寒及痰饮者，多与生姜、陈皮、川朴等药同用，如小半夏汤（《金匮要略》）；属胃热者，多与黄连、竹茹、芦根同用；属胃阴虚者，多与石斛、党参、白扁豆，或麦冬、沙参同用；配人参、白蜜，则治胃气虚呕吐，如大半夏汤（《金匮要略》）；属妊娠恶阻，胎动不安者，又多与黄芩、苏梗、白术、杜仲等同用。

心下痞，结胸，梅核气——半夏辛开散结，化痰消痞。治痰热阻滞致心下痞满时，常配干姜、黄连、黄芩以苦辛通降，开痞散结，如半夏泻心汤（《伤寒论》）；而配瓜蒌、黄连，可治疗痰热结胸，如小陷胸汤（《伤寒论》）；对于痰气交结、咽中梗阻，吞之不下、吐之不出的梅核气证，本品常与厚朴、茯苓、苏叶、生姜同用，以顺气消痰，行气解郁，化痰散结，如半夏厚朴汤（《金匮要略》）。

瘿瘤，痰核，痈疽肿毒及毒蛇咬伤——治瘿瘤痰核，可配昆布、海藻、贝母等；治痈疽发背、无名肿毒初起或毒蛇咬伤，可将生品研末调敷或鲜品捣敷。本品内服则可消痰散结，外用则能消肿止痛。

（4）用法用量：煎服，3～9g。陈久者良，宜制过用。生半夏用水浸泡，再与生姜、白矾同煮至透，取出晾干，闷润后切片，称姜半夏，长于降逆止呕。生半夏浸泡于甘草石灰汤中至内无白心，捞出阴干，称法半夏，长于燥湿；生半夏浸漂晾干后与白矾共煮透，切片晾干，称清半夏，长于祛痰，温性较弱；将半夏或法半夏用竹沥拌透、阴干入药，温燥大减，称竹沥半夏，适于胃热呕吐，肺热痰黄稠黏，痰热内闭中风不语；生半夏研成粉末，用姜汁、面粉调匀，经发酵制成面，称半夏曲，长于化痰消食。

（5）注意事项：本品辛温性燥，故阴虚燥咳、津伤口渴及出血患者忌用。反乌头，不宜与之同用；古籍记载半夏为妊娠禁用，但从临床来看，用治妊娠呕吐，不但未见明显毒副反应，而且止

各种原因的呕吐，皆可随证配伍用之，对痰饮或胃寒所致的胃气上逆呕吐尤宜。

呕效果肯定。

【名言名句】

《名医别录》：消心腹胸膈痰热满结，咳嗽上气，心下急痛坚痞，时气呕逆；消痈肿，堕胎，疗痿黄，悦泽面目。生令人吐，熟令人下。

《药性论》：消痰涎，开胃健脾，止呕吐，去胸中痰满，下肺气，主咳结。

天南星

南星性热，能治风痰①，
破伤强直②，风搐③自安。
姜汤泡透，切片用。或为末装入牛胆内，名曰牛胆南星。

【难点注释】

①风痰：外风挟痰浊为患，或肝风痰浊内扰，以咯吐泡沫痰涎，胸闷，眩晕，头目胀痛，或喉中痰鸣，口眼㖞斜，苔白腻，脉弦滑等为常见症的证候。

②破伤强直：破伤风引起的身体强直，牙关紧闭，角弓反张之病症。

③风搐：出《儒门事亲》卷六，为以手足动摇为症的疾患。多因火盛肝旺，风动痰壅所致。

【歌诀总括】

天南星苦辛，性热，有毒。有散风化痰、解除痉挛的作用。治中风的突然昏厥、口眼㖞斜、半身不遂、痰涎上壅，又可治破伤风病，肢体强直、抽搐等症。

【歌诀详解】

（1）药性：苦、辛，温。有毒。归肺、肝、脾经。

（2）功效：燥湿化痰，祛风解痉；外用散结消肿。

（3）临床应用：

湿痰、寒痰证——本品性温而燥，有较强的燥湿化痰之功。用于顽痰湿痰所致的咳嗽、胸膈胀满、头晕目眩等证，可与半夏、茯苓、枳实、橘红、甘草、生姜同用，如导痰汤（《传信适用方》）；用于肺热咳嗽、痰多色黄质黏稠者，配黄芩等，如小黄丸（张洁古《保命集》）；亦可与半夏、肉桂为丸，生姜汁冲服，用于寒痰咳嗽、痰多清稀。

风痰眩晕、中风、癫痫、破伤风——本品归肝经，走经络，善祛风痰而止痉厥。用于中风痰涎壅盛、手足顽麻、半身不遂、口眼㖞斜，可与黄芪、苍术、茯苓、半夏、白附子等同用，或与半夏、白附子、川乌同用，如青州白丸子（《局方》）；用于风寒痹痛，可与川乌、草乌、乳香、没药、地龙同用；治破伤风角弓反张，痰涎壅盛，则配白附子、天麻、防风等，如玉真散（《外科正宗》）；治癫痫，四肢抽搐，口吐白沫，可与郁金、石菖蒲、白僵蚕等同用。

> 善祛风痰而止痉厥。

痈疽肿痛，蛇虫咬伤——本品外用能消肿散结止痛。用于疮疖痈肿、瘰疬结核，用生南星以醋制浓汁，涂患处；用于蛇咬伤，以鲜南星捣烂敷患处，或用南星与雄黄为末，白酒调敷。

（4）用法用量：内服：3～9g，入煎剂，或入丸散。外用：研末撒，或调敷。本品有毒，内服不应过量。燥湿化痰、祛风止痉宜姜制（制南星），清热化痰、息风定痉宜胆汁制（胆南星）。生南星有毒力峻，多外用。

（5）注意事项：阴虚燥痰、热极生风、血虚动风者及孕妇忌用。

【用药鉴别】

《本经逢原》曰："南星、半夏皆治痰药也。然南星专走经络，故中风麻痹以之为向导；半夏专走肠胃，故呕逆泄泻以之为向导。"天南星与半夏，两者均辛温有毒，可燥湿化痰，然天南星主风痰，半夏主湿痰。治风痰以天南星为君半夏助之，治湿痰以半夏为君，南星伴之，且半夏有良好的辛开痞结、苦降和胃与止呕哕作用，而天南星消肿散血之功较好。

> 天南星主风痰，半夏主湿痰，且半夏有良好的辛开痞结、苦降和胃与止呕哕作用，而天南星消肿散血之功较好。

【名言名句】

《本草汇言》：天南星，开结闭。散风痰之药也。但其性味辛燥而烈，与半夏略同，而毒则过之。半夏之性，燥而稍缓，南星之性，燥而颇急；半夏之辛，劣而能守，南星之辛，劣而善行。

若风痰湿痰，急闭涎痰，非南星不能散。

第二节 清化热痰药

桔 梗

桔梗味苦，疗咽肿痛，
载药上升①，开胸利壅②。
去芦，洁白者佳。

【难点注释】
①载药上升：载药上行，使药物通过肺的敷布而发挥作用。
②开胸利壅：宣通肺中的痰阻壅塞。

【歌诀总括】
桔梗味苦辛，性平。辛开苦泄，性平不燥，功善开宣肺气、宽胸利咽、祛痰止咳，是治疗咽喉肿痛的要药；本品尚能载药上行，使药物通过肺的敷布而发挥作用，可作为上部病的引导药。还能宣通肺中的痰阻壅塞，有开胸利壅的作用。入药需去根，以洁白者为好。

【歌诀详解】
（1）药性：苦、辛，平。归肺经。
（2）功效：宣肺，祛痰，利咽，排脓。
（3）临床应用：

咳嗽痰多，胸闷不畅——本品辛散苦泄，宣开肺气，祛痰，无论寒热皆可应用。用于风寒感冒，症见咳嗽，咽喉作痒，鼻流清涕，恶寒发热者，可与杏仁、苏叶等同用，如杏苏散（《温病条辨》）；症见发热重，恶寒轻，咳嗽痰多发黄，用本品辛肝苦泄、宣散风热，与宣散风热药中加本品效力更著。如桑菊饮（《温病条辨》）。用于肺及支气管炎咳嗽痰薄，无热者，可与苏叶、杏仁、半夏、陈皮、白前、甘草等同用。

咽喉肿痛，失音——本品能宣肺泄邪以利咽开音。用于咽喉

宣开肺气，祛痰，无论寒热皆可应用。

用于咽喉肿痛或声音嘶哑。

肿痛或声音嘶哑,可与金银花、连翘、牛蒡子、金节灯笼、薄荷、甘草等同用。治咽喉肿痛,热毒盛者,可配射干、马勃、板蓝根等以清热解毒利咽。

肺痈吐脓——本品专入肺,能利肺气以排壅肺之脓痰。若为肺痈咳吐脓血,当与鱼腥草、芦根、冬瓜仁、桃仁等清热解毒、祛痰排脓药同用。用治肺气不宣,气滞痰阻所致的胸闷不畅,又常与枳壳、瓜蒌皮、香附等药同用。

此外,与利水药同用,可共奏宣肺利水之功,治水肿或癃闭。配黄芪、升麻、柴胡等同用,治大气下陷、气短不足以吸者。

(4) 用法用量:内服:3~10g,入煎剂,或入丸散。生用化痰,兼散风邪,炒用祛痰,又可降气。

(5) 注意事项:凡气机上逆、呕吐、呛咳、眩晕,阴虚久咳及咳血者不宜用。服用量过大,可刺激胃黏膜而恶心、呕吐,故溃疡患者慎用,本品有较强的溶血作用,不能注射。

【名言名句】

《本草经疏》:"桔梗,观其所主诸病,应是辛苦甘平,微温无毒。伤寒邪结胸胁,则痛如刀刺;邪在中焦,则腹满及肠鸣幽幽,辛散升发,苦泄甘和,则邪解而气和,诸证自退矣。其主惊恐悸气者,心脾气血不足,则现此证,诸补心药中,借其升上之力,以为舟楫胜载之用,此佐使之职也。"

《本草崇原》:"桔梗,治少阳之胁痛,上焦之胸痹,中焦之肠鸣,下焦之腹满。又惊则气上,恐则气下,悸则动中,是桔梗为气分之药,上中下皆可治也。"

川贝母

贝母微寒,止嗽化痰,
肺痈[①]肺痿[②],开郁除烦,
热燥虚劳,宜用甘川[③]。

【难点注释】

①肺痈:肺痈是肺部生脓疡的病证,相当于西医"肺脓肿"。由于风热邪毒客于肺脏,致使气阻而血行不畅,因而蕴毒化脓发

为肺痈。临床以发热、胸痛、咳唾脓血为其主要表现。

②肺痿：肺痿是肺叶萎弱不用，肺气不振的一种病证，主要有虚热肺痿和虚寒肺痿两种类型。

③甘川：以甘味为主，兼有苦寒之性的川贝母。

【歌诀总括】

川贝母性微寒，能止咳化痰，清热散结，并可开郁除烦，可用于痰热咳嗽、肺痈、肺痿及瘰疬、痈肿等证。对于肺热燥咳，虚劳咳嗽者，用性味偏甘的川贝母为宜。

【歌诀详解】

（1）药性：苦、甘，微寒。归肺、心经。

（2）功效：清热润肺，化痰止咳，散结消肿。

（3）临床应用：

虚劳咳嗽，肺热燥咳——本品性寒味微苦，能清泄肺热化痰，又味甘质润能润肺止咳，尤宜于内伤久咳，燥痰、热痰之证。于阴虚肺热，症见久咳不止，痰少而黏，或见潮热盗汗，可与知母各等份研末冲服，或与麦冬、玉竹、沙参、紫菀、款冬花、地骨皮等润肺止咳药同用；用于肺燥咳嗽，症见咳嗽痰少黏稠难出，咳痰带血丝，发热恶寒，虚烦不寐，潮热盗汗，可与紫菀、款冬花、杏仁、麦冬、地骨皮、白薇等同用；症见潮热咳嗽，吐脓血痰，可与芦根、黄芪、玉竹、薏苡仁、冬瓜仁等同用。

> 尤宜于内伤久咳，燥痰、热痰之证。

瘰疬、乳痈、肺痈——本品能清化郁热，化痰散结。治痰火郁结之瘰疬，用于颈、腋淋巴结核，常与玄参、牡蛎等同用，如消瘰丸（《医学心悟》）；治热毒壅结之乳痈、肺痈，常配蒲公英、鱼腥草等以清热解毒，消肿散结，如消痈散结汤。

（4）用法用量：内服：3～10g，入煎剂，或入丸散。外用：研末撒，或调敷。

（5）注意事项：川贝母反乌头、矾石、莽草，恶桃花。脾胃虚寒及寒痰、湿痰者不宜服。

【名言名句】

《本草汇言》：川贝母，开郁、下气、化痰之药也。润肺消痰，止咳定喘，则虚劳火结之证，川贝母专司首剂。

《本草纲目拾遗》：川贝母味甘而补肺也，治虚寒咳嗽为最佳。

浙贝母

> 贝母微寒，止嗽化痰，
> 肺痈肺痿，开郁除烦，
> 风热痰热，宜用苦浙①。

【难点注释】

①苦浙：以苦味为主，性偏于泄的浙贝母。

【歌诀总括】

浙贝母性微寒，能止咳化痰，清热散结，并可开郁除烦，可用于痰热咳嗽、肺痈、肺痿及瘰疬、痈肿等证。对于风热犯肺或痰热郁肺之咳嗽，用以苦味为主，性偏于泄的浙贝母为宜。

【歌诀详解】

（1）药性：苦，寒。归肺、心经。

（2）功效：清热化痰止咳，解毒散结消痈。

（3）临床应用：

风热、痰热咳嗽——本品功似川贝母而偏苦泄，长于清化热痰，降泄肺气。本品苦泄清热，尤宜于外感风热及热痰所致咳嗽。治风热咳嗽，常与疏散风热药物配伍。若治热痰咳嗽，宜与瓜蒌、桔梗等清热化痰止咳药配伍。治燥热咳嗽，与清肺润肺化痰之品配伍。

瘰疬，瘿瘤，乳痈疮毒，肺痈——本品苦泄清解热毒，化痰散结消痈，治痰火瘰疬结核，可配玄参、牡蛎等，如消瘰丸（《医学心悟》）；治瘿瘤，多与消痰散结类药物配伍。治痈肿疮毒，肺痈等，可与清热解毒消痈类药物同用。

（4）用法用量：内服煎汤，5～10g；或入丸、散。外用研末。

（5）注意事项：同川贝母。

【用药鉴别】

川贝母与浙贝母均有清热化痰，散结消肿之功。川贝母味苦而兼甘，甘以润肺，偏补，故燥咳及内伤久咳咯血多用之；浙贝母味苦而兼辛，辛以疏散，偏泻，故开泄清热之功强，多用于治

川贝母，燥咳及内伤久咳咯血多用之。

浙贝母，多用于治疗外感客热、痰稠色黄咳吐不利之咳嗽及瘰疬、疮肿。

疗外感客热、痰稠色黄咳吐不利之咳嗽及瘰疬、疮肿。

【名言名句】

《本草正》：大治肺痈肺痿，咳喘，吐血，衄血，最降痰气，善开郁结，止疼痛，消胀满，清肝火，明耳目，除时气烦热，黄疸淋闭，便血溺血；解热毒，杀诸虫及疗喉痹，瘰疬，乳痈发背，一切痈疡肿毒，湿热恶疮，痔漏，金疮出血，火疮疼痛，较之川贝母，清降之功，不啻数倍。

瓜 蒌

瓜蒌甘寒，清热化痰，

伤寒结胸①，润燥止烦。

【难点注释】

①伤寒结胸：指外感热病，邪热传里，与痰水互结胸胁所产生的病症，主要表现为胸胁胀满疼痛、手不可近等症。

【歌诀总括】

瓜蒌味甘而性寒，能清热润肺，止咳化痰，宽胸散结，解渴除烦，可用于治疗痰热咳嗽、胸痹结胸、肺痿咳血、消渴等证；本品还能润燥滑肠，可用治肠燥便结。

【歌诀详解】

(1) 药性：甘、微苦，寒。归肺、胃、大肠经。

(2) 功效：清热涤痰，宽胸散结，润燥滑肠。

(3) 临床应用：

痰热咳喘——本品甘寒而润，善清肺热，润肺燥而化热痰、燥痰。用于肺热咳嗽，症见咳嗽痰多，色黄质稠，味腥，难咯，常与川贝母、杏仁、桔梗等宣肺化痰药同用。对于胸闷气急、咳吐脓痰、咳时胸胁引痛，可与半夏、枳实、桔梗同用。

胸痹、结胸——本品能利气开郁，导痰浊下行而奏宽胸散结之效。治胸阳不通之胸痹疼痛，不得卧者，常配薤白、半夏同用，如栝楼薤白白酒汤、栝楼薤白半夏汤（《金匮要略》）。用于痰热互结之胸膈满闷作痛者，可与半夏、黄连同用，如小陷胸汤（《伤寒论》）。

肺痈，肠痈，乳痈——本品能清热散结消肿，常配清热解毒药以治痈证：用于肺痈咳吐脓血，可与金银花、鱼腥草、芦根、薏苡仁、桔梗、甘草同用。治肠痈，可配败酱草、红藤等，用于乳痈初起红肿热痛，与蒲公英、金银花、连翘、橘叶、白芷、贝母、甘草同用。

肠燥便秘——瓜蒌仁润燥滑肠，用于肠燥便结，可与甘草、白蜜同服；食滞便秘，可与六曲、山楂、半夏等同服。

（4）用法用量：煎服，全瓜蒌9～15g。瓜蒌皮6～10g，瓜蒌仁9～15g打碎入煎。瓜蒌皮重在清肺化痰、利气宽胸；瓜蒌仁质润，偏润肺化痰、润肠通便；瓜蒌霜功效同瓜蒌仁但力缓；全瓜蒌兼有瓜蒌皮与瓜蒌仁之效。

（5）注意事项：内服过量瓜蒌仁可引起胃部不适、恶性呕吐和腹痛泄泻。瓜蒌霜的这些反应较轻。本品甘寒滑泄，凡脾胃虚弱及便溏者不宜应用。传统认为，本品恶干姜，畏牛膝，反乌头，不宜与乌头同用。

【名言名句】

《本草纲目》：瓜蒌润肺燥、降火、治咳嗽、涤痰结、止消渴、利大便、消痈肿疮毒。瓜蒌籽炒用可补虚劳口干、润心肺、治吐血、肠风泻血、赤白痢、手面皱。

竹 茹

竹茹止呕，能除寒热，
胃热咳哕①，不寐②安歇。
姜汁炒。

【难点注释】

①哕：读音为月（yuě），呕吐之意。
②寐：指睡觉，睡着。

【歌诀总括】

竹茹味甘，性微寒，为和胃止呕良药，又有清肺化痰的作用。常用于胃热的呕吐呃逆，及肺热的咳嗽；并治胃不和引起的失眠。入药以姜汁炒，名曰姜竹茹，可增强和胃止呕功效。

【歌诀详解】

（1）药性：甘，微寒。归肺、胃经。

（2）功效：清热化痰，除烦止呕。

（3）临床应用：

肺热咳嗽，痰热心烦不寐——竹茹甘寒性润，善清化热痰。用于痰热咳嗽，痰黄黏稠，咽痛舌干等证，常配伍清热化痰药瓜蒌、桑白皮、贝母、黄芩、杏仁等同用；若痰热郁结，痰火上扰，心烦不眠，胸闷痰多等证，本品常配伍枳实、半夏、茯苓、陈皮；若中风痰迷，舌强失语，常配伍菖蒲、胆星、半夏、茯苓等药同用。

胃热呕吐、妊娠恶阻——竹茹清热降逆止呕，为治热性呕逆之要药。治胃热气逆呕呃，常配黄芩、山栀子、生姜等药，以增强清胃降逆止呕之力，方如《延年秘录》竹茹饮。若属痰热客胃，症见脘闷呕吐，舌苔黄腻者，常配黄连、陈皮、半夏等药，以清热化痰，降逆止呕，方如《温热经纬》黄连竹茹橘皮半夏汤。胃虚有热者，可配人参、陈皮、生姜等补虚清热，降逆止呕，方如《金匮要略》橘皮竹茹汤。

此外，竹茹清热凉血而止血，且有消瘀之效，可治血热吐血、衄血、尿血及崩漏等证属血热妄行者。但其力较缓，临床多入复方，常与生地黄、白茅根、大蓟、小蓟等药同用。

（4）用法用量：内服5~10g，入煎剂。一般祛痰多生用，止呕多用姜汁炒用。

（5）注意事项：胃寒呕吐及感寒挟食作呕者忌用。

【用药鉴别】

竹茹与半夏均有化痰，止呕，安神作用，对于胆虚痰热郁结所致的烦闷不宁，头晕目眩，泛胃呕哕之证，常相互为用，以协同作用。然竹茹性寒而润，偏治热痰及胃热呕哕，并善以宁神开郁除烦，痰热郁结所致的心神不宁及产后虚烦头痛，心中闷乱不解者，用之最好。半夏辛温性燥，偏治寒痰湿痰及痰饮所致呕哕，并善长辛开苦降，散结消痞，对于痰湿郁留心下所致的痞坚不舒，饮食不下以及泛恶呕吐者，用之最佳。

【名言名句】

《本经逢原》：竹茹专清胃府之热，为虚烦烦渴、胃虚呕逆之要药；咳逆唾血，产后虚烦，无不宜之。《金匮》治产后虚烦呕逆，有竹皮大丸。《千金》治产后内虚，烦热短气，有甘竹茹汤；产后虚烦头痛，短气，闷乱不解，有淡竹茹汤。内虚用甘以安中，闷乱用淡以清胃，各有至理存焉。其性虽寒而滑能利窍，可无郁遏客邪之虑。

第三节 止咳平喘药

苦杏仁

杏仁温苦，风寒喘嗽，
大肠气闭①，便难切要。
单仁者泡去皮尖，麸炒②入药。
双仁者有毒，杀人，勿用。

【难点注释】

①大肠气闭：大肠气机闭阻，导致大便秘结、腹部不适。

②麸炒：麸炒又称"麸皮炒"或"麦麸炒"，是一种传统炮制工艺。麸炒是指将净制或切制后的药物用一定量的麦麸加以拌炒的炮制方法。

【歌诀总括】

杏仁味苦，性微温，可治外感风寒引起的咳嗽气喘，以及大肠气机闭滞所致大便秘结，腹部不适。果核中为单个果仁者，浸泡后去皮尖，麸炒后入药。双果仁者，有毒，可致人死亡，故不可服用。

【歌诀详解】

（1）药性：苦，微温。有小毒。归肺、大肠经。

（2）功效：降气止咳平喘，润肠通便。

（3）临床应用：

配伍可治多种咳喘病证。

咳嗽气喘——本品主入肺经，味苦降泄，肃降兼宣发肺气而能止咳平喘，为治咳喘之要药，随证配伍可治多种咳喘病证。与麻黄、桂枝、甘草同用，可治风寒束表，咳嗽气喘；与紫苏、荆芥、防风等辛温解表药同用可治风寒感冒，鼻塞身重，多痰；治疗风热感冒，本品可与桑叶、菊花等配伍以疏风清热，如桑菊饮；痰饮咳嗽，可与苏子、制半夏、陈皮等同用；

肠燥便秘——本品质润多脂，味苦而下气，故能润肠通便。凡燥结便秘者，常与火麻仁、大黄、枳壳等同用；因气弱血少、津液不足所致便秘，常配柏子仁、郁李仁等同用，如五仁丸（《世医得效方》）。

此外，本品外用，可治蛲虫病、外阴瘙痒。

（4）用法用量：临床常用剂量，5~10g。水煎服，研末或入丸、散吞服。

（5）注意事项：杏仁苦温宣肺，润肠通便仅适宜于风邪、肠燥等实证之患。凡阴亏、郁火者，则不宜单味药长期内服。生食有毒。在常规剂量内水煎服或长期服用没有不良反应，但不宜大剂量使用。有较弱的滑肠便稀反应，便溏者忌用，婴儿慎用。

【用药鉴别】

杏仁与麻黄均归肺经，对于风寒犯肺之咳喘证，常相须为用，然麻黄偏于发散风寒以宣肺定喘，杏仁偏于降气定喘止咳，一宣一降，肺气宣降正常，则咳嗽喘息自平，且麻黄有宣肺利水以消肿满之作用，为治风水所常用，杏仁疏导开通，为湿温证所常用。

麻黄偏于发散风寒以宣肺定喘，杏仁偏于降气定喘止咳。

麻黄有宣肺利水以消肿满之作用，为治风水所常用，杏仁疏导开通，为湿温证所常用。

【名言名句】

《本草求真》：杏仁，既有发散风寒之能，复有下气除喘之力，缘辛则散邪，苦则下气，润则通秘，温则宣滞行痰。杏仁气味俱备，故凡肺经感受风寒，而见喘嗽咳逆、胸满便秘、烦热头痛，与夫蛊毒、疮疡、狗毒、面毒、锡毒、金疮，无不可以调治。东垣论杏仁与紫菀，均属宣肺除郁开溺，而一主于肺经之血，一主于肺经之气；杏仁与桃仁，俱治便秘，而一治其脉浮气喘便秘，于昼而见；一治其脉沉狂发便秘，于夜而见。冯楚瞻论杏仁、瓜蒌，均属除痰，而一从腠理中发散以祛，故表虚者最忌；一从肠胃中清利以除，故里虚者切忌。诸药貌虽相同，而究实有分辨，不可不细审而详察也。但用杏仁以治便秘，须用陈皮以佐，则气始通。

紫苏子

苏子味辛，驱痰降气①，
止咳定喘，更润心肺。

【难点注释】

①降气：理气法之一。又称下气。是治疗气上逆的方法。适用于喘咳、呃逆等症。常用药物如紫苏子、旋覆花、半夏、丁香、代赭石等。降逆下气亦属于本法范围。

【歌诀总括】

紫苏子味辛性温，归肺经、大肠经，能下气消痰，止咳平喘，适用于治疗痰壅气逆、咳嗽气喘等病症。本品多油，能润肠通便，治疗大便秘结。

【歌诀详解】

(1) 药性：辛，温。归肺、大肠经。

(2) 功效：降气化痰，止咳平喘，润肠通便。

(3) 临床应用：

咳喘痰多——本品性主降，长于降肺气，化痰涎，气降痰消则咳喘自平。用于老年人中虚、痰壅气滞而痰多者，可与白芥子、莱菔子同用，如三子养亲汤（《韩氏医通》）。用于上盛下虚之痰喘证，症见咳喘气短，痰涎壅盛，痰色白质稀，胸膈满闷者，可与前胡、厚朴、半夏、陈皮、沉香、当归、生姜、甘草、大枣同用，如《局方》苏子降气汤。

> 用于上盛下虚之痰喘证。

肠燥便秘——本品富含油脂，能润燥滑肠，又能降泄肺气以助大肠传导。用于老年人体虚便秘兼有咳喘者，可与麻子仁、杏仁、枳壳等润肠降气药同用。

> 用于老年人体虚便秘兼有咳喘者。

(4) 用法用量：内服3~10g，入煎剂。

(5) 注意事项：因能耗气滑肠，故气虚久嗽、脾虚便滑者忌用。《本草逢原》："主疏泄，气虚久嗽、阴虚喘逆、脾虚便滑者皆不可用。"

【用药鉴别】

苏子与苦杏仁均可止咳平喘，润肠通便，同治咳喘气逆、肠燥便秘。然苦杏仁味苦具小毒，又能宣肺，为治咳喘要药，又治各种咳喘；苏子善于降气消痰，既治咳喘痰壅气逆，又治上盛下虚之久咳痰喘。

【名言名句】

《本草经疏》："苏子，味辛温无毒。主下气，除寒温中。甄权用以治上气咳逆，冷气，及腰脚中湿气，风结气。研汁煮粥常食，令人肥白身香。日华子谓其能止霍乱，呕吐反胃，消五膈，消痰止嗽，润心肺。寇宗奭用以治肺气喘急。皆辛温能散结而兼润下之功也。

苏叶，其气芬芳，其味辛，其性温，纯阳之草也。故善发散，解肌出汗。病属阴虚，因发寒热，或恶寒及头痛者，慎毋投之，以病宜敛宜补故也。火升作呕者，亦不宜服，惟可用子。"

百　部

百部味甘，骨蒸①劳瘵②，

杀疳③蛔虫，久嗽功大。

【难点注释】

①骨蒸：形容阴虚潮热的热气自里透发而出，故称为骨蒸。骨蒸是虚热的一种，临床常称作"骨蒸潮热"。骨蒸潮热乃久病阴虚而致，即感觉有热感自骨内向外透发。

②劳瘵：瘵（zhài）。病名，劳瘵之有传染性者，亦作痨瘵。

③疳：俗称疳积，中医病名。患者为小儿，表现为慢性营养不良及消化不良、面黄肌瘦、大便泄泻而酸臭。多与哺乳不当、饮食失节、病后失调及虫积等因素有关。

【歌诀总括】

百部味甘、苦，性微寒，能润肺止咳，杀虫，常用以治疗劳瘵咳嗽、骨蒸、久嗽不愈，同时可治疗消化不良及蛔虫病等症。

【歌诀详解】

（1）药性：甘、苦，微温。归肺经。

（2）功效：润肺下气止咳，杀虫灭虱。

（3）临床应用：

新久咳嗽，百日咳，肺痨咳嗽——本品甘润苦降，微温不燥，功专润肺止咳，无论外感、内伤、暴咳、久嗽，皆可用之。用于肺热咳嗽，症见咳而气喘，痰多黄稠，甚者痰中带血，口苦咽干，胸胁痞满，可与芦根、黄芩、川贝、冬花、鱼腥草等同用；用于肺痨久咳，症见干咳痰少，有时痰中带血，可与沙参、麦冬、地骨皮、桑白皮、百合、鱼腥草、白薇等同用；用于感冒后咳嗽不止、咽喉刺痒、咳声连作、夜晚加重，可与白前、荆芥、桔梗、陈皮、甘草同服。

> 无论外感、内伤、暴咳、久嗽，皆可用之。

蛲虫、阴道滴虫，头虱及疥癣等——本品有杀虫灭虱之功，以治蛲虫病为多用，以本品浓煎，睡前保留灌肠；治头虱、体虱、阴虱等，可用单味煎水洗；用于疥疮（干疥湿疥均可），可用本品配燥湿祛风药治疗；外感湿热之毒蕴积肤，可与荆芥、防风、白鲜皮、苦参等同用。

（4）用法用量：内服：3～9g，外用适量，水煎或酒浸。

（5）注意事项：本品易伤胃滑肠，故脾虚便溏者忌服。

【名言名句】

《本草新编》：百部，杀虫而不耗气血，最有益于人，但其力甚微，用之不妨多也。然必与参、茯、芪、术同用为佳。大约用百部自一钱为始，可用至三、四钱止，既益肺胃脾之气，又能杀虫。倘痨病有传尸之虫者，须同地骨皮、沙参、丹皮、熟地、山茱共用为好。

紫 菀

紫菀苦辛，痰喘①咳逆②，
肺痈③吐脓，寒热并济。
去芦。

【难点注释】

①痰喘：中医病症名。指由气管积痰而引起的呼吸不畅、心跳、出汗等症状。

②咳逆：证名。咳嗽而气上逆者，出《素问·六元正纪大论》。

③肺痈：以骤起发热，咳嗽，胸痛，咯腥臭脓血痰为主要表现的疾病。

【歌诀总括】

紫菀味苦、辛、甘，性温而不热，能化痰止咳，善治痰喘咳逆上气及肺痈咳吐脓痰之症，无论属寒属热、属虚属实均可应用。入药时应去芦头用。

【歌诀详解】

(1) 药性：苦、辛、甘，微温。归肺经。

(2) 功效：润肺下气，消痰止咳。

(3) 临床应用：

咳嗽有痰——本品甘润苦泄，性温而不热，质润而不燥。用于风燥伤肺，肺失清润，燥证与风寒并见，症见干咳少痰或无痰，咽干鼻燥等，可与沙参、麦冬、地骨皮、桑白皮等同用。本品辛温散寒，入肺经，可用于风寒束肺、肺气壅实的咳嗽、气喘等证，可与炙百部、白前、荆芥、桔梗、陈皮、甘草同用，如止嗽散（《医学心悟》）；用于体虚或病后体弱所致的肺气不足，症见短气喘促，气怯声低，咳声低弱者，可与益气止咳药如黄芪、山药、薏苡仁、瓜蒌等同用。

此外，本品还可用于肺痈、胸痹及小便不通等证，盖取其开宣肺气之力。

(4) 用法用量：内服5~10g，入煎剂，或入丸散。

(5) 注意事项：有实热者忌用。阴虚火亢的燥咳咳血忌用。孕妇及月经过多者慎用。

【名言名句】

《本草正义》："紫菀，柔润有余，虽曰苦辛而温，非爆烈可比，专能开泄肺郁，定咳降逆，宣通窒滞，兼疏肺家气血。凡风寒外束，肺气壅塞，咳呛不爽，喘促哮吼，及气火燔灼，郁为肺痈，咳吐脓血，痰臭腥秽诸证，无不治之。而寒饮蟠踞，浊涎胶固喉中如水鸡声者，尤为相宜。惟其温而不热，润而不燥，所以寒热皆宜，无所避忌……以此温润之品，泄化垢腻，顺调气机，而不伤于正，不偏于燥，又不犯寒凉遏抑、滋腻恋郁等弊，岂非正治？且柔润之质，必不偏热，较之二冬、二母，名为滋阴，而群阴腻滞，阻塞隧道者，相去犹远。惟实火作咳，及肺痈成脓者，则紫菀虽能泄降，微嫌其近于辛温，不可重任，然借为向导，以捣穴犁庭，亦无不可。总之，肺金窒塞，无论为寒为火，皆有非此不开之势。"

款冬花

款花甘温，理肺①消痰，
肺痈喘咳，补劳除烦。
要嫩蕊，去干。

【难点注释】
①理肺：宣肺止嗽。

【歌诀总括】

款冬花味甘、辛、味苦，性温，能润肺下气，消痰止咳，可用以治疗肺痈咯吐脓痰。本品亦有补虚治劳除烦之效。入药时取嫩花蕊，除去花梗使用。

【歌诀详解】

（1）药性：辛、微苦，温。归肺经。

（2）功效：润肺下气，化痰止咳。

（3）临床应用：

咳嗽气喘——本品辛温而润，治咳喘无论寒热虚实，皆可随证配伍。用于肺痿，因肺气虚弱、气不化津、津液为涎，症见咯吐涎沫，清稀量多，气短，神疲乏力，用本品配健脾燥湿之品，如黄芪、党参、白术、山药等同用；用于肺痈，即肺脓肿，可与芦根、薏苡仁、桃仁、冬瓜仁等同用；用于肺胀，即肺气肿，可与太子参、黄芪、玉竹、沙参、麦冬等同用。本品有温化寒痰、润肺养阴、化痰止咳之功效，可治疗寒邪袭肺而引起的咳嗽、哮喘证。用于痰嗽哮喘、遇冷则发，可与炙麻黄、杏仁、苏子等同用；痰嗽带血，用款冬花、百部，经蒸、焙后，等分为末，加蜜做成丸子，如龙眼大。每天临睡时嚼服一丸，姜汤送下。

（4）用法用量：内服煎汤，5～10g；熬膏或入丸、散。治疗肺虚咳喘之症，可蜜炙以增强润肺止咳之功。

（5）注意事项：本品辛温，易散气动热，对咳血或肺痈咳吐脓血者慎用或配伍其他药物共用。

【用药鉴别】

紫菀与款冬花为临床化痰止咳的常用对药。紫菀辛散苦泄，祛痰作用明显，偏于化痰止咳；款冬花辛温，止咳作用较强，偏于宣肺止咳，二药相须合用，可收消痰下气之功，止咳之效倍增。款冬花发于冬令，虽雪积冰坚，其花独艳，性温可知，然轻扬上达，用在风寒痰饮之咳嗽，最为合适。而紫菀与款冬花，性味功用无大区别，在临床上，紫菀偏于祛痰，款冬花偏于止咳。风寒轻而兼热者多用紫菀，风热轻而兼寒者多用款冬花，也是大同小异。

> 临床上，紫菀偏于祛痰，款冬花偏于止咳。
>
> 风寒轻而兼热者多用紫菀，风热轻而兼寒者多用款冬花。

【名言名句】

《日华子本草》：润心肺，益五脏，除烦，补劳劣，消痰止嗽，肺痿吐血，心虚惊悸，洗肝明目及中风。

马兜铃

兜铃苦寒，能熏痔漏①，
定喘消痰，肺热②久嗽。
去膈膜。根名青木香，散气。

【难点注释】

①痔漏：痔与漏为见于肛门内、外的两种不同形状的疾患。凡肛门内、外生有小肉突起为痔。凡孔窍内生管、出水不止者为漏；生于肛门部的为肛漏，又名痔瘘。

②肺热：是肺部脓疡形成的一种病症。临床以发热、咳嗽、胸痛、咯痰量多，气味腥臭，或脓血相兼为主要症状。

【歌诀总括】

马兜铃味苦，性寒，外用熏洗可治疗痔漏等症。此外，能清肺热，降气化痰，止咳平喘，可治疗痰热久咳等症。入药须先除去隔膜。另外马兜铃的根名为青木香,有行气止痛之效。

【歌诀详解】

(1) 药性:苦、微辛,寒。归肺、大肠经。

(2) 功效:清肺降气,止咳平喘,清肠消痔。

(3) 临床应用:

肺热咳喘——本品性寒质轻,主入肺经,味苦泄降,善清肺热,降肺气,又能化痰。用于肺热咳嗽,症见痰少、痰黏稠、口干多饮、咽喉不利,可与苏子、杏仁、款冬花、人参同用;用于肺虚火盛、咳嗽气喘者,可与阿胶、牛蒡子、杏仁、甘草、糯米同用,如补肺阿胶汤;肺脏虚实不调,痰滞咳嗽,面目浮肿,颊赤虚烦等可与麻黄、五味子、甘草等配伍,如马兜铃汤;用于肺热咯血,如肺炎或支气管扩张、肺内有热者,可与清热凉血药同用。

痔疮肿痛或出血——本品又入大肠经,能清除大肠积热而治痔疮肿痛或出血。可单用本品煎汤熏洗,也可配地榆、槐角煎汤熏洗患处。

此外,可与钩藤、夏枯草、菊花等清热平肝药同用以治疗肝阳上亢型高血压病。

(4) 用法用量:内服,3~9g,入煎剂。生用则利于清热泻肺;炙用利于清热润肺。

(5) 注意事项:孕妇恶阻期及胃气虚弱者,虽有肺热痰咳证,也不宜服。本品为苦寒之品,易伤脾胃,因此虚寒性喘咳及脾弱便泄者不宜用。

【名言名句】

《本草正义》:马兜铃,洁古以为清肺,而又以为补肺,则殆误解钱仲阳补肺阿胶散之真旨。要之,仲阳意中,只为肺受燥火之凌,热壅不宣,故用牛蒡、杏仁、兜铃,皆属开宣清热主治。特以热伤肺阴,乃主阿胶,非诸药皆是补肺正将。濒湖已谓钱氏此方,非以兜铃补肺,乃取其清热降气,使邪去而肺安。案宣肺之药,紫菀微温,兜铃微清,皆能疏通壅滞,止嗽化痰。似此二者,有一温一清之分,宜辨寒嗽热嗽,寒喘热喘主治。究竟紫菀本非大温，兜铃亦非大寒，而能抉壅疏通，皆有捷效，洵乎同为肺金窒塞之良药矣。

枇杷叶

枇杷叶苦，偏理肺脏，
吐哕①不已，解酒清上。
布拭去毛。

【难点注释】

①哕：读音（yuě），呕吐之意。

【歌诀总括】

枇杷叶味苦，擅长清肺止咳，和胃降逆止呕，用于治疗肺热咳嗽，胃热恶心呕吐不止等病症，此外还可解酒毒，清上下气。入药须用布擦去绒毛。

【歌诀详解】

（1）药性：苦，微寒。归肺、胃经。

（2）功效：清肺止咳，降逆止呕。

（3）临床应用：

肺热咳嗽，气逆喘急——本品味苦能降，性寒能清，具有清降肺气之功。用于风热痰嗽，症见咳嗽频剧，喉燥咽痛，咯痰不爽，色黄质黏，可与沙参、桑白皮、黄芩、芦根等同用；用于顿咳，即百日咳，可与百部、大蒜头、白茅根、丝瓜络同用；用于风燥伤肺，症见咳嗽无痰或少痰，唇鼻干燥，宜与宣燥润肺之桑叶、麦冬、阿胶等同用，如清燥救肺汤（《医门法律》）。

胃热呕吐，哕逆——本品能清胃热，降胃气而止呕吐、呃逆。用于胃气上逆、恶心呕哕，可与茯苓、半夏、党参、槟榔、白茅根同用；用于胃热呕吐，可与竹茹、陈皮、生姜同用；用于妊娠恶阻，可与苏子、黄芩、竹茹、麦冬等同用。

（4）用法用量：内服，6～10g，入煎剂。大剂量可用至30g，鲜品15～30g；或熬膏，或入丸、散。取原药材，除去杂质及绒毛，用水喷润，切丝，干燥。生品常用于降逆止呕，肺热咳嗽；拭去毛，蜜涂，炙，蜜枇杷叶多用于肺燥咳嗽；用文火加热，炒至微焦,有香气,取出放凉。炒枇杷叶常用于和胃止呕。

(5)注意事项:本品苦寒,胃寒呕吐及肺感风寒咳嗽忌用。止咳宜炙用,止呕宜生用。用前须先去绒毛。

【用药鉴别】

马兜铃与枇杷叶,二药入肺,均有清降之性。马兜铃对于肺热及阴虚燥热火盛之咳嗽及咯血者更为适宜。枇杷叶主要下气化痰止咳,对于咳嗽上气咯痰不爽之证及胃热呕哕口渴之证较为适用,其清热之力不及马兜铃,而下降化痰止咳之力强于马兜铃。

> 马兜铃对于肺热及阴虚燥热火盛之咳嗽及咯血者更为适宜。
>
> 枇杷叶对于咳嗽上气咯痰不爽之证及胃热呕哕口渴之证较为适用。

【名言名句】

《本草经疏》:"《经》曰:诸逆冲上,皆属于火。火气上炎,则为卒宛不止。宛者,哕也,其声浊恶而长。《经》曰,树枯者叶落,病深者声哕,病者见此,是为危证。枇杷叶性凉,善下气,气下则火不上升,而胃自安,故卒宛止也。其治呕吐不止,妇人产后口干,男子消渴,肺热咳嗽,喘息气急,脚气上冲,皆取其下气之功。又治妇人发热咳嗽,经事先期,佐补阴清热之药服之,可使经期正而受孕。"

桑白皮

桑皮甘辛,止咳定喘,

泻肺火邪①,其功不浅。

风寒新嗽生用,虚劳久嗽蜜水炒用。去红皮②。

【难点注释】

①火邪:易导致阳热性病证的邪气的统称,这里主要指肺中火邪,有虚火、实火之分。肺阴虚而生火为虚火,肺热盛极化火则为实火。

② 红皮:根皮外黄棕色粗皮。

【歌诀总括】

桑白皮味甘且辛,能平喘止嗽,清泻肺热,对于肺热咳嗽、咳喘气短、水肿等病证治疗效果显著。新感风寒咳嗽者宜生用本品,而虚劳久咳者蜜水炒用本品更佳。入药前须刮去根皮外黄棕色粗皮。

【歌诀详解】

（1）药性：甘，寒。归肺经。

（2）功效：泻肺平喘，利水消肿。

（3）临床应用：

肺热咳喘——本品甘，寒，性降，主入肺经，能清泻肺火兼泻肺中水气而平喘。用于伏火郁肺，症见咳嗽痰多，色黄黏稠，咯吐不爽，面赤，皮肤蒸热，日晡尤甚者，与地骨皮、白薇等同；治小儿肺盛，气急咳嗽，常配地骨皮同用，如泻白散（《小儿药证直诀》）；用于肺热喘逆，气息粗促，胸盈仰息，喉中痰涎壅盛，痰多黏稠，多兼身热尿赤、便干，治宜清金降火，与黄芩、大黄等同用。

水肿——本品能泻降肺气，通调水道而利水消肿，尤宜用于风水、皮水等阳水实证。用于肾病性全身浮肿，与姜皮、茯苓皮、大腹皮、陈皮等同用，如五皮饮；用于水饮停肺，症见咳喘胀满，痰涎壅盛，胸胁胀痛，即胸腔积液，与葶苈子、椒目等同用。

此外，本品还有清肝降压止血之功，可治衄血、咯血及肝阳肝火偏旺之高血压症，常与黄芩、决明子、夏枯草等平肝清热药同用。

（4）用法用量：内服6～12g，入煎剂，或入丸散。外用捣汁涂，或煎水洗。泻肺利水宜生用；润肺止咳宜蜜炙用。

（5）注意事项：本品性寒而善降，肺寒咳嗽及风寒感冒咳嗽均不宜用。

【名言名句】

《药品化义》：桑皮，散热，主治喘满咳嗽，热痰唾血，皆由实邪郁遏，肺窍不得通畅，借此渗之散之，以利肺气，诸证自愈。故云泻肺之有余，非桑皮不可。以此治皮里膜外水气浮肿及肌肤邪热，浮风燥痒，悉能去之。同甘菊、扁豆通鼻塞热壅，合沙参、黄芪止肠红下血皆效。

葶苈子

葶苈辛苦，利水消肿，
痰咳癥瘕①，治喘肺痈。
隔纸略炒。

【难点注释】

①癥瘕 腹部结块，或胀，或满，或痛者，称为"癥瘕"。癥与瘕，按其病变性质有所不同。癥，坚硬成块，固定不移，推揉不散，痛有定处，病属血分；瘕，痞满无形，时聚时散，推揉转动，痛无定处，病属气分。

【歌诀总括】

葶苈子味辛苦，性寒。有利小便、消水肿、降气祛痰、止咳喘的作用。并能散腹中的瘀血停滞结块，可治痰水壅塞、肺气不降的气喘和痰热郁结在肺部的咳嗽、胸痛的肺痈。入药可微炒用，以缓和药性。

【歌诀详解】

（1）药性：苦、辛，大寒。归肺、膀胱经。

（2）功效：泻肺平喘，行水消肿。

（3）临床应用：

痰涎壅盛，喘息不得平卧——本品苦降辛散，性寒清热。用于痰饮壅滞、胸满胀喘不得卧、一身面目浮肿者，可与大枣同用，如葶苈大枣泻肺汤（《金匮要略》）。用于肺痈，痰热郁积，咳喘气急，初起可与桑白皮同用，热盛咳脓则配伍连翘、桃仁、桔梗等清热解毒，祛瘀排脓之品。

水肿、悬饮、胸腹积水、小便不利——本品泄肺气之壅闭而通调水道，利水消肿。于肝硬化腹水，可与防己、大黄、椒目同用，如己椒苈黄汤；用于胸腔积液，治结胸、胸水、腹水肿满，可配杏仁、大黄、芒硝，以加强峻下逐水之功，即大陷胸丸（《伤寒论》）。气虚水肿，可配以人参、黄芪等补气药同用，如人参葶苈子丸。痰热互结，癥瘕积聚，腹中包块，不能饮食，可与大黄、泽泻等散瘀逐邪之品同用。

（4）用法用量：内服：3～10g，入煎剂，或入丸散。外用：煎水洗，或研末调敷。利水消肿宜生用；治痰饮喘咳宜炒用；肺虚痰阴喘咳 宜蜜炙用。

（5）注意事项：本品专攻泻降，走而不守，因此肺虚咳喘、脾虚且满、膀胱气虚小便不利者忌用。本品有苦、甜二种，甜者性缓，苦者性急，临床上多用甜葶苈。

【用药鉴别】

桑白皮与葶苈子均可泻肺、平喘、消肿，常配伍应用。桑白皮重在泻肺热而平咳喘，多用于肺有热、热痰壅肺之咳、喘、痰黄者；葶苈子重在泻肺气而引痰水，多用于肺中停水、肺气郁闭之胸满咳喘、痰水涌盛之证。

【名言名句】

《本草纲目》：葶苈甘苦二种，正如牵牛黑白二色，急缓不同；又如葫芦甘苦二味，良毒亦异。大抵甜者下泄之性缓，虽泄肺而不伤胃；苦者下泄之性急，既泄肺而易伤胃，故以大枣辅之。然肺中水气膹满患者，非此不能除，但水去则止，不可过剂尔。既不久服，何致伤人，《淮南子》云：大戟去水，葶苈愈胀，用之不节，乃反成病。亦在用之有节。

白 果

白果甘苦，喘嗽白浊[1]。
点茶压酒，不可多嚼。
一名银杏。

【难点注释】

①白浊：尿液浑浊不清，色白如泔浆，或初尿不浑，留置稍长，沉淀呈积粉样的表现。

【歌诀总括】

白果味甘苦涩，性平，有小毒。它有敛肺止咳嗽、气喘，及止白浊、收涩止带的作用。作点心服食，能解酒，但有毒，不可多吃。本品又名银杏。

【歌诀详解】

（1）药性：甘、苦、涩，平。有毒。归肺经。

(2) 功效：敛肺定喘，止带缩尿。

(3) 临床应用：

哮喘痰嗽——本品性涩而收，能敛肺定喘，且兼有一定化痰之功，为治喘咳痰多常用之药。用于外感风寒而内有蕴热而喘，支气管哮喘者，可与黄芩、桑白皮、麻黄、苏子、半夏、款冬花、杏仁、甘草同用，如定喘汤（《摄生众妙方》）；治寒喘由风寒之邪引发者，可与麻黄同用，如鸭掌散（《摄生众妙方》）；用于痰咳因脾运不健、痰浊内生者，症见咳嗽气急，喉有痰声，痰浊上壅，胸膈满闷，可与茯苓、半夏、陈皮、款冬花、桑白皮、瓜蒌仁、苏子等同用；由肾不纳气而至虚喘者，常配以地黄、山药、五味子、胡桃肉等同用，以补肾纳气平喘。

带下，白浊，尿频，遗尿——本品收涩而固下焦。用于湿热带下、色黄黏腻者，常与芡实、黄柏、山药、车前子同用，如易黄汤（《傅青主女科》）；若带下清稀色白量多质稀者，则可与芡实、金樱子、炮姜、杜仲、川断、车前子同用；治疗遗精、滑精，可与芡实、金樱子、覆盆子、锁阳等同用；用于尿频，可将本品煨熟嚼含；治淋浊、乳糜尿之类，与炒山药、焦白术、土茯苓、益智仁、萆薢等同用。

(4) 用法用量：5～10g，水煎服，捣汁或入丸、散。外用：适量，生品捣敷或涂擦。宜炒熟或蒸熟后食用。

(5) 注意事项：不可生食。熟食也不能过多，否则容易中毒。白果有毒，自古即有记载。中毒时可出现头痛、发热、惊厥、烦躁、呕吐、呼吸困难等。此外，邪实痰多者不宜服。虚实兼夹而须服用本品时，可配合适当的药物。

【名言名句】

《本草纲目》：银杏，宋初始着名，而修本草者不收，近时方药亦时用之。其气薄味厚，性涩而收，益肺气，定喘嗽，缩小便，又能杀虫消毒。然食多则收令太过，令人气壅颅胀昏顿。故《物类相感志》言银杏能醉人，而《三元延寿书》言昔有饥者，同以白果代饭食饱，次日皆死也。熟食温肺益气，定喘嗽，缩小便，止白浊；生食降痰，消毒杀虫；（捣）涂鼻面手足，去皻泡，皴皱及疥癣疠、阴虱。

化痰止咳平喘药重点记忆一览表

药物名称	药物类别	性味	归经	功效	应用
半夏	温化寒痰药	辛,温;有毒	脾、胃、肺经	1. 燥湿化痰 2. 降逆止呕 3. 消痞散结 4. 外用消肿止痛	1. 湿痰、寒痰证 2. 呕吐 3. 心下痞,结胸,梅核气 4. 瘿瘤,痰核,痈疽肿毒及毒蛇咬伤
天南星	温化寒痰药	苦、辛,温;有毒	肺、肝、脾经	1. 燥湿化痰 2. 祛风解痉 3. 散结消肿	1. 湿痰、寒痰证 2. 风痰眩晕、中风、癫痫、破伤风 3. 痈疽肿痛,蛇虫咬伤
桔梗	清化热痰药	苦、辛,平	肺经	1. 宣肺祛痰 2. 利咽 3. 排脓	1. 咳嗽痰多,胸闷不畅 2. 咽喉肿痛,失音 3. 肺痈吐脓
川贝母	清化热痰药	苦、甘,微寒	肺、心经	1. 清热润肺,化痰止咳 2. 散结消肿	1. 虚劳咳嗽,肺热燥咳 2. 瘰疬、乳痈、肺痈
浙贝母	清化热痰药	苦,寒	肺、心经	1. 清热化痰止咳 2. 解毒散结消痈	1. 风热、痰热咳嗽 2. 瘰疬,瘿瘤,乳痈疮毒,肺痈
瓜蒌	清化热痰药	甘、微苦,寒	肺、胃、大肠经	1. 清热化痰 2. 宽胸散结 3. 润肠通便	1. 痰热咳喘 2. 胸痹、结胸 3. 肺痈、肠痈、乳痈 4. 肠燥便秘
竹茹	清化热痰药	甘,微寒	肺、胃经	1. 清热化痰 2. 除烦止呕	1. 肺热咳嗽,痰热心烦不寐 2. 胃热呕吐,妊娠恶阻
苦杏仁	止咳平喘药	苦,微温;有小毒	肺、大肠经	1. 止咳平喘 2. 润肠通便	1. 咳嗽气喘 2. 肠燥便秘
紫苏子	止咳平喘药	辛,温	肺、大肠经	1. 降气化痰,止咳平喘 2. 润肠通便	1. 咳喘痰多 2. 肠燥便秘
百部	止咳平喘药	甘、苦,微温	肺经	1. 润肺下气止咳 2. 杀虫灭虱	1. 新久咳嗽,百日咳,肺痨咳嗽 2. 蛲虫、阴道滴虫、头虱及疥癣等
紫菀	止咳平喘药	苦、辛、甘,微温	肺经	润肺下气,消痰止咳	咳嗽有痰

续表

药物名称	药物类别	性味	归经	功效	应用
款冬花	止咳平喘药	辛、微苦,温	肺经	润肺下气,止咳化痰	咳嗽气喘
马兜铃	止咳平喘药	苦、微辛,寒	肺、大肠经	1. 清肺降气,止咳平喘 2. 清肠消痔	1. 肺热咳喘 2. 痔疮肿痛或出血
枇杷叶	止咳平喘药	苦,微寒	肺、胃经	清热止咳,降逆止呕	1. 肺热咳嗽,气逆喘急 2. 胃热呕吐、哕逆
桑白皮	止咳平喘药	甘,寒	肺经	1. 泻肺平喘 2. 利水消肿	1. 肺热咳喘 2. 水肿
葶苈子	止咳平喘药	苦、辛,大寒	肺、膀胱经	1. 泻肺平喘 2. 行水消肿	1. 痰涎壅盛,喘息不得平卧 2. 水肿、悬饮、胸腹积水、小便不利
白果	止咳平喘药	甘、苦、涩,平;有毒	肺经	1. 敛肺定喘 2. 止带缩尿	1. 哮喘痰嗽 2. 带下,白浊,尿频,遗尿

第二十一章　安神药

心神不宁,安神定志,
惊者平之,虚者补之,
龙骨琥珀,朱砂磁石,
质重镇潜,心悸失眠,
枣仁柏仁,滋养心肝,
远志通肾,合欢忿蠲。
对症治标,矿石有毒,
中病即止,不可久服,
养胃健脾,免伤胃气,
审因选药,随证配伍。

【歌诀总括】

安神药具有重镇安神、养心安神的作用,为治标之药,特别是矿石类重镇安神药及有毒药物，只宜暂用，不可久服，应中病即止。用于治疗心神不宁所致的心悸怔忡，失眠多梦和惊风、癫狂等病证，是体现了《素问·至真要大论篇》所谓"惊者平之"，及《素问·阴阳应象大论篇》所谓"虚者补之，损者益之"的治疗法则；实证的心神不安，应选用重镇安神药物，此类药物有朱砂、磁石、龙骨、琥珀等；虚证的心神不安，应选用养心安神药物，此类药物有酸枣仁、柏子仁、合欢皮、远志。

第一节 重镇安神药

朱 砂

朱砂味甘，镇心养神，
祛邪解毒，定魄①安魂②。

【难点注释】

①魄：不受意识所支配，属于人体本能的感觉和动作。

②魂：随心神活动所做出的思维意识活动。当失去精神统领时，会表现为梦幻及梦游的现象。

【歌诀总括】

朱砂味甘，质重、色红，归心经，既重镇降逆，治疗心神失常导致的癫狂、惊悸；味甘又能补养心神，具有安神定志的功效；性寒，兼能清热解毒、清心降火，治疗热毒导致的疮疡肿毒、口舌生疮。

【歌诀详解】

（1）药性：甘，微寒。有毒。归心经。

（2）功效：清心镇惊，安神解毒，明目。

（3）临床应用：

心神不宁，心悸，失眠——本品甘寒质重，入手少阴心经，既可重镇安神，又能清心安神，为镇心清火、安神定志之药。可治心火亢盛，内扰神明之心神不宁、惊悸怔忡、烦躁不眠者，宜与黄连、栀子、磁石、麦冬等合用，以增强清心安神之效；味甘滋养补虚，阴血不足所致心烦失眠者，可与酸枣仁、柏子仁、当归等配伍。

惊风，癫痫——本品质重而镇，味甘养心安神，可养精神、安魂魄，有镇惊止痉之功。性寒可用治温热病，热入心包或痰热内闭所致的高热烦躁，神昏谵语，惊厥抽搐者，常与牛黄、麝香等开窍、息风药同用；如治小儿惊风，又常与牛黄、全蝎、钩藤配伍；久服通神明，可治癫痫。

疮疡肿毒，咽喉肿痛，口舌生疮——本品性寒，不论内服、外用，均有清热解毒作用。心火上炎，可致口舌疮疡、咽喉肿痛，朱砂清心降火、清热解毒，可配雄黄、山慈菇内服，配冰片、硼砂外用。

（4）用法用量：内服，只宜入丸、散服，每次 0.1～0.5g；不宜入煎剂。外用适量。

> 内服，只宜入丸、散服，每次 0.1～0.5g；不宜入煎剂。

（5）使用注意：本品有毒，内服不可过量或持续服用，孕妇及肝肾功能不全者禁服。入药只宜生用，忌火煅。

【名言名句】

《药鉴》："气寒，味甘，无毒。其色赤，赤象心，心主血，故能镇养心神，通调血脉。除中恶腹痛，扫疥癣疮疡。止渴除烦，安魂定魄。和大风子研末，则杀疮虫。佐条黄芩为丸，则绝胎孕。"

磁 石

磁石味咸，专杀铁毒，

若误吞针，系线即出①。

【难点注释】

①系线即出：此法为医疗设施匮乏时的应急、有效方法，非不得已勿用。

【歌诀总括】

磁石味咸，质重，能与铁起反应，可治疗由于误食铁离子引起的金属中毒，吞铁针后可用线引出。此外由于性寒清热，归心、肝、肾经，可清心肝之火，咸走血，可治疗由于肝血不足引起的头晕目眩，有聪耳明目之效。

【歌诀详解】

（1）药性：咸，寒。归心、肝、肾经。

（2）功效：镇惊安神，平肝潜阳，聪耳明目，纳气平喘。

（3）临床应用：

心神不宁，惊悸，失眠，癫痫——本品性寒质重沉降，入心、肝肾经，能镇惊安神、清泻心肝之火，阳浮则神动，故可治疗肝肾阴虚、虚阳上亢扰动心神导致的心神不宁、惊悸失眠，常与茯神、酸枣仁、远志等养心安神药同用；若治肝风内动所致的小儿惊痫，还可单用本品煮水饮用。

头晕目眩——本品入肝、肾经，质重主沉降，既能平肝潜阳，又能益肾补阴，故可用治肝阳上亢之头晕目眩、急躁易怒等症，常与石决明、珍珠、牡蛎等平肝潜阳药同用；若阴虚甚者可配伍生地、白芍、龟甲等滋阴潜阳药；若热甚者又可与钩藤、菊花、夏枯草等清热平肝药同用。

耳鸣耳聋，视物昏花——本品入肝、肾经，肝开窍于目，肾开窍于耳，具有补肾益精、聪耳明目的功效，治疗肝肾亏虚导致的耳鸣耳聋、视物模糊，常配伍熟地、枸杞、菊花等滋养肝肾、益阴明目的药物，

肾虚气喘——本品入肾经，质重沉降，纳气归肾，具有益肾、纳气平喘之功，治疗肾气不足、摄纳无权之虚喘，可与沉香、胡桃肉、蛤蚧等补肾纳气药同用。

（4）用法用量：煎服，9～30g；宜打碎先煎。入丸、散，每次1～3g。

（5）使用注意：因吞服后不易消化，如入丸、散，不可多服，脾胃虚弱者慎用。

【用药鉴别】

朱砂与磁石，二者均为矿石类药物，均能重镇安神，但磁石入心肝肾经，兼有补益肝肾、滋阴潜阳的功效，主治肝肾亏虚、虚阳上亢导致的头晕目眩、耳聋眼花，尚有补肾纳气平喘之功；

朱砂与磁石：磁石入心肝肾经，有补益肝肾、滋阴潜阳的功效，尚有补肾纳气平喘之功；朱砂主入心经，功善清心火而安神。

朱砂主入心经，功善清心火而安神，主治心火亢盛、心经热盛导致的心神不安、惊悸失眠等症。

【名言名句】

《本草问答评注》："有如磁石，久则化成铁，是铁之母也。其引针者，同气相求，子来就母也。以药性论之，石属金，而铁屑水，磁石秉金水之性而归于肾。故其主治，能从肾中吸肺金之气，以归于肾。"

《神农本草经百种录》："凡五行之中，各有五行，所谓物物一太极也。如金一行也，银色白属肺，金色赤属心，铜色黄属脾，铅色青属肝，铁色黑属肾。石也者，金土之杂气，而得金之体为多。何以验之？天文家言星者金之散气，而星陨即化为石，则石之属金无疑。而石之中亦分五金焉，磁石乃石中之铁精也，故与铁同气，而能相吸，铁属肾，故磁石亦补肾。肾主骨，故磁石坚筋壮骨；肾属冬令，主收藏，故磁石能收敛正气，以拒邪气。知此理，则凡药皆可类推矣。"

龙 骨

龙骨①味甘，梦遗精泄，
崩带肠痈②，惊痫风热③。

【难点注释】

①龙骨：为古代哺乳动物如象类、犀牛类、三趾马等的骨胳的化石。

②肠痈：病名，指痈疽发于肠部。以发热、右少腹疼痛拘急，或触及包块为主要表现。包括西医的急慢性阑尾炎、阑尾周围脓肿等，是外科急腹症常见的一种疾病。

③风热：病证名，指风和热相结合的病邪，临床表现为发热重、恶寒较轻、咳嗽、口渴、舌边尖红、苔微黄、脉浮数，甚则口燥、目赤、咽痛、衄血等。

【歌诀总括】

龙骨味涩能敛，有收敛固涩的作用，凡带浊遗泄，崩漏吐衄，一切失精亡血之证皆可治疗，如肾虚不能封藏所致的梦遗精泄，冲任不固所致的崩漏带下；亦可敛疮生肌；还能治疗由于肠府血络损伤、瘀血凝滞、郁而化热、瘀热互结，导致血败肉腐而成的肠痈；又入肝经，质重主沉降，可平肝潜阳，治疗肝经风热导致的风热惊痫。

【歌诀详解】

(1) 药性：甘、涩，平。归心、肝、肾经。

(2) 功效：镇惊安神，平肝潜阳，收敛固涩。

(3) 临床应用：

心神不宁，心悸失眠，惊痫癫狂——本品质重，入心、肝经，能镇静安神，为重镇安神的常用药。治疗心神失养导致的心神不宁、心悸失眠，健忘多梦等症，可与菖蒲、远志、酸枣仁等养心安神药同用；治疗心经热盛导致的心神不宁，常与朱砂、磁石等清心安神之品配伍；配伍牛黄、胆南星、钩藤等息风止痉药，还能治疗肝火扰心、肝风内动导致的惊痫癫狂。

> 重镇安神的常用药。

肝阳眩晕——本品入肝经，质重沉降，有较强的平肝潜阳作用，故常用治肝阴不足，肝阳上亢所致的头晕目眩、烦躁易怒等症，多与磁石、牡蛎、白芍等滋阴潜阳药同用。

滑脱诸证——本品味涩能敛，有收敛固涩功效，通过不同配伍可治疗遗精、滑精、尿频、遗尿、崩漏、带下、自汗、盗汗等多种正虚滑脱之证。用于治疗肾虚遗精、滑精，每与芡实、沙苑子、牡蛎等补肾固精药配伍；治疗心肾两虚，小便频数，遗尿者，常与桑螵蛸、龟甲、茯神等固精缩尿药配伍；治疗气虚不摄，冲任不固之崩漏，可与菟丝子、乌贼骨、五倍子等固冲止带药配伍；治疗表虚自汗，阴虚盗汗者，常与牡蛎、浮小麦、五味子、生地黄、黄芪等固表止汗药同用；若大汗不止，脉微欲绝的亡阳证，可与牡蛎、人参、附子同用，以回阳救逆固脱。

湿疮痒疹，疮疡久溃不敛——本品富含碳酸钙，性收涩，外用有收湿、敛疮、生肌之效，可用治湿疮流水，阴汗瘙痒，常配伍牡蛎研粉外敷；还可涩肠滑，收肛脱，治疗久泻久痢导致的脱肛。

(4) 用法用量：煎服，15～30g；宜先煎。外用适量。镇静安神，平肝潜阳多生用。收敛固涩宜煅用。

（5）使用注意：湿热积滞者不宜使用。

【名言名句】

《本经逢原》：涩可以去脱，龙骨入肝敛魂，收敛浮越之气。其治咳逆，泄利脓血，女子漏下，取涩以固上下气血也。其性虽涩，而能入肝破结。癥瘕坚结，皆肝经之血积也；小儿热气惊痫，亦肝经之病，为牛黄以协济之，其祛邪伐肝之力尤捷。其性收阳中之阴，专走足厥阴经，兼入手足少阴，治多梦纷坛，多寐泄精，衄血吐血，胎漏肠风，益肾镇心，为收敛精气要药。有客邪，则兼表药用之。又主带脉为病，故崩带不止，腹满，腰溶溶若坐水中，止涩药中加用之。止阴疟，收湿气，治休息痢，久痢脱肛，生肌敛疮皆用之。但收敛太过，非久痢虚脱者，切勿妄投；火盛失精者误用，多致溺赤涩痛，精愈不能收摄矣。

琥 珀

琥珀味甘，安魂定魄，
破郁消癥①，利水通涩。

【难点注释】

①破郁消癥：通"破瘀消癥"，治疗学术用语，消法之一。用活血祛瘀的药物，消除人体内瘀血积块的方法。

【歌诀总括】

琥珀味甘能补，质重，具有金刚之性，肺属金，肺藏魄，能入肺定魄；又为阳木之精华，肝属木，肝藏魂，故能入肝安魂；色红，入心、肝经，心主血，肝藏血，入血分有活血通经，破瘀消癥的作用；肺为水之上源，肝主调达疏泄，入肝肺通调水道，又归膀胱经，故有利水通淋之效。

【歌诀详解】

（1）药性：甘，平。归心、肝、膀胱经。
（2）功效：镇惊安神，活血散瘀，利尿通淋。
（3）临床应用：

心神不宁，心悸失眠，惊风，癫痫——本品入心、肝二经，质重而镇，具有镇惊安神功效。主治心神不宁、心悸失眠、健忘等症，常与菖蒲、远志、茯神等养心安神药同用；治心血亏虚导致的惊悸怔忡、夜卧不安，常与酸枣仁、人参、当归等补血安神药同用；若治痰热上扰导致的小儿惊风、癫痫可与天竺黄、茯苓、胆南星等清热化痰药，或与朱砂、全蝎等安神息风药配伍治疗。

痛经经闭，心腹刺痛，癥瘕积聚——本品入心、肝血分，有活血通经，散瘀消癥的功效，治疗血瘀气滞之痛经经闭，可与当归、莪术、乌药等活血行气通经药同用；若治心血瘀阻之胸痹心痛证，常与三七、红花等化瘀止痛药同用；治癥瘕积聚，可与三棱、鳖甲、大黄等活血消癥、软坚散结药同用。

淋证，癃闭——本品有利尿通淋作用，用于治疗淋证、尿频、尿痛及癃闭小便不利之证，单用有效，灯心草煎汤送服。治石淋、热淋，可与金钱草、海金沙、木通等利尿通淋药同用。因琥珀有散瘀止血的功效，故尤宜于血淋。

（4）用法用量：研末冲服，或入丸、散，每次 1.5～3g。外用适量。不入煎剂。忌火煅。

【名言名句】

《本草问答》："琥珀乃松胎入地所化，松为阳木，其脂乃阳汁也，人身之魂、阳也，而藏于肝血阴分之中，与琥殉之阳气，敛赖于明魄之中，更无以异，是以琥功有安魂定魄之功。"

《本草蒙筌》："味甘，气平。属金，阳也。无毒。出自松脂所化，入土千岁才成。初如桃胶，久渐坚硬。西戎多产，色淡澈光。南郡亦生，色深重浊（嵌首饰澈光为奇，入药剂重浊不计）。手摩热可拾草芥，汤煮软俨若饴糖。遇物即粘，如是方妙。入药研末，用汤调吞。利水道，通五淋，定魂魄，安五脏。破癥结瘀血。止血生肌，明目摩翳。治产后血晕及儿枕疼，疗延烂金疮并胃脘痛。

第二节 养心安神药

酸枣仁

酸枣味酸，敛汗驱烦，
多眠用生，不眠用炒。

【歌诀总括】

酸枣仁味酸，有收敛固涩的功效，用于治疗卫表不固、身体虚弱之自汗、盗汗；入心、肝经，又能治疗心肝血虚、心神失养导致的烦躁不安；生用味偏酸收，用于治疗阴偏亢，阳气不足导致的胆热多眠嗜睡（阳气主动，阴主静）；炒后缓解药性，使性味偏于甘补而治疗心、肝血虚导致的失眠、健忘等症。

【歌诀详解】

(1) 药性：甘、酸，平。归心、肝、胆经。

(2) 功效：养心益肝，宁心安神，敛汗，生津。

(3) 临床应用：

心悸失眠——本品味酸甘色赤，入心、肝经血分，有养心、肝血而安神之效，为养心安神要药。主治心肝阴血亏虚、心神失养、神不守舍之心悸、怔忡、健忘、失眠、多梦、眩晕等症，常与当归、白芍、何首乌、龙眼肉等补血、补阴药配伍；若治肝阴虚有热之虚烦不眠，常与知母、茯苓等清热养阴药同用；若心脾气血亏虚所致惊悸不安、体倦失眠者，可与黄芪、当归、党参等补益气血药配伍；若心肾不足，阴亏血少所致的心悸失眠、健忘梦遗，又当与生地、肉桂、远志等交通心肾、补益精血药合用。

自汗，盗汗——汗为心之液。本品入心经，味酸，可收敛固涩止汗，常用治气虚、阴虚之自汗、盗汗，常与五味子、山茱萸、黄芪等益气固表止汗药同用。

(4) 用法用量：煎服，10～15g。研末吞服，每次1.5～2g。本品炒后质脆易碎，便于煎出有效成分，可增强疗效。

> 有养心、肝血而安神之效，为养心安神要药。

【名言名句】

《本经逢原》：酸枣仁，熟则收敛精液，故疗胆虚不得眠，烦渴虚汗之证；生则导虚热，故疗胆热好眠，神昏倦怠之证。按酸枣本酸而性收，其仁则甘润而性温，能散肝、胆二经之滞，故《本经》治心腹寒热，邪气结聚，酸痛血痹等证皆生用，以疏利肝、脾之血脉也。盖肝虚则阴伤而烦心，不能藏魂，故不得眠也。伤寒虚烦多汗，及虚人盗汗，皆炒熟用之，总取收敛肝脾之津液也。

柏子仁

柏子味甘，补心益气，
敛汗润肠，更疗惊悸。

【歌诀总括】

柏子仁味甘能补，归心经，能补心益气，气血同源，气为血之母，故可治疗心血亏虚、心神失养所致的惊悸、失眠等；性质甘润，又归肾经，可滋补阴液，具有敛汗之功，治疗由肾阴虚不足所致盗汗；又富含油脂，有润肠通便的作用，治疗津液不足所致的肠燥便秘。

【歌诀详解】

（1）药性：甘，平。归心、肾、大肠经。

（2）功效：养心安神，润肠通便，止汗。

（3）临床应用：

心悸失眠——本品味甘质润，药性平和，主入心经，具有养心安神之功效，用于心阴不足、心血亏虚以致心神失养之心悸怔忡、虚烦不眠、头晕健忘等，常与人参、当归、白术等益气补血药配伍；也可与酸枣仁、茯神等养心安神药同用；若治心肾不交之心悸不宁、心烦少寐、梦遗健忘，常以本品配伍肉桂、麦冬、熟地黄、石菖蒲等以补肾养心，交通心肾。

肠燥便秘——本品为核内的种子，性甘润又富含油脂和特殊芳香之气，有增液润肠通便之功。用于阴虚血亏或老年、产后血虚之肠燥便秘，常与郁李仁、松子仁、杏仁润肠通便药等同用。

此外，本品还可滋补阴液，还可用治阴虚盗汗、肝阴不足、肝风内动之小儿惊风、惊痫等。

（4）用法用量：煎服，3～10g。大便溏者宜用柏子仁霜代替柏子仁。

（5）使用注意：便溏及多痰者慎用。

【用药鉴别】

柏子仁与酸枣仁皆味甘性平，均有养心安神之功，用治阴血不足、心神失养所致的心悸怔忡、失眠、健忘等症，常相须为用。然柏子仁质润多脂、润燥力强，能润肠通便而治肠燥便秘；酸枣仁安神作用较强，且味酸收敛止汗作用亦优，体虚自汗、盗汗较常选用，二者兼治不同。

> 柏子仁质润多脂、润燥力强，能润肠通便而治肠燥便秘；酸枣仁安神作用较强，且味酸收敛止汗作用亦优，体虚自汗、盗汗较常选用，二者兼治不同。

【名言名句】

《药品化义》：柏子仁，香气透心，体润滋血。同茯神、枣仁、生地、麦冬，为浊中清品，主治心神虚怯，惊悸怔忡，颜色憔悴，肌肤燥痒，皆养心血之功也。又取气味俱浓，浊中归肾，同熟地、龟版、枸杞、牛膝，为封填骨髓，主治肾阴亏损，腰背重病，足膝软弱，阴虚盗汗，皆滋肾燥之力也。味甘亦能缓肝，补肝胆之不足，极其稳当，但性平力缓，宜多用之为妙。

远　志

> 远志气温，能驱惊悸，
> 安神镇心，令人多记。

【歌诀总括】

远志性味辛温，通达调和，入心、肾经，具有通利心窍、镇心安神的功效，治疗心肾不交之惊悸、失眠；肾藏志，"志"为记忆，肾精充足则记忆力强，肾精亏虚则健忘，"远志"，顾名思义，增强远期记忆，有改善记忆力的作用，能治疗肾精亏虚导致的健忘，甚至失忆。

【歌诀详解】

（1）药性：苦、辛，温。归心、肾、肺经。

（2）功效：安神益智，祛痰开窍，消散痈肿，交通心肾。

既能开心气而宁心安神，又能通肾气而强志不忘，为交通心肾、安定神志、益智强识之佳品。

（3）临床应用：

失眠多梦，心悸怔忡，健忘——心藏神，肾藏志，心肾相交，则神志相通、精气充足。本品苦辛性温，性善宣泄通达，既能开心气而宁心安神，又能通肾气而强志不忘，为交通心肾、安定神志、益智强识之佳品。主治心肾不交之心神不宁、失眠、惊悸等症，常与茯神、龙齿、朱砂等镇心安神药同用；治肾精不足之健忘，常与人参、茯苓、石菖蒲等补虚安神、交通心肾药同用。

癫痫惊狂——本品味辛通利，能利心窍、逐痰涎，可用治痰阻心窍所致之癫痫抽搐、惊风发狂等症。伴心火炽盛，可与郁金、栀子、黄连等清心降火药同用；若痰热壅盛，可与胆南星、牛黄、郁金等清热化痰药配伍。

咳嗽痰多——本品辛温苦燥，入肺经，能宣通肺窍、燥湿化痰止咳，故可用治内伤痰多黏稠、痰浊阻滞或外感风寒之咳嗽痰多者，常与杏仁、贝母、瓜蒌、桔梗等宣肺止咳化痰药同用。

痈疽疮毒，乳房肿痛，喉痹——本品辛行苦泄，功擅疏通气血壅滞而消散痈肿，用于痈疽疮毒、乳房肿痛，内服、外用均有疗效，内服可单用为末，黄酒送服。外用可隔水蒸软，加少量黄酒捣烂敷患处。远志味辛入肺，开宣肺气，以利咽喉，治肺气不宣之喉痹作痛有效。

（4）用法用量：煎服，3～10g。外用适量。化痰止咳宜炙用。

（5）使用注意：凡实热或痰火内盛者，以及有胃溃疡或胃炎者慎用。

【名言名句】

《本草纲目》：远志，入足少阴肾经，非心经药也。其功专于强志益精，治善忘。盖精与志，皆肾经之所藏也。肾经不足，则志气衰，不能上通于心，故迷惑善忘。《灵枢经》云，肾藏精，精合志，肾盛怒而不止则伤志，志伤则喜忘其前言，腰脊不可以俯仰屈伸，毛悴色夭。又云，人之善忘者，上气不足，下气有余，肠胃实而心肺虚，虚则营卫留于下，久之，不以时上，故善忘也。陈言《三因方》远志酒治痈疽，云有奇功，盖亦补肾之力尔。

【第二十一章】安神药

安神药重点记忆一览表

药物名称	药物类别	性味	归经	功效	应用
朱砂	重镇安神药	甘,微寒;有毒	心经	1. 清心镇惊 2. 安神解毒 3. 明目	1. 心神不宁,心悸,失眠 2. 惊风,癫痫 3. 疮疡肿毒,咽喉肿痛,口舌生疮
磁石	重镇安神药	咸,寒	心、肝、肾经	1. 镇惊安神 2. 平肝潜阳 3. 聪耳明目 4. 纳气平喘	1. 心神不宁,惊悸,失眠,癫痫 2. 头晕目眩 3. 耳鸣耳聋,视物昏花 4. 肾虚气喘
龙骨	重镇安神药	甘、涩,平	心、肝、肾经	1. 镇惊安神 2. 平肝潜阳 3. 收敛固涩	1. 心神不宁,心悸失眠,惊痫癫狂 2. 肝阳眩晕 3. 滑脱诸证 4. 湿疮痒疹,疮疡久溃不敛
琥珀	重镇安神药	甘,平	心、肝、膀胱经	1. 镇惊安神 2. 活血散瘀 3. 利尿通淋	1. 心神不宁,心悸失眠,惊风,癫痫 2. 痛经经闭,心腹刺痛,癥瘕积聚 3. 淋证,癃闭
酸枣仁	养心安神药	甘、酸,平	心、肝、胆经	1. 养心益肝 2. 宁心安神 3. 敛汗,生津	1. 心悸失眠 2. 自汗,盗汗
柏子仁	养心安神药	甘,平	心、肾、大肠经	1. 养心安神 2. 润肠通便 3. 止汗	1. 心悸失眠 2. 肠燥便秘
远志	养心安神药	苦、辛,温	心、肾、肺经	1. 安神益智 2. 祛痰开窍 3. 消散痈肿 4. 交通心肾	1. 失眠多梦,心悸怔忡,健忘 2. 癫痫惊狂 3. 咳嗽痰多 4. 痈疽疮毒,乳房肿痛,喉痹

第二十二章 平肝息风药

平肝潜阳，息风止痉；
阳亢风动，晕痛搐惊，
牡蛎赭石，合石决明，
蒺藜罗布，珍珠母行，
牛黄天麻，羚角钩藤，
地龙僵蚕，全蝎蜈蚣，
介石平肝，虫类息风，
兼能清肝，或可镇惊，
寒凉温燥，性各不同，
随证配伍，注意使用。

【歌诀总括】

平肝息风药是以平肝潜阳或息风止痉为主，治疗肝阳上亢或肝风内动病证的药物。平肝潜阳药主要用治肝阳上亢之头晕目眩、头痛、耳鸣和肝火上攻之面红、口苦、目赤肿痛、烦躁易怒、头痛头昏等症，此类药有石决明、牡蛎、珍珠母、代赭石、刺蒺藜、罗布麻等；息风止痉药是以平息肝风为主要作用，主治肝风内动惊厥抽搐病证的药物，此类药物有羚羊角、牛黄、钩藤、天麻、地龙、全蝎、蜈蚣、僵蚕。

第二十二章 平肝息风药

第一节 平抑肝阳药

石决明

石决明咸，眩晕目昏，
惊风抽搐，劳热骨蒸。

【歌诀总括】

石决明性味咸寒，入肝经，有平肝潜阳、清肝明目之功效，用于治疗肝阴不足、肝阳上亢导致的头痛眩晕、视物昏花；或者为肝阳化风、肝风内动所致的惊风抽搐、痉挛等症。咸走肾，又入肾经，还可治疗肝肾阴虚之劳热骨蒸、盗汗等。

【歌诀详解】

（1）药性：咸，寒。归肝经。

（2）功效：平肝潜阳，清肝明目。

（3）临床应用：

肝阳上亢，头晕目眩——本品咸寒清热，质重潜阳，专入肝经，而有清泄肝热，镇潜肝阳，清利头目之效，为凉肝、镇肝之要药，本品又兼有滋养肝阴之功，故能治疗肝肾阴虚、肝阳眩晕之筋脉拘急、手足蠕动、头目眩晕之症，常与白芍、生地黄、牡蛎等滋养肝阴、平抑肝阳药配伍应用；若肝阳独亢而有热象，如头晕头痛、烦躁易怒，可与夏枯草、黄芩、菊花等清热平肝药同用。

目赤，翳障，视物昏花——本品性寒入肝经，清肝火而明目退翳，治疗肝火上炎之目赤肿痛、视力模糊、视物昏花，可配伍夏枯草、决明子、菊花等清肝明目之品。治疗风热目赤，翳膜遮睛，常与蝉蜕、菊花、木贼等祛风清热药同用；若肝虚血少之目涩昏暗、雀盲眼花属虚证者，可与熟地黄、枸杞子、菟丝子等滋阴补血药配伍。此外，煅石决明具有收敛、制酸、止痛、止血等作用，用于胃酸过多之胃脘痛，或研末外敷，用于外伤出血。

为凉肝、镇肝之要药。

(4) 用法用量：煎服，6～20g；应打碎先煎。平肝、清肝宜生用，外用点眼宜煅用、水飞。

(5) 使用注意：本品咸寒易伤脾胃，故脾胃虚寒，食少便溏者慎用。

【用药鉴别】

石决明与决明子均有清肝明目之功效，皆可用治目赤肿痛、翳障等偏于肝热者。然石决明咸寒质重，凉肝镇肝，滋养肝阴，故无论实证、虚证之目疾均可应用，多用于血虚肝热之羞明、目暗、青盲等；决明子苦寒，功偏清泻肝火而明目，常用治肝经实火之目赤肿痛。

石决明咸寒质重，凉肝镇肝，滋养肝阴，故无论实证、虚证之目疾均可应用。

决明子苦寒，功偏清泻肝火而明目，常用治肝经实火之目赤肿痛。

【名言名句】

《本草撮要》："味咸。入足厥阴经。功专清热补肝。得枸杞菊花治头痛目昏。多服令人寒中。恶旋复。"

《医学衷中参西录》："石决明味微咸，性微凉，为凉肝镇肝之要药。肝开窍于目，是以其性善明目。研细水飞作敷药，能治目外障；作丸、散内服，能消目内障。为其能凉肝，兼能镇肝，故善治脑中充血作疼作眩晕，因此证多系肝气，肝火挟血上冲也。"

牡　蛎

牡蛎微寒，涩精止汗，
崩带胁痛，老痰①祛散。

【难点注释】

①老痰：又称顽痰。指性质坚结胶固、吐咯难出之痰，与稀痰、湿痰相对。

【歌诀总括】

牡蛎微寒，煅后有收涩作用，具有涩精敛汗、固崩止带的功效，用于治疗卫表不固之自汗，肾气不固之尿频、遗尿、遗精和妇女白带过多，或者冲任不固之崩漏、月经过多等症；此外牡蛎味咸，归肝经，具有软坚散结的作用，治疗肝气不疏、气血壅滞之胁痛、腹内癥瘕积聚和痰火郁结、顽痰不化之痰核、瘰疬。

【第二十二章】平肝息风药

【歌诀详解】

（1）药性：咸，微寒。归肝、胆、肾经。

（2）功效：重镇安神，潜阳补阴，软坚散结。

（3）临床应用：

心神不安，惊悸失眠——本品性寒质重，有重镇安神之功效，用治心神不安之惊悸怔忡、失眠多梦等症，常与龙骨相须为用，亦可配伍朱砂、琥珀、酸枣仁等养心安神之品。

肝阳上亢，头晕目眩——本品咸寒，入肝经，有平肝潜阳、益阴之功，用于治疗水不涵木、阴虚阳亢之头目眩晕、烦躁不安，常与龙骨、龟甲、白芍等滋阴益肝药同用；亦治热病日久，灼烁真阴，虚风内动，惊风抽搐之症，常与生地黄、龟甲、鳖甲等养阴、息风止痉药配伍。

痰核，瘰疬，瘿瘤，癥瘕积聚——本品味咸，功善软坚散结，用于治疗痰火郁结之痰核、瘰疬、瘿瘤等，常与浙贝母、玄参等清热化痰散结药配伍；用治气滞血瘀的癥瘕积聚，常与丹参、莪术等活血散结消癥药同用。

滑脱诸证——本品煅后有与煅龙骨相似的收敛固涩作用，通过不同配伍可治疗自汗、盗汗、遗精、滑精、尿频、遗尿、崩漏、带下等滑脱之证。用治自汗、盗汗，常与麻黄根、浮小麦等固表止汗药同用；治肾虚遗精、滑精，常与沙苑子、龙骨、芡实等补肾益精药配伍；治尿频、遗尿可与桑螵蛸、金樱子、益智仁等固精缩尿药同用；治疗崩漏、带下，常与海螵蛸、山茱萸、龙骨等固崩止带药配伍。

（4）用法用量：煎服，9～30g；宜打碎先煎。外用适量。收敛固涩宜煅用，其他宜生用。

【用药鉴别】

龙骨与牡蛎均有重镇安神、平肝潜阳、收敛固涩作用，均可用治心神不安、惊悸失眠、阴虚阳亢、头晕目眩及各种滑脱证。然龙骨长于镇惊安神，且收敛固涩之力优于牡蛎；牡蛎平肝潜阳功效显著，又有软坚散结之功，多用于治疗瘰疬痰核，胁下痞硬；还具有益阴作用，可用于阴虚发热证。

> 龙骨长于镇惊安神，且收敛固涩之力优于牡蛎；牡蛎平肝潜阳功效显著，又有软坚散结之功，还具有益阴作用。

【名言名句】

《本草经疏》：牡蛎味咸平，气微寒，无毒，入足少阴、厥阴、少阳经。其主伤寒寒热、温疟洒洒、惊恚怒气、留热在关节去来不定、烦满、气结心痛、心胁下痞热等证，皆肝胆二经为病。二经冬受寒邪，则为伤寒寒热；夏伤于暑，则为温疟洒洒；邪伏不出，则热在关节去来不定；二经邪郁不散，则心胁下痞；热邪热甚，则惊恚怒气，烦满气结心痛。此药味咸气寒，入二经而除寒热邪气，则营卫通，拘缓和，而诸证无不瘳矣。少阴有热，则女子为带下赤白，男子为泄精，解少阴之热，而能敛涩精气，故主之也。

代赭石

代赭石寒，下胎崩带，

儿疳①泻痢，惊痫呕噫②。

【难点注释】

①儿疳：小儿疳病，包括疳积和干疳。指以形体虚弱羸瘦为特征的慢性营养不良疾病。多见于1～5岁儿童。

②噫：嗳气，又称"噫气"。指气从胃中上逆，出咽喉而发出声响，声音长而缓的表现。

【歌诀总括】

代赭石性味苦寒、色红（赭，黑红色），入心、肝血分，有凉血止血之效，适用于气火上逆、迫血妄行之血热崩漏、赤带，或者心肝经之血热瘀结导致的难产、胞衣不下；味苦燥，用于治疗小儿脾虚湿胜所致的疳积泻痢；质重沉降，具有镇肝潜阳、重镇降逆之功，治疗肝阳上亢化风之惊风癫痫，或肺胃气上逆所致的呕吐、嗳气、咳嗽气喘。

【歌诀详解】

（1）药性：苦，寒。归肝、心经。

（2）功效：平肝潜阳，重镇降逆，凉血止血。

（3）临床应用：

肝阳上亢，头晕目眩——本品为矿石类药物，质重沉降，长于镇潜肝阳；又性味苦寒，入肝经，善清肝火，为重镇潜阳常用之品。用于肝阳上亢、肝火上炎所致的头目眩晕、头痛目胀等症，常与磁石、生龙骨、生牡蛎、白芍等滋阴潜阳药同用；借其重镇、清肝之效，亦可用治肝阳化风、肝风内动之小儿急、慢惊风、吊眼撮口、惊痫抽搐等症。

呕吐，呃逆，噫气——本品质重性降，为重镇降逆要药。尤善降中下焦之胃气上逆而具止呕、止呃、止噫之效。用治胃气上逆之呕吐、呃逆、噫气不止等证，常与旋覆花、半夏、生姜等降逆止呕药配伍；治疗宿食结于肠间导致胃气上逆不降之便秘者，可配伍甘遂、芒硝、神曲等攻逐下气、消食化积药同用。

气逆喘息——本品重镇降逆，能降上逆之肺气而平喘。用治肺气不降之哮喘有声、卧睡不得者，单用本品研末，米醋调服取效；用治肺肾之气不足、肾不纳气之虚喘，常与党参、山茱萸、胡桃肉、山药等补肺肾纳气药同用；若治肺热咳喘者，可与桑白皮、苏子、旋覆花等清肺化痰止咳药同用。

血热吐衄，崩漏——本品苦寒沉降，入心肝血分，有凉血止血之效，适用于气火上逆、血热迫血妄行之吐衄、崩漏等出血证，可研末单用，醋汤调服增加收敛之性；因胃热而胃气上逆所致的吐血、衄血、胸中烦热者，可与白芍、竹茹、牛蒡子、清半夏等清胃热、降逆气之药配伍。

（4）用法用量：煎服，9～30g；宜打碎先煎。入丸、散，每次1～3g。外用适量。降逆、平肝宜生用，止血宜煅用。

（5）使用注意：孕妇慎用。因含微量砷，故不宜长期服用。

【用药鉴别】

代赭石与磁石均为矿石类重镇之品，均能平肝潜阳、降逆平喘，用于肝阳上亢之眩晕及气逆喘息之证。然代赭石主入肝经，偏重于平降逆气、清降肝火，不但用于肝阳上亢盛之头痛眩晕及惊痫抽搐，还可用于逆气上犯肺胃所致的呕吐、呃逆、噫气及喘息气急等，并清热凉血止血以治血热吐衄崩漏下血之证；而磁石主入肾经，偏重于益肾阴而镇浮阳，具有纳气平喘、镇惊安神的功效，用于治疗真阴亏损于下，阳浮于上之上实下虚证。

孕妇慎用。因含微量砷，故不宜长期服用。

代赭石主入肝经，不但用于肝阳上亢盛之头痛眩晕及惊痫抽搐，还可用于逆气上犯肺胃所致的呕吐、呃逆、噫气及喘息气急等，并清热凉血止血以治血热吐衄崩漏下血之证。

磁石用于治疗真阴亏损于下，阳浮于上之上实下虚证。

【名言名句】

《本经疏证》：代赭石，《别录》所谓带下百病，产难胞衣不出，阴痿不起诸候，莫不在肝部分。血痹血瘀，又莫非肝之运量不灵。而其最要是除五脏血脉中热一语。是一语者，实代赭石彻始彻终功能也。仲景用代赭石二方，其一旋覆花代赭石汤，是邪在未入血脉已前，其一滑石代赭汤，是邪入血脉已久，盖同为下后痞硬于心下，则热虽在化血之所而未入脉，若入脉则其气散漫不能上为噫矣，惟其不见聚热之所而辗转不适焉，斯所以为百脉一宗，悉致其病也。玩百脉一宗悉致其病，除五藏血脉中热，可不谓若合符节也哉。

珍珠母

珠母咸寒，平肝潜阳①，

安神定惊，明目退翳②。

【难点注释】

①平肝潜阳：指由于肝肾阴虚，阴不制阳，肝阳亢逆于上，导致上实下虚的病理变化而所采用的治疗方法。

②翳：指眼角膜上所生、障碍视线的白斑。

【歌诀总括】

珍珠母性寒味咸，归心、肝经，质重沉降，具有平肝潜阳、安神定惊的功效，还可清肝明目，治疗由于肝热目赤导致的视物昏花、翳膜遮睛等眼科疾病。

【歌诀详解】

（1）药性：咸，寒。归肝、心经。

（2）功效：平肝潜阳，安神定惊，明目退翳。

（3）临床应用：

肝阳上亢，头晕目眩——本品咸寒入肝，与石决明相似，有平肝潜阳，清泻肝火作用，适用于肝阴不足、肝阳上亢所致的头痛眩晕、耳鸣等症，常与白芍、生地黄、石决明、龙骨等益阴、平肝潜阳药同用；若肝阳上亢并伴有肝热烦躁易怒者，可与钩藤、菊花、夏枯草等清肝泻火药物配伍。

惊悸失眠，心神不宁——本品性寒、质重入心经，有镇惊安神之功，治疗心经热盛之心悸失眠、心神不宁，可与朱砂、龙骨、琥珀等镇心安神药配伍；若用治心火亢盛、热扰心神之癫痫、惊风抽搐等配伍天麻、钩藤、天南星等息风止痉药。

目赤翳障，视物昏花——本品性寒入肝经，有清肝明目之效，用治肝火上炎之肝热目赤、羞明怕光、翳障，常与石决明、菊花、车前子等清肝明目药配伍；用治肝血虚所致的目暗、视物昏花、夜盲者，则与枸杞子、女贞子、黑芝麻、猪肝等补血养肝药配伍。

（4）用法用量：煎服，10~25g；宜打碎先煎。或入丸、散剂。外用适量。

（5）使用注意：本品属镇降之品，故脾胃虚寒者，孕妇慎用。

【用药鉴别】

珍珠母、石决明皆为贝类咸寒之品，均能平肝潜阳，清肝明目，用治肝阳上亢、肝经有热之头痛、眩晕、耳鸣及肝热目疾，目昏翳障等症。然石决明清肝明目作用力强，又有滋养肝阴之功，尤适宜于血虚肝热之羞明、目暗、青盲等目疾，及阴虚阳亢之眩晕、耳鸣等证；珍珠母又入心经，有镇惊安神之效，故失眠、烦躁、心神不宁等神志疾病多用之。

> 石决明清肝明目作用力强，又有滋养肝阴之功。
>
> 珍珠母有镇惊安神之效。

【名言名句】

《中国医学大辞典》："此物（珍珠母）兼入心、肝两经，与石决明但入肝经者不同，故涉神志病者，非此不可。"

《饮片新参》："平肝潜阳，安神魂，定惊痫，消热痞，眼翳。"

刺蒺藜

蒺藜辛苦，平抑肝阳^①，
疏肝^②散结，祛风明目^③。

【难点注释】

①肝阳：此处指肝阳上亢证。由于肝肾阴虚，阴不制阳，肝阳亢逆于上，导致上实下虚的病理变化，以眩晕耳鸣，头目胀痛，头重脚轻，面红目赤，急躁易怒，失眠多梦，腰膝酸软，口苦，

舌红脉弦为常见症的证候。

②疏肝：治疗学术语，"和"法之一，疏散肝气郁结的方法。适用于肝气郁结而致胸闷胁胀、嗳气吞酸等症。

③祛风明目：指治疗由于风邪侵犯眼部所致眼病的治法。

【歌诀总括】

刺蒺藜味苦、辛，入肝经，有平抑肝阳、疏肝散结的功效，治疗由于肝肾阴虚不足、肝阳上亢导致的头痛眩晕、目赤耳鸣等；以及由于肝郁气结导致的胸胁胀痛、乳房胀痛、经闭痛经等症；又能祛风明目，治疗由于肝经风热上扰、肝火上炎所致的目赤肿痛、翳障等眼科疾病。

【歌诀详解】

（1）药性：辛、苦，微温。有小毒。归肝经。

（2）功效：平肝疏肝，祛风，明目，止痒。

（3）临床应用：

肝阳上亢，头晕目眩——本品味苦降泄，主入肝经，有平抑肝阳之功。用于肝阳上亢，头晕目眩等症，常与钩藤、珍珠母、菊花等平肝潜阳药同用。

胸胁胀痛，乳闭胀痛——本品辛开苦泄，功善疏肝散结、理气止痛，入肝经血分而活血，用于治疗肝郁气滞所致的胸胁胀痛、抑郁烦躁，可与柴胡、香附、青皮等疏肝理气药同用；若治肝郁乳汁不通、乳闭、乳房作痛，可单用本品研末服，或与穿山甲、王不留行等通经下乳药配伍应用。

风热上攻，目赤翳障——本品味辛，疏散肝经风热而清肝明目退翳，为祛风明目要药，用治肝经风热上扰之目赤肿痛、多泪多眵或翳膜遮睛等症，多与菊花、蔓荆子、决明子、青葙子等祛风明目药同用。

风疹瘙痒，白癜风——本品辛散苦泄、轻扬疏散，又有祛风止痒之功。治疗风热发于皮肤之风疹瘙痒，常与防风、荆芥、地肤子等祛风止痒药配伍；若治血虚风盛，瘙痒难忍者，应与当归、何首乌、防风等养血祛风药同用。单用本品研末冲服，可治风热犯肺之白癜风。

（4）用法用量：煎服，6~10g；或入丸、散剂。外用适量。
（5）使用注意：孕妇慎用。

【名言名句】

《本草汇言》：刺蒺藜，去风下气，行水化癥之药也。其宣通快便，能运能消，行肝脾滞气，多服久服，有去滞之功。《别录》主身体风痒，燥涩顽痹，一切眼目翳障等疾；甄氏方主筋结疬疡，肺痈肺痿，咳逆脓血等疾；苏氏方主水结浮肿，气臌喘满，疸黄脚气等疾；李氏方主血结成癥，奔豚瘕疝，喉痹胸痹，乳难乳岩等疾。总而论之，《别录》所主者风，甄氏所主者气，苏氏所主者水，而李氏所主者，即取其化癥之意也。然四家之说虽有不同，去滞生新，是其专成，故妇科方中以此催生堕胎，良有以焉。

罗布麻

罗布麻甘，苦凉有毒，
平肝用叶，利尿用根。

【歌诀总括】

罗布麻味甘、微苦，性凉，归肝经，叶片入药有平抑肝阳的功效，治疗肝阳上亢、风阳上扰所致的眩晕头痛、心悸失眠；其根又有良好的清热利尿作用，治疗下焦热结、气化不行所致的水肿、小便不利；故治疗肝阳眩晕宜用叶片，治疗水肿、小便不利多用根。

【歌诀详解】

（1）药性：甘、苦，凉。有小毒。归肝经。
（2）功效：平抑肝阳，清热，利尿。
（3）临床应用：

头晕目眩——本品味苦性凉，专入肝经，既有平抑肝阳之功，又有清泻肝热之效，故可治疗肝阳上亢之头晕目眩、烦躁失眠等，本品单用有效，煎服或开水泡茶饮，亦可与牡蛎、石决明、代赭石等平肝潜阳药同用；治疗肝火上攻之头晕目眩、目赤肿痛，若与钩藤、夏枯草、野菊花等清肝明目药配伍。

水肿，小便不利——本品具有较好的清热利尿作用，用其根效果尤佳。治疗膀胱经热甚、下焦热结之水肿、小便不利，可单用取效，或配伍车前子、木通、猪苓、泽泻等利尿通淋药同用。

（4）用法用量：煎服或开水泡服，3~15g。肝阳眩晕宜用叶片，治疗水肿多用根。

（5）使用注意：不宜过量或长期服用，以免中毒。

【名言名句】

《陕西中草药》：清凉泻火，强心利尿，降血压。治心脏病、高血压病、神经衰弱、肾炎浮肿。

《江苏植药志》：液汁可愈合伤口。

第二节　息风止痉药

羚羊角

羚羊角寒，明目清肝①，

祛惊解毒，神志能安。

【难点注释】

①明目清肝：用具有清泻肝火、解毒明目作用的方药，治疗热性眼病的治法。

【歌诀总括】

羚羊角性寒凉质重，归心、肝经，既能清肝明目，治疗由于肝火上炎所致的目赤肿痛；还能息风止痉、镇惊安神、凉血散血、泻火解毒，广泛用于治疗温热病、小儿急惊风、中风之肝经热盛、热极生风所致的高热神昏、惊痫抽搐、热毒发斑等。

【歌诀详解】

（1）药性：咸，寒。归肝、心经。

（2）功效：平肝息风，清肝明目，散血解毒。

（3）临床应用：

肝风内动，惊痫抽搐——本品咸寒质重，主入肝经，功善清泄肝热，平肝息风，镇惊解痉，为治惊痫抽搐之要药。尤宜于肝

治惊痫抽搐之要药。

经热盛、热极生风所致的高热神昏、惊厥抽搐，常与钩藤、菊花、桑叶等清肝息风药同用；治肝血虚、阴虚风动导致的妇女子痫，可与防风、茯神、酸枣仁等息风养阴、养心安神药配伍；用治痰火上扰心神之癫痫、惊悸等，可与钩藤、天竺黄、郁金、朱砂等清热化痰、镇心安神药同用。

肝阳上亢，头晕目眩——本品味咸质重主降，有平肝潜阳之功。治肝肾阴虚、阴不制阳、肝阳上亢兼有肝经热盛所致之头晕目眩、烦躁失眠、头痛如裂等症，常与石决明、龟甲、生地、菊花等清热滋阴、平肝息风药同用。

肝火上炎，目赤头痛——本品性寒入肝经而善清泻肝火而明目，用于治疗肝火上炎之头痛、目赤肿痛、羞明流泪等症，常与决明子、黄芩、龙胆草、车前子等清肝泻火、明目退翳药同用。

温热病壮热神昏，热毒发斑——本品入肝经血分，尚有凉血散血、泻火解毒之功，治疗温热病血分热盛、热极生风之壮热神昏、谵语躁狂、惊痫抽搐、热毒斑疹，常与石膏、犀角、麝香清热解毒、开窍醒神药等配伍。

（4）用法用量：煎服，1~3g；宜单煎2小时以上。磨汁或研粉服，每次0.3~0.6g。

（5）使用注意：本品性寒，脾虚慢惊者忌用。

【名言名句】

《本草纲目》：羚羊角，入厥阴肝经。肝开窍于目，其发病也，目暗障翳，而羚羊角能平之。肝主风；在合为筋，其发病也，小儿惊痫，妇人子痫，大人中风搐搦，及经脉挛急，历节掣痛，而羚羊角能舒之。魂者肝之神也，发病则惊骇不宁，狂越僻谬，而羚角能安之。血者肝之藏也，发病则瘀滞下注，疝痛毒痢，疮肿瘰疬，产后血气，而羚角能散之。相火寄于肝胆，在气为怒，病则烦懑气逆，噎塞不通，寒热，及伤寒伏热，而羚角能降之。

牛　黄

牛黄①味苦，大治风痰②，
定魂安魄，惊痫灵丹。

【难点注释】

①牛黄：为牛科动物牛干燥的胆结石。牛黄分为胆黄和管黄二种，以胆黄质量为佳。宰牛时，如发现胆囊、胆管或肝管中有牛黄，即滤去胆汁，将牛黄取出，除去外部薄膜，阴干，研极细粉末。

②风痰：指外风挟痰为患，致使肝风痰浊内扰，以咳吐泡沫痰涎、胸闷、眩晕、头目胀痛；或喉中痰鸣，肢体麻木，口眼㖞斜，苔白腻，脉弦滑等为常见症的证候。

【歌诀总括】

牛黄味苦，有化痰开窍醒神之功，治疗肝经风热、风痰闭阻所致的神昏谵语、中风昏厥；性味甘凉，入心经，有安神定志之功，治疗心、肝经热盛所致的心烦不安、惊悸失眠；清热息风止痉功效显著，尤其适用于温热病热毒炽盛或小儿热极生风所致的惊风癫痫、痉挛抽搐。

【歌诀详解】

（1）药性：甘，凉。归心、肝经。

（2）功效：豁痰开窍，凉肝息风，清热解毒。

（3）临床应用：

热病神昏——本品性味甘凉，其气芳香，入心、肝经，具有清心祛痰、开窍醒神的功效。用于治疗温热病热入心包、痰热闭阻心窍所致的神昏谵语、高热烦躁、口噤舌謇、痰涎壅盛等症，常与麝香、冰片、朱砂、黄连、栀子等开窍醒神、清热解毒之品配伍。

小儿惊风，癫痫——本品气香窜透达，无处不到，入心、肝二经，有清心凉肝、息风止痉的功效，用于治疗心、肝经热毒炽盛、热极生风所致的小儿急惊风之壮热神昏、惊痫抽搐等肝风内动证，常与朱砂、全蝎、钩藤等清热息风止痉药配伍；治疗痰热闭阻清窍之癫痫发作，症见突然仆倒、昏不知人、口吐涎沫、四肢抽搐者，可与珍珠、远志、胆南星等豁痰、开窍醒神、息风止痉药配伍。

口舌生疮，咽喉肿痛，牙痛，痈疽疔毒——本品性凉，为清热解毒之良药,用于治疗心火亢盛、火毒郁结上攻头面咽喉之口舌生疮、咽喉肿痛、风火牙痛,常与黄芩、雄黄、大黄等清心降火药同用;治疗热毒炽盛之痈疽、疔毒、疖肿等,常与金银花、草河车、甘草等清热解毒药同用;亦可用治热毒所致的恶性癌肿之乳岩、横痃、痰核、瘰疬、恶疮等症,可与麝香、乳香、没药等活血散瘀药同用。

(4) 用法用量:入丸、散剂,每次 0.15~0.35g。外用适量,研末敷患处。

入丸、散剂,每次 0.15~0.35g。

(5) 使用注意:非实热证不宜用,孕妇慎用。

【名言名句】

《本草崇原》:李东垣曰:中风入藏,始用牛黄,更配脑、麝,从骨髓透肌肤以引风出;若中于腑及中经脉者,早用牛黄,反引风邪入于骨髓,如油入面,不能出矣。愚谓风邪入脏,皆为死证,虽有牛黄,用之何益。且牛黄主治,皆心家风热狂烦之证,何曾入骨髓而治骨病乎。脑、麝从骨髓透肌肤,以引风出,是辛窜透发之药,风入于脏,脏气先虚,反配脑、麝,宁不使脏气益虚而真气外泄乎。如风中于府及中经脉,正可合脑、麝而引风外出,又何致如油入面而难出耶。临病用药,畏首畏尾,致六腑经脉之病留而不去,次入于脏,便成不救,斯时用牛黄、脑、麝未见其能生也。

钩 藤

钩藤微寒,疗儿惊痫,
手足瘛疭①,抽搐口眼。

【难点注释】

①瘛疭:瘛(chì),疭(zòng)。指手脚痉挛、口斜眼歪的症状,又称"抽风"。

【歌诀总括】

钩藤性微寒,入肝经,药性平和,尤适用于小儿稚阳之体,具有清热平肝、息风止痉的功效,治疗小儿由于肝经有热、热极生风导致的惊风癫痫、手足痉挛;或肝经风热所致的中风瘫痪、筋脉抽搐、口眼㖞斜等症状。

【歌诀详解】

（1）药性：甘，凉。归肝、心包经。

（2）功效：清热平肝，息风定惊。

（3）临床应用：

头痛，眩晕——本品性凉，主入肝经，既能清肝热，又能平肝阳，故可用治肝火上攻或肝阳上亢之头胀头痛、眩晕、烦躁易怒等症；属肝火者，常与夏枯草、龙胆草、栀子、黄芩等清肝泻火药配伍，属肝阳者，常与天麻、石决明、怀牛膝、杜仲、茯神等平肝潜阳、镇心安神药配伍。

肝风内动，惊痫抽搐——本品甘凉，入肝、心包二经，药性平和，具有清肝泄热、息风止痉的功效，尤其适用于肝阳化风、肝风内动兼有肝热之惊痫抽搐，常与羚羊角、白芍、菊花、生地等清肝息风养阴药同用；若为热极生风所致的小儿急惊风之壮热神昏、牙关紧闭、手足痉挛，常与天麻、全蝎、僵蚕、蝉蜕等疏风清热、息风止痉药同用；治疗肝热小儿夜啼，可配伍黄连、蝉蜕等凉肝止惊药。

此外，本品具有轻清疏泄之性，能清热透邪，故又可用于风热外感，头痛、目赤及斑疹透发不畅之症，多与蝉蜕、薄荷等疏风清热药同用。

（4）用法用量：煎服，3～12g；入煎剂宜后下。

【名言名句】

《本草汇言》：钩藤，祛风化痰，定惊痫，安客忤，攻痘之药也。钱仲阳先生曰：钩藤，温、平、无毒，婴科珍之。其性捷利，祛风痰，开气闭，安惊痫于仓忙顷刻之际，同麻、桂发内伏之寒，同芩、连解酷烈之暑，同前、葛祛在表之邪，同查、朴消久滞之食，同鼠黏、桔梗、羌、防、紫草茸发痘之隐约不现也。祛风邪而不燥，至中至和之品。但久煎便无力，俟他药煎熟十余沸，投入即起，颇得力也。去梗纯用嫩钩，功力十倍。

天　麻

天麻味甘，能驱头眩，
小儿惊痫，拘挛①瘫痪。

【难点注释】

①拘挛：指筋骨拘急挛缩，关节屈伸不利的表现。

【歌诀总括】

天麻性平味甘，入肝经，既能平抑肝阳又能息风止痉，治疗由肝阳上亢引起的头痛、头晕目眩和肝风内动引起的惊痫抽搐、手足拘挛瘫痪。药性平和，不论病机为寒热虚实、小儿成人都可随证配伍应用。

【歌诀详解】

（1）药性：甘，平。归肝经。

（2）功效：息风止痉，平抑肝阳，祛风通络。

（3）临床应用：

肝风内动，惊痫抽搐——本品主入肝经，功能息风止痉，且味甘质润，药性平和，故可用治各种病因之肝风内动、惊痫抽搐，不论寒热虚实，皆可配伍应用。如治小儿急惊风，常与羚羊角、钩藤、全蝎等息风止痉药同用；用治小儿脾虚慢惊，则与人参、白术、白僵蚕等益气健脾药配伍；用治小儿诸惊，可与全蝎、制南星、白僵蚕等平肝息风药同用，若用治破伤风痉挛抽搐、角弓反张，又与天南星、白附子、防风等化痰息风解毒药配伍。

> 可用治各种病因之肝风内动、惊痫抽搐，不论寒热虚实，皆可配伍应用。

眩晕，头痛——本品既息肝风，又平肝阳，为治眩晕、头痛之要药。不论虚证、实证，随不同配伍皆可应用。用治肝阳上亢之眩晕、头痛，常与钩藤、石决明、牛膝等平肝抑阳药同用；用治风痰上扰之眩晕、头痛、痰多胸闷者，常与半夏、陈皮、茯苓、白术等降气化痰药同用；若头风攻注，偏正头痛，头晕欲倒者，可配等量川芎祛风止痛。

肢体麻木，手足不遂，风湿痹痛——本品又能祛外风，通经络，止痛。用治风中经络之中风手足不遂、筋骨疼痛等，可与没药、制乌头、麝香等祛风通络止痛药配伍；用治妇人风痹，手足不遂，可与牛膝、杜仲等养血祛风药同用（女子以肝经肝血为先天，治风先治血，血行风自灭）；若治风湿痹痛，关节屈伸不利者，多与秦艽、羌活、桑枝等祛风湿药同用。

（4）用法用量：煎服，3～10g。研末冲服，每次1～1.5g。

【用药鉴别】

钩藤、羚羊角、天麻均有平肝息风、平肝潜阳之功，均可治肝风内动、肝阳上亢之证。然钩藤性凉，轻清透达，长于清热息风，用治小儿高热惊风轻证为宜；羚羊角性寒，清热力强，除用治热极生风证外，又能清心解毒，多用于高热神昏、热毒发斑等症；天麻甘平质润，清热之力不及钩藤、羚羊角，但肝风内动、惊痫抽搐之寒热虚实皆可配伍应用，且能祛风止痛。

【名言名句】

《药品化义》："天麻，气性和缓，《经》曰，肝苦急，以甘缓之。用此以缓肝气。盖肝属木，胆属风，若肝虚不足，致肝急坚劲，不能养胆，则胆府风动，如天风之鼓荡为风木之气，故曰诸风掉眩，皆属肝木，由肝胆性气之风，非外感天气之风也，是以肝病则筋急，用此甘和缓其坚劲，乃补肝养胆，为定风神药。若中风、风痫、惊风、头风、眩晕，皆肝胆风证，悉以此治。若肝劲急甚，同黄连清其气。又取其体重降下，味薄通利，能利腰膝，条达血脉，诸风热滞于关节者，此能疏畅。凡血虚病中之神药也。"

地 龙

地龙①气寒，伤寒温病，
大热狂言②，投之立应。

【难点注释】

①地龙：又称蚯蚓、螲、螾等。

②狂言：指语无伦次、狂躁妄语、精神错乱的表现。

【歌诀总括】

地龙性寒味咸，主入肝经，有清热安神定惊之功，主治伤寒温病热极生风、热扰心神所引起的高热、神昏谵语、狂言烦躁、惊厥抽搐等症；又能息风止痉，治疗肝风内动所致的痉挛抽搐，对证配伍应用后疗效显著。

【歌诀详解】

(1) 药性：咸，寒。归肝、脾、膀胱经。

(2) 功效：清热定惊，通络，平喘，利尿。

(3) 临床应用：

高热惊痫，癫狂——本品性寒，入肝经，具有清热定惊、息风止痉的功效，用于治疗温热病热极生风所致的神昏谵语、痉挛抽搐，或肝经热盛之小儿急、慢惊风所致的癫痫、癫狂，常与朱砂、钩藤、牛黄、白僵蚕、全蝎等清热安神、息风止痉药同用。

气虚血滞，半身不遂——本品善于通行经络，治疗气虚血滞、瘀阻脑窍、脑失所养、清窍不通所致的中风偏瘫、半身不遂、经脉麻木、口眼㖞斜等症，常与黄芪、当归、川芎等补气活血药配伍。

痹证——本品咸寒性走窜，长于通络止痛，适用于多种原因导致的经络阻滞、血脉不畅之关节拘挛、屈伸不利之症。尤适用于关节红肿疼痛、屈伸不利之热痹，常与防己、秦艽、忍冬藤、桑枝等除湿热、通经活络药物配伍；如用治风寒湿痹，肢体关节麻木、疼痛尤甚等症，则应与川乌、草乌、南星、乳香等祛风散寒、通络止痛药配伍。

肺热哮喘——本品性寒降泄，长于清肺平喘。用治邪热壅肺、肺失肃降之肺热咳喘、哮喘、喉中哮鸣有声，单用研末内服即效；或与麻黄、杏仁、黄芩、葶苈子泻肺降逆平喘药等同用，以加强清肺化痰、止咳平喘之功。

小便不利，尿闭不通——本品咸寒走下焦入膀胱经，能清热散结而利水道。用于湿热互结膀胱导致的小便不利、尿闭不通，可单用，或配伍车前子、木通、冬葵子等清利湿热、利尿通淋药。

此外，本品有降压作用，常用治肝阳上亢型高血压病。

(4) 用法用量：煎服，5～10g。鲜品10～20g。研末吞服，每次1～2g。外用适量。

【名言名句】

《本草崇原》："气味咸寒，无毒。主治蛇瘕，去三虫，蛊毒，杀长虫（蚯蚓生湿土中，凡平泽膏壤地中皆有之，孟夏始出，仲冬蛰藏，雨则先出，晴则夜鸣，其如丘，其行也引而后伸，故名蚯蚓。能穿地穴，故又名地龙。入药宜大而白颈，是其老者有力。日华子曰：路上踏杀者，名千人踏，入药更良）。

蚯蚓冬藏夏出，屈而后伸，上食稿壤，下饮黄泉，气味咸寒，宿应轸水，禀水土之气化。蜈蚣属火，名曰天龙。蚯蚓属水，名曰地龙。皆治蛊毒，蛇虫毒者，天地相交，则水火相济，故禀性虽有不同，而主治乃不相殊。"

全 蝎

全蝎味辛，祛风痰毒，

口眼㖞斜，风痫①发搐。

【难点注释】

①风痫：因肝经积热所致痫证发作时头强直视，不省人事，甚至牙关紧闭的表现称为风痫。

【歌诀总括】

全蝎味辛性平，辛能行能散，归肝经，具有息风止痉、通经活络的功效，治疗由肝经热盛、肝风内动所致的惊痫抽搐和络脉不通所致的中风偏瘫、口眼㖞斜、肢体麻木和关节屈伸不利等症；还具有攻毒、通络散结之效，能解毒、祛风化痰，治疗风毒郁结、痰浊阻滞之疮疡肿毒、风湿顽痹。

【歌诀详解】

（1）药性：辛，平。有毒。归肝经。

（2）功效：息风镇痉，攻毒散结，通络止痛。

（3）临床应用：

痉挛抽搐——本品主入肝经，性善走窜，既能平息内风，又能祛散外风，具有息风止痉、祛风通络的功效，为治痉挛抽搐之要药；临床可随证配伍用药。用治热极生风之小儿急惊风所致的高热神昏、抽搐，常与羚羊角、钩藤、天麻等清热、平肝息风药配伍；用治脾虚之小儿慢惊风所致的抽搐惊痫，常与党参、白术、天麻等益气健脾药同用；用治痰热上蒙清窍所致的癫痫抽搐，可与郁金、牛黄、竹沥等清热化痰药同用；若治外风引动内风之破伤风所致的痉挛抽搐、角弓反张，又与蜈蚣、天南星、蝉蜕等息内风、祛外风药物配伍；治疗风中经络之中风口眼㖞斜，可与白僵蚕、白附子祛风通络药等同用。

疮疡肿毒，瘰疬结核——本品味辛，有毒，故有攻毒散结之功，具有解毒、祛风化痰之功效，治疗风毒郁结之疮疡肿毒、坚硬肿块等，常与蜈蚣、地龙、牡蛎、海藻等解毒散结药配伍；治疗痰湿流窜经络、骨骼、关节所致的痰核瘰疬、瘿瘤、流行性腮腺炎，常与马钱子、半夏、五灵脂等解毒消痰药同用。

风湿顽痹——本品善于通络止痛，用于治疗风寒湿邪闭阻经络、脉络不通所致的久治不愈风湿顽痹之筋脉拘挛、关节屈伸不利甚则关节变形，常配伍川乌、白花蛇、乳香、没药等祛风活血、舒筋活络之品同用。

顽固性偏正头痛——本品祛风通络止痛之效较强，用于治疗经脉不通之顽固性偏正头痛，单味研末吞服即有效；或随证配伍天麻、蜈蚣、川芎、僵蚕等祛风通络止痛药同用。

（4）用法用量：煎服，3~6g。研末吞服，每次0.6~1g。外用适量。

（5）使用注意：本品有毒，用量不宜过大。孕妇慎用。

【名言名句】

《药鉴》："气温，味甘辛，有毒。主小儿风痫手足抽掣，驱大人中风口眼㖞斜。却风痰耳聋，解风毒瘾疹。痘家初发，密如蚕种者，急用苦参为主，同防风、荆芥、僵蚕、青黛、麻黄、天麻、连翘、蝉蜕，一服即散。"

《本草求真》："全蝎，专入肝祛风，凡小儿胎风发搐，大人半身不遂，口眼㖞斜，语言謇涩，手足抽掣，疟疾寒热，耳聋，带下，皆因外风内客，无不用之。"

蜈　蚣

蜈蚣味辛，蛇虺①恶毒，
镇惊止痉，堕胎逐瘀。

【难点注释】

①虺（huǐ）：本义为蜥蜴，此处泛指毒蛇类。

【歌诀总括】

蜈蚣味辛，性温燥，善于治疗蚊虫叮咬、毒蛇咬伤、疮疡肿毒等；归肝经，有很强的平肝息风止痉的作用，治疗肝风内动所致的震颤麻木、手足拘急；尚具有散结通络、逐瘀止痛之功效，治疗胞络瘀滞不通导致的胞胎不下、难产及癥瘕积聚、结核瘰疬等。

【歌诀详解】

(1) 药性：辛，温。有毒。归肝经。

(2) 功效：息风镇痉，攻毒散结，通络止痛。

(3) 临床应用：

痉挛抽搐——本品性温，性善走窜，通达内外，搜风定搐力强，与全蝎均为息风要药，两药常同用，治疗各种原因引起的痉挛抽搐；若治肝风内动引起的小儿口撮，手足抽搐，以本品配全蝎、钩藤、僵蚕等；治小儿急惊风，以本品配丹砂、轻粉等份研末，乳汁下；若治破伤风、角弓反张，即以本品为主药，配伍南星、防风等同用。经适当配伍，本品亦可用于癫痫、风中经络，口眼㖞斜等证。

> 与全蝎均为息风要药，两药常同用，治疗各种原因引起的痉挛抽搐。

疮疡肿毒，瘰疬结核——本品以毒攻毒，味辛散结，同雄黄、烧酒、薄荷配伍制酒，外敷治疗恶疮肿毒、蚊虫叮咬、毒蛇咬伤，效果颇佳；又能散结逐瘀，若与茶叶共为细末，外敷治疗瘰疬溃烂、痰核壅滞；还可配合全蝎，共研细末内服，治疗骨结核及其他瘀滞而成的结核。

风湿顽痹——本品性温燥，有良好的燥湿通络止痛之功，与全蝎相似，故二药常与防风、独活、威灵仙等祛风、除湿、通络药物同用，以祛风除湿，宣痹止痛，治疗风湿痹痛、游走不定、痛势较剧者。

顽固性头痛——本品味辛性温燥，善于燥湿祛风、通络止痛，用治寒湿偏重、久治不愈之顽固性头痛或偏正头痛，多与天麻、川芎、白僵蚕等息风散寒、行气止痛药同用。

(4) 用法用量：煎服，3～5g。研末冲服，每次0.6～1g。外用适量。

(5) 使用注意：本品有毒，用量不宜过大。孕妇忌用。

【用药鉴别】

蜈蚣、全蝎皆有息风镇痉、解毒散结、通络止痛之功效，二药相须为用有协同增效作用。然全蝎性平，息风镇痉，攻毒散结之力不及蜈蚣；蜈蚣力猛性燥，善走窜通达，息风镇痉功效较强，又攻毒疗疮，通痹止痛疗效亦佳。

全蝎性平，息风镇痉，攻毒散结之力不及蜈蚣；蜈蚣力猛性燥，善走窜通达，息风镇痉功效较强，攻毒疗疮，通痹止痛疗效亦佳。

【名言名句】

《本草崇原》："气味辛温，有毒。主治蛊毒、诸蛇虫鱼毒，温疟，去三虫（蜈蚣，江以南处处有之，春出冬蛰，节节有足，双须歧尾，头上有毒钳。入以头足赤者为良。蜈蚣一名天龙，能制龙蛇蜥蜴，畏虾蟆、蛞蝓、蜘蛛、雄鸡。《庄子》所谓：物畏其天在气也）。

蜈蚣色赤性温，双钳两尾，头尾咸红。生于南方，禀火毒之性，故《本经》主治皆是以火毒而攻阴毒之用也。"

僵 蚕

僵蚕①味咸，诸风惊痫，
湿痰喉痹②，疮毒瘰痕。

【难点注释】

①僵蚕：为蚕蛾科昆虫家蚕4～5龄的幼虫感染（或人工接种）白僵菌而致死的干燥体。

②喉痹：指以因外邪侵袭，壅遏肺系，邪滞于咽，或脏腑虚损，咽喉失养，或虚火上灼所致的以咽部红肿疼痛，或干燥、异物感，或咽痒不适、吞咽不利等为主要临床表现的咽部疾病。

【歌诀总括】

僵蚕味咸，归肝经，具有息风止痉的功效，治疗由于肝风内动所致的惊痫抽搐；又可化痰散结，用于治疗风寒内入，结而成痰之痰湿内阻所致的喉痹、痰核、瘰疬等；味辛能散风热兼能胜湿，归肺经，可祛卫表风邪，治疗风热炽盛所致的痈肿疮毒和诸疮瘢痕。

【歌诀详解】

（1）药性：咸、辛，平。归肝、肺、胃经。

（2）功效：息风定惊，化痰散结，祛风止痛。

（3）临床应用：

惊痫抽搐——本品咸辛平，入肝经，既能息风止痉，又能化痰定惊，故对肝风内动之惊风、癫痫而兼有痰热内阻者尤为适用。治疗热极生风之高热抽搐者，可与蝉衣、钩藤、菊花等清肝息风药同用；治痰热上扰心窍之小儿急惊风所致的痰鸣、咳喘、痉挛者，可与全蝎、天麻、朱砂、牛黄、胆南星等化痰安神、平肝息风药配伍；用治小儿脾虚久泻之慢惊抽搐者，又当与党参、白术、天麻、全蝎等益气健脾，息风定惊药配伍；用治外风引动内风之破伤风角弓反张，则与全蝎、蜈蚣、钩藤等息风止痉配伍。

风中经络，口眼㖞斜——本品味辛行散，能祛风、化痰、通络，治疗风中经络所致的中风、口眼㖞斜、肢体麻木偏瘫等症，常与全蝎、白附子、地龙等祛风通络药同用。

风热头痛，目赤，咽痛，风疹瘙痒——本品辛散，入肝、肺二经，有祛外风、疏散风热、止痛、止痒之功。用治肝经风热上攻之头昏头痛、目赤肿痛、迎风流泪等症，常与桑叶、木贼、荆芥等疏风清热之品配伍；用治风热上攻头面之咽喉肿痛、声音嘶哑，可与桔梗、薄荷、荆芥、防风、甘草等清热利咽药同用；治疗风邪浸淫肌肤所致的风疹瘙痒、风疮瘾疹，可单味研末服，或与蝉蜕、薄荷等疏风止痒药同用。

痰核，瘰疬——本品味咸，能软坚散结，又兼可化痰，具有化痰散结的功效，用于治疗痰浊流窜骨节经络致气血瘀滞、络脉闭阻之痰核、瘰疬，可单用为末，或与浙贝母、夏枯草、连翘等化痰散结解毒药同用；亦可用治络脉闭阻、气血壅滞日久所致的乳腺炎、流行性腮腺炎、疔疮痈肿等证，可与红花、乳香、没药、金银花、黄芩等行气活血、清热解毒药同用。

（4）用法用量：煎服，5~10g。研末吞服，每次1~1.5g；散风热宜生用，其他多制用。

第二十二章 平肝息风药

【名言名句】

《本草求真》：僵蚕，祛风散寒，燥湿化痰，温行血脉之品。故书载能入肝兼入肺胃，以治中风失音，头风齿痛，喉痹咽肿，是皆风寒内入，结而为痰。合姜汤调下以吐，假其辛热之力，以除风痰之害耳。又云能治丹毒瘙痒，亦是风与热炽，得此辛平之味，拔邪外出，则热自解。

平肝息风药重点记忆一览表

药物名称	药物类别	性味	归经	功效	应用
石决明	平抑肝阳药	咸，寒	肝经	1. 平肝潜阳 2. 清肝明目	1. 肝阳上亢，头晕目眩 2. 目赤，翳障，视物昏花
牡蛎	平抑肝阳药	咸，微寒	肝、胆、肾经	1. 重镇安神 2. 潜阳补阴 3. 软坚散结	1. 心神不安，惊悸失眠 2. 肝阳上亢，头晕目眩 3. 痰核，瘰疬，瘿瘤，癥瘕积聚 4. 滑脱诸证
代赭石	平抑肝阳药	苦，寒	肝、心经	1. 平肝潜阳 2. 重镇降逆 3. 凉血止血	1. 肝阳上亢，头晕目眩 2. 呕吐，呃逆，噫气等证 3. 气逆喘息 4. 血热吐衄，崩漏
珍珠母	平抑肝阳药	咸，寒	肝、心经	1. 平肝潜阳 2. 安神定惊 3. 明目退翳	1. 肝阳上亢，头晕目眩 2. 惊悸失眠，心神不宁 3. 目赤翳障，视物昏花
刺蒺藜	平抑肝阳药	辛、苦，微温；有小毒	肝经	1. 平肝疏肝 2. 祛风明目 3. 止痒	1. 肝阳上亢，头晕目眩 2. 胸胁胀痛，乳闭胀痛 3. 风热上攻，目赤翳障 4. 风疹瘙痒，白癜风
罗布麻	平抑肝阳药	甘、苦，凉；有小毒	肝经	1. 平抑肝阳 2. 清热利尿	1. 头晕目眩 2. 水肿，小便不利

续表

药物名称	药物类别	性味	归经	功效	应用
羚羊角	息风止痉药	咸，寒	肝、心经	1. 平肝息风 2. 清肝明目 3. 散血解毒	1. 肝风内动，惊痫抽搐 2. 肝阳上亢，头晕目眩 3. 肝火上炎，目赤头痛 4. 温热病壮热神昏，热毒发斑
牛黄	息风止痉药	甘，凉	心、肝经	1. 豁痰开窍 2. 凉肝息风 3. 清热解毒	1. 热病神昏 2. 小儿惊风，癫痫 3. 口舌生疮，咽喉肿痛，牙痛，痈疽疔毒
钩藤	息风止痉药	甘，凉	肝、心包经	1. 清热平肝 2. 息风定惊	1. 头痛眩晕 2. 肝风内动，惊痫抽搐
天麻	息风止痉药	甘，平	肝经	1. 息风止痉 2. 平抑肝阳 3. 祛风通络	1. 肝风内动，惊痫抽搐 2. 眩晕，头痛 3. 肢体麻木，手足不遂，风湿痹痛
地龙	息风止痉药	咸，寒	肝、脾、膀胱经	1. 清热定惊 2. 通络 3. 平喘 4. 利尿	1. 高热惊痫，癫狂 2. 气虚血滞，半身不遂 3. 痹证 4. 肺热哮喘 5. 小便不利
全蝎	息风止痉药	辛，平；有毒	肝经	1. 息风镇痉 2. 攻毒散结 3. 通络止痛	1. 痉挛抽搐 2. 疮疡肿毒，瘰疬结核 3. 风湿顽痹 4. 顽固性偏正头痛
蜈蚣	息风止痉药	辛，温；有毒	肝经	1. 息风镇痉 2. 攻毒散结 3. 通络止痛	1. 痉挛抽搐 2. 疮疡肿毒，瘰疬结核 3. 风湿顽痹 4. 顽固性头痛
僵蚕	息风止痉药	咸、辛，平	肝、肺、胃经	1. 息风定惊 2. 化痰散结 3. 祛风止痛	1. 惊痫抽搐 2. 风中经络，口眼㖞斜 3. 风热头痛，目赤，咽痛，风疹瘙痒 4. 痰核，瘰疬

第二十三章　开窍药

开窍味辛，芳香走窜；
麝香极香，醒神首选；
冰片大通，清热止痛；
菖蒲化湿，宁心益智；
标急用之，免耗气精。

【歌诀总括】

本章药物具走窜之性，以开窍醒神为主要作用，用于治疗闭证神昏。麝香辛温香气浓烈，行散走窜力强，可开窍醒神，活血通经；冰片常与麝香配伍，共同组成醒神回苏之方，且药性寒凉，清热止痛效佳；石菖蒲可芳化湿浊、开窍醒神、宁心益智；开窍药为救急、治标之品，且能耗伤正气，故只宜暂服，不可久用。

麝　香

麝香辛温，善通关窍，
辟秽①安惊，解毒②甚妙。
阴干的野麝香囊为毛壳麝香；除去囊壳的为麝香仁。

【难点注释】

①辟秽：清除混恶之气。

②解毒：此处指麝香的消肿止痛的作用，可治疗疮疡肿毒。

【歌诀总括】

麝香味辛，性温，芳香走窜，为开窍醒神的要药。善辟秽浊恶气，并能定惊。常用于热病神昏、中风痰迷、气厥、惊痫、痰厥及中秽恶气突然昏倒等闭证。此外，解毒的功效也很好。

【歌诀详解】

（1）药性：辛，温。归心、脾经。

(2) 功效：开窍醒神，活血通经，消肿止痛。

(3) 临床应用：

闭证神昏——本品有极强的开窍通闭醒神之效，最宜闭证神昏，为醒神回苏要药。无论寒闭、热闭，用之皆效。治温病热陷心包、痰热蒙蔽心窍、小儿惊风及中风痰厥等热闭神昏，常配伍牛黄、冰片、朱砂等清心开窍药同用，组成凉开之剂，如安宫牛黄丸、至宝丹、牛黄抱龙丸等；治中风卒昏、中恶、食物不洁等属寒浊或痰湿阻闭心窍之寒闭神昏者，常配伍苏合香、檀香、安息香等温里、化浊、开窍之品配伍，药组成温开之剂，如苏合香丸。

疮疡肿毒，咽喉肿痛——本品有良好的活血散结，消肿止痛作用，内服、外用均有良效。治疮疡肿毒，常与雄黄、乳香、没药等解毒消肿之品同用，即醒消丸，或与牛黄、乳香、没药同用；治咽喉肿痛，可与牛黄、蟾酥、珍珠等清热解毒、消肿止痛之品配伍，如六神丸。

血瘀经闭，癥瘕，心腹暴痛，跌打损伤，风寒湿痹——本品开通走窜，可行血中之瘀滞，开经络之壅遏，以痛经散结止痛。治经闭、癥瘕，常与红花、桃仁、川芎等活血祛瘀要配伍，如通窍活血汤；治心腹暴痛，每与木香、桃仁等行气、活血药物配伍，如麝香汤；治跌打损伤、骨折扭伤，可与乳香、没药、红花等活血祛瘀、消肿止痛药物同用，如七厘散或八厘散；治痹证疼痛，顽固不愈者，可与独活、威灵仙、桑寄生等祛风湿、通经络药伍用。

难产，死胎，胞衣不下——本品有活血通经，催生下胎之效。常与肉桂为散，如香桂散；亦可与猪牙皂、天花粉同用，葱汁为丸，外用取效，即堕胎丸。

(4) 用法用量：不宜入煎剂。入丸散，每次0.03～0.1g。外用适量。

(5) 注意事项：孕妇忌用。

【名言名句】

《名医别录》：中恶，心腹暴痛，胀急，痞满，风毒，妇人产难，堕胎，去面䵟，目中肤翳。

《神农本草经》：主辟恶风，杀鬼精物，温疟，蛊毒，痫痓。去三虫。

冰 片

冰片味辛，目痛窍痹，
狂躁①妄语，真为良剂。

【难点注释】

①狂躁：惊痫癫狂。

【歌诀总括】

龙脑味辛苦，性微寒，气极芳香。辛香有开窍醒脑的作用，苦寒能清热明目、消肿止痛。内服可治痰热内闭的神志昏迷、惊痫癫狂、胡言乱语等症。外用又治目赤肿痛、翳膜遮睛和咽喉肿痛、牙疳口疮，以及痈疽疮疡等症。疗效均很好。

【歌诀详解】

(1) 药性：辛、苦，微寒。归心、脾、肺经。

(2) 功效：开窍醒神，清热止痛。

(3) 临床应用：

闭证神昏——本品有开窍醒神之功效，但不及麝香，二者常相须为用。然冰片性偏寒凉，为凉开之品，宜用治热闭神昏。如治温热病神昏、痰热内闭、暑热卒厥、小儿惊风等，常与牛黄、麝香、黄连等配伍，以清热解毒，化痰开窍，如安宫牛黄丸。若与温里祛寒及性偏温热的开窍药配伍，也可用治寒痹。

目赤肿痛，喉痹口疮——本品有清热止痛、消肿之功，为五官科常用药。治目赤肿痛，单用点睛即效，也可与炉甘石、硼砂、熊胆等制成点睛药水，如八宝眼药水；治咽喉肿痛、口舌生疮，常与硼砂、朱砂、玄明粉共研细末，吹拂患处，如冰硼散；治风热喉痹，可与灯心草、黄柏、白矾共为末，吹患处取效。

疮疡肿痛，溃后不敛——本品有清热解毒、防腐生肌作用。治烫火伤，可与银朱、香油制成药膏外用；治疮疡溃后不敛，可与象皮、血竭、乳香等同用，如生肌散。近代以本品搅溶于核桃油中滴耳，治疗急、慢性化脓性中耳炎，有较好疗效。

冰片性偏寒凉，为凉开之品，宜用治热闭神昏。

不宜入煎剂。入丸散，每次 0.15～0.3g。外用适量，研细末。

(4) 用法用量：不宜入煎剂。入丸散，每次 0.15～0.3g。外用适量，研细末。

(5) 注意事项：孕妇慎用。

【名言名句】

《新修本草》：主心腹邪气，风湿积聚，耳聋。名目，去目赤肤翳。

《本草纲目》：疗喉痹，脑痛，鼻瘜，齿痛，伤寒舌出，小儿痘陷，通诸窍，散郁火。

石菖蒲

菖蒲性温，开心①利窍，

去痹除风，出声②至妙。

天南星科多年生草本石菖蒲的干燥根茎，晒干生用或鲜用。

【难点注释】

①开心：开心窍，宁心神。

②出声至妙：用于声音嘶哑的治疗。

【歌诀总括】

菖蒲味辛、苦，性温。辛散苦燥温通，芳香走窜，有祛痰湿、开心窍、宁心神的作用，善治痰湿蒙蔽心窍的神识昏糊、癫痫发狂、心神不宁、失眠健忘以及湿浊不化的胸闷不食；并有散风湿的作用，可治关节疼痛。此外，菖蒲能开窍除痰，对风寒伤肺、肺气不宣、痰饮闭塞的声音不出，有较好疗效。

【歌诀详解】

(1) 药性：辛、苦，温。归心、胃经。

(2) 功效：开窍豁痰，醒神益智，化湿开胃。

(3) 临床应用：

神昏、癫痫、头晕、耳鸣——本品既有开窍宁心安神之功，且兼具化湿、豁痰、辟秽之效。开心窍。去湿浊，醒神志为其长，故宜用治痰湿秽浊之邪蒙蔽清窍所致之神智昏乱。治痰热蒙蔽、高热、神昏谵语者，常与郁金、半夏、竹沥等化痰、开窍之品配伍，如菖蒲郁金汤；治痰热癫痫抽搐，可与枳实、竹茹、黄连等化痰、清热药同用，如清心温胆汤；治湿浊蒙蔽，头晕、嗜睡、健忘、耳鸣、耳聋等症，又常与茯苓、远志、龙骨等配伍，以增强安神之效，如安神定志丸。

脘腹胀闷，痞塞疼痛——本品能化湿浊，醒脾开胃，进食消胀。治湿浊中阻，脘闷腹胀，常与砂仁、苍术、厚朴等化湿行气之品同用；治湿热毒盛，痢疾后重，不纳水谷之噤口痢，又与黄连、石莲子、茯苓等配伍，以清热燥湿止痢，如开噤散。

此外，本品尚可用于声音嘶哑、风湿痹痛、痈疽疥癣、跌打损伤等症。

（4）用法用量：煎服，3～10g。鲜品加倍。外用适量。

（5）注意事项：古代文献称菖蒲以"一寸九节者良"，故本品亦称为九节菖蒲。但现代所用之九节菖蒲为毛茛科多年生草本阿尔泰银莲花的根茎，不得与石菖蒲相混淆。

【名言名句】

《神农本草经》：主风寒湿痹，咳逆上气，开心孔，补五脏，通九窍，明耳目，出音声。久服轻身，不忘，不迷惑，延年。

《本草纲目》：治中恶卒死，客忤癫痫，下血崩中，安胎漏，散痈肿。

开窍药重点记忆一览表

药物名称	药物类别	性味	归经	功效	应用
麝香	开窍药	辛，温	心、脾经	1. 开窍醒神 2. 活血通经 3. 消肿止痛	1. 闭证神昏 2. 疮疡肿毒，咽喉肿痛 3. 血瘀经闭，癥瘕，心腹暴痛，跌打损伤，风寒湿痹 4. 难产，死胎，胞衣不下
冰片	开窍药	辛、苦，微寒	心、脾、肺经	1. 开窍醒神 2. 清热止痛	1. 闭证神昏 2. 目赤肿痛，喉痹口疮 3. 疮疡肿痛，溃后不敛
石菖蒲	开窍药	辛、苦，温	心、胃经	1. 开窍豁痰 2. 化湿开胃 3. 醒神益智	1. 神昏、癫痫、头晕、耳鸣 2. 脘腹胀闷，痞满疼痛

第二十四章 补益药

补药治虚，顾名思义，气血阴阳，不外四虚。
补气补阳，心肺脾肾，大补元气，唯有人参；
洋参清火，党参养血，诸参补气，兼能生津；
芪能固表，托毒升阳，术能燥湿，止汗安胎；
双补气阴，当推山药，和中草枣，可调百药。
鹿茸壮阳，养血胎衣，羊藿巴戟，祛风除痹；
安胎杜仲，接骨续断，固精菟丝，故纸平喘；
补血之药，不离气阴，当归地芍，补血效神；
首乌截疟，阿胶滋润，滋腻碍胃，用之当慎。
鳖退虚热，龟重滋肾，鳖龟二甲，潜阳滋阴；
天冬寒甚，麦冬宁心，二冬功仿，润肺滋阴；
石斛养胃，玉竹生津，枸杞肝肾，百合固金；
清润肺胃，当北沙参。用药审经，医者当遵。

【歌诀总括】

补虚药分为四类，补气、补血、补阳、补阴。补气补阳药主要是补心、肺、脾、肾四脏。诸参皆有补气功效，但只有人参可以大补元气，西洋参长于清火，党参能养血。黄芪补肺脾气，而能固表升阳，托毒生肌；白术能燥湿安胎止汗，山药补脾气且能滋肺阴，甘草、大枣甘缓和中，能调和诸药。鹿茸可壮阳，紫河车能养血，淫羊藿、巴戟天功可祛风除湿，杜仲可补肾阳而安胎，续断能接骨续筋，菟丝子能固精安胎，补骨脂补阳同时可平喘纳气。补血之药常和补气、补阴药配伍而用。当归为"血家圣药"，常配伍熟地、白芍用以补血活血、养血滋阴；首乌能截疟解毒，阿胶润肺，二者都属于滋腻碍胃之品，用时要慎重。天冬和麦冬均能滋阴，但天冬长于清热，麦冬兼可宁心；石斛养胃阴，玉竹益胃生津，枸杞能补肝肾而明目，百合可润肺清热止咳，北沙参长于清肺胃之热，滋肺胃之阴。用药时当辨清虚在何脏，以选择相应归经的药物进行治疗。

第一节 补气药

人 参

人参味甘，大补元气，
止渴生津，调荣营卫。
去芦用，反藜芦。

【歌诀总括】

人参味甘，微苦，具有大补元气，调养荣卫，生津，安神益智之功效；人参是补肺、脾之要药，同时还具有补心肾的作用，因此可以用于元气虚脱证、肺脾心肾气虚引起的诸证、热病气虚津伤口渴及消渴证等。使用时要去掉芦头，并不与藜芦同用。

【歌诀详解】

（1）药性：甘、微苦，微温。归肺、脾、心、肾经。

（2）功效：大补元气，复脉固脱，补脾益肺，生津，安神益智。

（3）临床应用：

元气虚脱证——本品单用为治疗因大汗、大泻、大失血或大病、久病所致元气虚极欲脱，气短神疲，脉微欲绝的重危证候之要药，能大补元气，复脉固脱。与回阳救逆药配伍可治疗气虚欲脱兼见汗出，四肢逆冷者。本品兼能生津，常与养阴生津药、收敛之药配伍，治气虚欲脱兼见汗出身暖，渴喜冷饮，舌红干燥者，以补气养阴，敛汗固脱。

气虚证——本品为补肺要药，可改善短气喘促，懒言声微等肺气虚衰症状。治肺气咳喘、痰多者，常与降气平喘药配伍治疗肺虚之喘证。

单用为治疗因大汗、大泻、大失血或大病、久病所致元气虚极欲脱，气短神疲，脉微欲绝的重危证候之要药。

为补肺要药。

亦为补脾要药。	本品亦为补脾要药，可改善倦怠乏力，食少便溏等脾气虚衰症状。因脾虚不运常兼湿滞，常与健脾利湿药配伍；治脾气虚弱，不能统血，致长期失血者，常与补中益气之品配伍，补气摄血；若脾气虚衰，而不生血，常与补血药同用，补气以生血。
又能补益心气。	本品又能补益心气，可改善心悸怔忡，胸闷气短，脉虚等心气虚衰症状。治疗失眠多梦、健忘，常与补心安神之药配伍，安神益智。
还有补益肾气作用。	本品还有补益肾气作用，不仅可用于肾不纳气所致短气虚喘，还可与补肾阳、益肾精之品配伍，治疗肾精亏虚之阳痿。

热病气虚津伤口渴证——热邪不仅容易伤津，亦会耗气，致使气津两伤，本品能补气生津，可治疗口渴、汗出、脉大无力者。

消渴证——消渴一病，往往阴虚与燥热同在，伤及肺、脾（胃）、肾之气阴。人参既能补益肺脾肾之气，又能生津止渴，故治消渴亦常用。

此外，本品还常与解表药、攻下药等祛邪药配伍，用于气虚外感或里实热结而邪实正虚之证，有扶正祛邪之效。

(4) 用法用量：煎服，3~9g，宜文火另煎，分次兑服；也可研末吞服，每次2g，日服2次。

(5) 使用注意：不宜与藜芦、五灵脂同用。

【名言名句】

《本经》："补五脏，安精神，定魂魄，止惊悸，除邪气，明目，开心益智。"

西洋参

洋参甘寒，虚火为患，
补气清火，生津除烦。
去芦用，反藜芦。

【歌诀总括】

西洋参味甘，微苦，性寒凉。具有补气，清热，生津之功效。可补肺气清肺火养肺阴，兼能补脾气。热病津伤口渴证及消渴津伤均可使用。

【歌诀详解】

（1）药性：甘、微苦，凉。归肺、心、肾、脾经。

（2）功效：补气养阴，清热生津。

（3）临床应用：

气阴两伤证——本品亦能补益元气，但作用弱于人参，且不可用于回阳救逆；其药性偏凉，兼能清火养阴生津。适用于热病或大汗、大泻、大失血，耗伤元气阴津所致诸证。常与养阴生津，敛汗之品同用治疗气津两伤。

> 本品亦能补益元气，但作用弱于人参，且不可用于回阳救逆；其药性偏凉，兼能清火养阴生津。

肺气虚及肺阴虚证——本品性味甘凉，能补肺气，兼能养肺阴、清肺火，适用于火热耗伤肺脏气阴所致诸证，可与养阴润肺清热化痰止咳之品同用。

此外，本品还能补心气，益脾气，并兼能养心阴，滋脾阴。治疗气阴两虚、脾气阴两虚、肾阴不足之证亦可选用。

热病气虚，津伤口渴及消渴证——本品不仅能补气养阴生津，还能清热，适用于热伤气津者。临床亦常用于消渴病气阴两伤之证。

（4）用法用量：另煎兑服，3~6g。

（5）使用注意：不宜与藜芦同用。

【用药鉴别】

人参与西洋参均有补益元气之功，但人参益气救脱之力较强，有回阳救逆之功效，西洋参不可；西洋参偏于苦寒，兼能补阴，宜于热病等所致的气阴两脱者。二药又皆能补脾肺之气，可主治脾肺气虚之证，但西洋参多用于脾肺气阴两虚之证。此二药还有益气生津作用，均常用于津伤口渴和消渴证。此外，人参尚能补益心肾之气，安神增智，而西洋参无此功效。

> 人参益气救脱之力较强，有回阳救逆之功效，西洋参不可。
>
> 西洋参宜于热病等所致的气阴两脱者。
>
> 皆能补脾肺之气，西洋参多用于脾肺气阴两虚之证。
>
> 二药均益气生津。
>
> 人参尚能补益心肾之气，安神增智，而西洋参无此功效。

【名言名句】

《医学衷中参西录》："西洋参性凉而补，凡欲用人参而不受人参之温者，皆可以代之。"

《本草从新》："西洋人参补肺降火，上津液，除烦倦，……虚而有火者皆宜。"

党 参

党参甘平，益气补中，
生津养血，祛邪扶正。
去芦用，反藜芦。

【歌诀总括】

党参味甘，性平，具有补中益气，生津养血之功效；归肺、脾经，补中气之不足，疗肺气之亏虚。同时本品可配伍解表、泻下等药治疗体虚外感和正虚里实，达到扶正祛邪的功效。

【歌诀详解】

（1）药性：甘，平。归脾、肺经。

（2）功效：健脾益肺，养血生津。

（3）临床应用：

脾肺气虚证——本品性味甘平，主归脾肺二经，以补脾肺之气为主要作用。用于中气不足、肺气亏虚之证，其补益脾肺之功与人参相似而力较弱，临床常用以代替古方中的人参，用以治疗脾肺气虚的轻证。

气血两虚证——本品既能补气，又能补血，常用于气虚不能生血，或血虚无以化气的气血两虚证。

气津两伤证——本品对热伤气津之气短口渴，亦有补气生津作用，适用于气津两伤的轻证，宜与麦冬、五味子等养阴生津之品同用。

此外，本品亦常与解表药、攻下药等祛邪药配伍，用于气虚外感或里实热结而气血亏虚等邪实正虚之证，以扶正祛邪，使攻邪而正气不伤。

（4）用法用量：煎服，9～30g。

（5）使用注意：不宜与藜芦同用。

【用药鉴别】

人参与党参均具有补脾气、补肺气、益气生津、益气生血及扶正祛邪之功，均可用于脾气虚、肺气虚、津伤口渴、消渴、血虚及气虚邪实之证。但党参作用较轻缓，且不具有人参益气救脱

补益脾肺之功与人参相似而力较弱。

既能补气，又能补血，适用于气津两伤的轻证。

党参作用较轻缓，且不具有人参益气救脱之功。此外，人参助阳增智，而党参补血。

之功。此外，人参助阳增智，而党参补血。

【名言名句】

《本草从新》："党参主补中益气，和脾胃，除烦渴，中气微弱，用以调补，甚为平妥。"

《本草正义》："党参力能补脾养胃，润肺生津，健运中气，本与人参不甚相远，其尤可贵者，则健脾运而不燥，滋胃阴而不湿，润肺而不犯寒凉，养血而不偏滋腻，鼓舞清阳，振动中气，而无刚燥之弊。"

黄 芪

黄芪性温，收汗固表①，
托疮生肌②，气虚莫少。
绵软如箭干者。
疮疡生用，补虚蜜水炒用。

【难点注释】

①固表：指固护肌表，提高防御外邪的能力。

②托疮生肌：补气使疮疡脓毒能流出，利于祛腐生新。

【歌诀总括】

黄芪味甘，微温，能益卫气而敛汗固表，补虚而托疮生肌，是治疗气虚证的要药，用于疮疡宜生用，用以补气血宜蜜水炒用。

【歌诀详解】

（1）药性：甘，微温。归脾、肺经。

（2）功效：健脾补中，升阳举陷，益卫固表，利尿，托毒生肌。

（3）临床应用：

脾、肺气虚证——本品甘温，善入脾胃，为补中益气要药。补脾可单用熬膏服，因其有升阳举陷之功效，故长于治疗脾虚中气下陷之证。本品既能补脾益气，又能利尿消肿，标本兼治，为治气虚水肿之要药；本品补气生血，治血虚证亦常用。本品尚可补脾气以摄血，可治疗脾虚不摄血之失血证；对脾虚不能布津之消渴，本品能补气生津，促进津液的生成与输布而止渴。本品入

善入脾胃，为补中益气要药。

肺，又能补益肺气，可用于肺气虚弱，咳喘日久；本品能补脾肺之气，治疗脾肺气虚之人卫气不固，表虚自汗证。

正虚毒盛——血亏虚，疮疡难溃难腐，或溃久难敛。对于中期疮疡，本品补气生血，扶助正气，托脓毒外出；若为后期溃疡，本品补气生血，有生肌敛疮。

此外，痹证、中风后遗症等气虚而致血滞，筋脉失养，亦常用本品补气以行血，治疗风寒湿痹、中风后遗症。

（4）用法用量：煎服，9～30g。蜜炙可增强其补中益气作用，用于气虚乏力，食少便溏。

（5）使用注意：本品补气升阳、止汗，易于助火，故表实邪盛、气滞、湿阻、食积、阴虚阳亢、痈疽初起、脓毒溃后热毒尚盛等证，均不能使用。

【用药鉴别】

人参、党参、黄芪三药，皆具有补气及生津、生血之功效，且相须为用，能增强疗效。但人参作用较强，被誉为补气第一要药，并具有益气救脱、安神增智、补气助阳之功；党参补气之力平和，专于补脾肺之气，兼能补血；黄芪长于补气升阳、益卫固表、托疮生肌、利水退肿，尤宜于脾虚气陷及表虚自汗等证。

【名言名句】

《珍珠囊》："黄芪甘温纯阳，其用有五：补诸虚不足，一也；益元气，二也；壮脾胃，三也；去肌热，四也；排脓止痛，活血生血，内托阴疽，为疮家圣药，五也。"

白　术

白术甘温，健脾强胃，
止泻除湿，兼祛痰痞①。

【难点注释】

①痞：由痰气凝结而成，胀满不痛，又称痞满。

【歌诀总括】

白术味甘、苦，性温，可以健脾燥湿，强脾胃；补益脾气，脾气行则能运化水湿，除痰而消痞满；健脾气、温脾阳，可止脾虚湿胜之泄泻。

【歌诀详解】

（1）药性：甘、苦，温。归脾、胃经。

（2）功效：健脾益气，燥湿利水，止汗，安胎。

（3）临床应用：

脾气虚证——主归脾胃经，以健脾、燥湿为主要作用，被前人誉为"补气健脾第一要药"。既长于补气以复脾之健运，又能燥湿、利尿以除湿邪。治脾虚有湿，食少便溏或泄泻，脾虚中阳不振，痰饮内停，以及脾虚水肿，脾虚湿浊下注。本品既能补气健脾，又能利水消肿，治疗脾虚妊娠水肿。

"补气健脾第一要药"

气虚自汗——本品亦能补脾益气，固表止汗。对于脾气虚弱，卫气不固，表虚自汗者，其作用与黄芪相似而力弱。

脾虚胎动不安——本品可补气健脾，促进水谷运化以养胎，治疗脾虚胎儿失养者。

（4）用法用量：煎服，6～12g。炒用可增强补气健脾止泻作用。

（5）使用注意：热病伤津及阴虚燥渴者不宜。

【用药鉴别】

白术与苍术二药均具有健脾与燥湿两种主要功效。白术以健脾益气为主，宜用偏于虚证者；苍术以苦温燥湿为主，宜用偏于实证者。此外，白术有利尿、止汗、安胎之功，苍术可发汗解表、祛风湿、明目。

白术以健脾益气为主，宜用偏于虚证者；苍术以苦温燥湿为主，宜用偏于实证者。

【名言名句】

《本经逢原》："白术，生用有除湿益燥、消痰利水、治风寒湿痹、死肌痉疸、散腰脐间血及冲脉为病、逆气里急之功；制熟则有和中补气，止渴生津、止汗除热、进饮食、安胎之效。"

《珍珠囊》："除湿益气，补中阳，消痰逐水……得枳实消痞满，佐黄芩安胎清热。"

山 药

薯蓣①甘温，理脾止泻，
益肾补中，诸虚可疗。

【难点注释】

①薯蓣：蓣（yù），山药的别名。

【歌诀总括】

山药又名薯蓣，性味甘平而温，能补脾、肺、肾三脏之虚，同时有收敛固涩之功效；可以补三脏之气阴、达到定喘、涩精，治疗消渴的功效。

【歌诀详解】

（1）药性：甘，平。归脾、肺、肾经。

（2）功效：补脾养胃，生津益肺，补肾涩精。

（3）临床应用：

脾虚证——本品能补脾益气，滋养脾阴。脾气虚弱或气阴两虚，或脾虚不运，湿浊下注。因其含有较多营养成分，又容易消化，可作成食品长期服用，对慢性久病或病后虚弱羸瘦，需营养调补而脾运不健者，则是佳品。

肺虚证——本品又能补肺气滋肺阴，同时补土生金。适用于肺虚咳喘。

肾虚证——本品还能补肾气滋肾阴，其补后天之脾亦有助于充养先天之肾。适用于肾气虚及肾阴虚证。

消渴证——脾、肺、肾三脏之气阴两虚为消渴的主要病机。本品补脾肺肾之气阴，为治疗消渴的佳品。

（4）用法用量：煎服，15～30g。麸炒可增强补脾止泻作用。

【名言名句】

《本草正》："山药能健脾补虚，滋精固肾，治诸虚百损，疗五劳七伤，第其气轻性缓，非堪专任，故补脾肺必主参、术，补肾水必君茱、地，涩带浊须破故同研，固遗泄仗菟丝相济……"

《本草纲目》："益肾气，健脾胃，止泻痢，化痰涎，润皮毛。"

甘 草

甘草甘温，调和诸药①，
炙则温中，生则泻火。
反甘遂、海藻、大戟、芫花。

【难点注释】

①调和诸药：指甘草能调和药方中各种中药的药性，使它们能协调的发挥联合的药物作用，并能缓解一些中药的猛烈药性或者毒副作用。

【歌诀总括】

甘草味甘性温可补脾胃之气，甘味有缓和之效，故能调和药方中各种药的药性。炙甘草能温补中焦脾胃，有缓脾胃虚痛之功；生甘草能泻火解毒。

【歌诀详解】

（1）药性：甘，平。归心、肺、脾、胃经。

（2）功效：补脾益气，祛痰止咳，缓急止痛，清热解毒，调和诸药。

（3）临床应用：

心气不足，脉结代、心动悸——本品能补益心气，益气复脉。主要用于心气不足、耗伤心气之心动悸、脉结代者。

脾气虚证——本品味甘，善入中焦，具有补益脾气之力。因其作用缓和，宜作为辅助药用，能"助参、芪成气虚之功"。

咳喘——本品能止咳，兼能祛痰，还略具平喘作用。单用有效。可随证配伍用于寒热虚实多种咳喘，有痰无痰均宜。

脘腹、四肢挛急疼痛——本品味甘能缓急，善于缓急止痛。对脾虚肝旺的或阴血不足之痛有效，常随证配伍以治疗血虚、血瘀、寒凝等多种原因所致的脘腹、四肢挛急作痛。

热毒疮疡、咽喉肿痛及药、食物中毒——本品长于解毒，应用广泛。生品可清解热毒，治热毒咽喉肿痛；本品对多种药物中毒或食物中毒，有一定解毒作用。

调和药性——本品在通过解毒，可降低方中某些药毒烈之性；通过缓急止痛、缓解药刺激胃肠引起的腹痛；其甜味浓郁，可矫味。

（4）用法用量：煎服，2~10g。生用性微寒，可清热解毒；蜜炙药性微温，可增强补益心脾之气、润肺止咳。

（5）使用注意：不宜与京大戟、海藻、芫花、甘遂同用。

【名言名句】

《用药法象》："甘草，阳不足者，补之以甘，甘温能除大热……腹中急痛，腹皮急缩者，宜备用之。其药性缓急，而又协和诸药，使之不争，故热药得之缓其热，寒药得之缓其寒，寒热相杂者，用之得其平。"

《本草纲目》："解小儿胎毒惊痫，降火止痛。"

大 枣

大枣味甘，调和百药①，

益气养脾，中满②休嚼。

【难点注释】

①调和百药：主要是缓和药物的药性，与甘草的调和作用有所不同。

②中满：痰湿引致胸中胀满不舒。

【歌诀总括】

大枣性温味甘缓，常在方剂中配伍应用可以调和缓解药方中其他药物的峻烈之性。可以补中焦之虚，益气健脾；由于该药补养中焦，味甘滋腻，故痰湿胸中胀满之人最好不要服用。

【歌诀详解】

（1）药性：甘，温。归脾、胃、心经。

（2）功效：补中益气，养血安神。

（3）临床应用：

脾虚证——本品甘温，能补脾益气，适用于脾气虚弱，消瘦、倦怠乏力、便溏等症。单用有效。若气虚乏力较甚，宜与人参、白术等补脾益气药配伍。

脏躁及失眠证——本品能养心安神，为治疗心阴不足、心火浮亢、心失充养、心神无主而脏躁的要药。还用本品治疗虚劳烦闷不得眠者。

此外，本品有保护胃气，缓和其毒烈药性之效。

（4）用法用量：擘破，煎服，6～15g。

【名言名句】

《日华子本草》："润心肺，止嗽，补五脏，治虚损，除肠胃澼气。"

《本经》:"大枣安中养神,助十二经……补少气少津,身中不足,大惊,四肢重,和百药。"

第二节 补阳药

鹿 茸

鹿茸甘温,益气滋阴,
泄精尿血,崩①带②堪任。

【难点注释】
①崩:指女子肾阳虚而成的崩漏。
②带:指女子肾阳虚,冲任不固的白带过多。

【歌诀总括】

鹿茸性温,味咸入肝、肾经可以温补肾阳,补益精血,双补阴阳。调固冲任二脉而治疗不孕不育,女子冲任不固引起的崩漏、带下;补肝肾之阳,益肝肾之精血而强壮筋骨,固精止遗。

【歌诀详解】

(1) 药性:甘、咸,温。归肾、肝经。
(2) 功效:壮肾阳,益精血,强筋骨,调冲任,托疮毒。
(3) 临床应用:

肾阳虚衰,精血不足证——本品甘温补阳,甘咸滋肾,禀纯阳之性,具生发之气,故能壮肾阳,益精血。治疗肾阳虚,精血不足,诸虚百损,五劳七伤,元气不足。

禀纯阳之性,具生发之气,故能壮肾阳,益精血。

肾虚骨弱,腰膝无力或小儿五迟——常以本品补肾阳,益精血,强筋骨,亦可治疗骨折后期,愈合不良。

妇女冲任虚寒,崩漏带下——本品补肾阳,益精血而兼能固冲任,止带下。可治崩漏不止,虚损羸瘦,白带过多等妇科疾病。

疮疡久溃不敛,阴疽疮肿内陷不起——本品补阳气、益精血而达到温补内托的目的。治疗疮疡久溃不敛,阴疽疮肿内陷不起。

(4) 用法用量：1~2g，研末冲服。

(5) 使用注意：服用本品宜从小量开始，不可骤用大量，以免阳升风动，或伤阴动血；发热忌服。

【名言名句】

《本草纲目》："生精补髓，养血益阳，强筋健骨，治一切虚损、耳聋、目暗、眩晕、虚痢。"

《本经》："鹿茸主漏下恶血，寒热惊痫，益气强志，生齿不老。"

紫河车

紫河车甘，疗诸虚损，

劳瘵①骨蒸，滋培根本。

【难点注释】

①劳瘵：瘵（zhài），结核病。

【歌诀总括】

紫河车又称人胞，可以补肾阳益精血，补阳气同时肝、肾、肺三脏之阴，使阴阳相得益彰；治疗肺结核，阴虚所致的骨蒸发热。

【歌诀详解】

(1) 药性：甘、咸，温。归肺、肝、肾经。

(2) 功效：温肾补精，养血益气。

(3) 临床应用：

阳痿遗精、腰酸头晕耳鸣——本品补肾阳，益精血，可用于肾阳不足，精血衰少诸证，单用有效，亦可与补益药同用。

气血不足诸证——本品尚补益气血，可单用本品研粉服，或用鲜品煮烂食之，治疗产后诸虚。

肺肾两虚之咳喘——可补肺气，益肾精，纳气平喘，单用有效，亦可与补肺益肾，止咳平喘药同用。

(4) 用法用量：2~3g，研末吞服。

(5) 使用注意：阴虚火旺不宜单独应用。

【用药鉴别】

鹿茸与紫河车皆能补肾阳，益精血，为滋补强壮之要药。鹿

鹿茸补阳力强，为峻补之品，用于肾阳虚之重证；且使阳生阴长。

紫河车养阴力强，而使阴长阳生，兼能大补气血。

茸补阳力强，为峻补之品，用于肾阳虚之重证；且使阳生阴长，而用于精血亏虚诸证；紫河车养阴力强，而使阴长阳生，兼能大补气血，用于气血不足，虚损劳伤诸证。

【名言名句】

《本草拾遗》："人胞治气血羸瘦，妇人劳损……腹内诸病渐瘦者。"

《本草图经》："治疗男女虚损劳极，不能生育，下元衰惫……"

淫羊藿

淫羊藿辛，阴起阳兴，

坚筋益骨，志强①力增。

【难点注释】

①志强：增强记忆力。

【歌诀总括】

淫羊藿辛温，长于补肾助阳，能治疗肾虚阳痿、腰膝酸软；能补肝肾强筋骨，治祛风除湿；由于其补肾益精作用强，故可以用于老年肾虚引起的记忆力减退。

【歌诀详解】

（1）药性：辛、甘，温。归肾、肝经。

（2）功效：补肾阳，强筋骨，祛风湿。

（3）临床应用：

肾阳虚衰诸证——本品辛甘性温燥烈，长于补肾壮阳，单用有效，亦可与其他补肾壮阳药同用；现常用于肾阳虚之喘咳，疗效较好。

风寒湿痹、肢体麻木——本品辛温散寒，祛风胜湿，入肝肾强筋骨，可用于风湿痹痛，筋骨不利及肢体麻木。

此外，用于妇女更年期高血压，有较好疗效。

（4）用法用量：煎服，6~10g。

（5）使用注意：阴虚火旺者不宜服。

【名言名句】

《本草备要》："淫羊藿补命门，益精气，坚筋骨，利小便。"

巴戟天

巴戟辛甘，大补虚损，
精滑梦遗，强筋固本。

【歌诀总括】

巴戟天性质辛温而不燥，补益功效强，能补阴阳、气血、脏腑亏虚；补命门之火治疗肾阳虚衰所致之遗精滑泻；同时并补肝肾兼祛风湿寒痹。

【歌诀详解】

（1）药性：辛、甘，微温。归肾、肝经。

（2）功效：补肾阳，强筋骨，祛风湿。

（3）临床应用：

肾阳虚诸证——本品补肾助阳，甘润不燥。治虚羸阳道不举、肾阳虚弱、命门火衰之阳痿不育，下元虚冷之宫冷不孕；补肾阳、强筋骨，肾虚骨痿，腰膝酸软。

风湿痹痛——本品祛风湿，对肾阳虚兼风湿之证为宜，多与补肝肾、祛风湿药同用，治风冷腰胯疼痛、行步不利。

（4）用法用量：水煎服，3~10g。

（5）使用注意：只适用于阳虚有寒湿之证，阴虚火旺及有热者不宜服。

【名言名句】

《本草纲目》："治脚气，祛风疾，补血海。"

《雷公药性赋》："巴戟天须用连珠者，去心，酒浸焙干。味辛甘，微温，无毒。除风强筋，益力，治梦与鬼交。"

杜 仲

甘温杜仲，益肾填精，
去腰膝重，安胎堪用。

【歌诀总括】

杜仲性味甘温，补肝益肾，扶正而固本，可治疗各种腰膝酸痛；补肾温阳，填精固冲任而安胎。

【歌诀详解】

（1）药性：甘，温。归肝、肾经。

（2）功效：补肝肾，强筋骨，安胎。

（3）临床应用：

肾虚腰痛及各种腰痛——以其补肝肾、强筋骨，性温，而治疗肾虚腰痛尤宜。同时妇女经期、寒湿腰痛等其他腰痛用之，均有扶正固本之效。

胎动不安或习惯性堕胎——常以本品补肝肾固冲任安胎，单用有效。可治习惯性流产。

> 可治习惯性流产。

高血压病——近年来单用或配入复方治高血压病有较好效果。

（4）用法用量：煎服，6~10g。

（5）使用注意：炒用效果好。本品为温补之品，阴虚火旺者慎用。

【名言名句】

《本经》："主腰脊痛，补中，益精气，健筋骨，强志，除阴下痒湿，小便余沥。"

《雷公药性赋》："杜仲味辛甘，无毒。……除风冷，强心志。"

续　断

> 续断味辛，接骨续筋，
> 跌仆折损，且固遗精。

【歌诀总括】

续断可温补肝肾，治疗肾阳不足诸证，同时补而不滞，还可活血祛瘀，通利血脉而补肝肾强筋骨，疗伤续筋，治疗跌仆损伤。

【歌诀详解】

（1）药性：苦、辛，微温。归肝、肾经。

（2）功效：补肝肾，强筋骨，止崩漏，续折伤。

（3）临床应用：

阳痿不举，遗精遗尿——本品甘温助阳，辛温散寒，用治肾阳不足，下元虚冷，阳痿不举，遗精滑泄，遗尿尿频等症。常与壮阳起痿之品配伍或与壮阳益阴,交通心肾之品同用,亦可治疗滑泄不禁之证。

腰膝酸痛,寒湿痹痛——本品甘温助阳,辛以散瘀,兼有补益肝肾,强健壮骨,通利血脉之功。

崩漏下血,胎动不安——本品补益肝肾,调理冲任,有固本安胎之功。可用于肝肾不足,崩漏下血,胎动不安等症。

跌打损伤,筋伤骨折——本品辛温破散之性,善能活血祛瘀;甘温补益之功,又能壮骨强筋,而有续筋接骨、疗伤止痛之能。用治跌打损伤,瘀血肿痛,筋伤骨折。

痈肿疮疡,血瘀肿痛——活血祛瘀止痛,常配伍清热解毒之品乳痈肿痛等各种疮疡痈肿。

(4)用法用量:水煎,9~15g。风湿痹痛用酒续断;腰膝酸软用盐续断;崩漏下血宜炒用。

(5)使用注意:风湿热痹者忌服。

【名言名句】

《本经》:"续断主伤寒,补不足,金疮痈伤,折跌,续筋骨,妇人乳难。"

补骨脂

破故纸温,腰膝酸痛,

兴阳固精,盐酒炒用。

【歌诀总括】

补骨脂又名破故纸,味苦辛而温燥,能壮肾阳而温肾水,暖脾阳,收涩止泻,固精缩尿,用盐水炒用,酒洗之后药用效果好。

【歌诀详解】

(1)药性:苦、辛,温。归肾、脾经。

(2)功效:温肾助阳,纳气平喘,温脾止泻;外用消风祛斑。

(3)临床应用:

脾肾阳虚诸证——本品苦辛温燥,善壮肾阳暖水脏,治肾虚阳痿,肾虚阳衰、风冷侵袭之腰膝冷痛等;本品兼有涩性,可固精缩尿,可治肾虚遗精、小儿遗尿、肾气虚冷之小便无度;本品能壮肾阳、暖脾阳、收涩以止泻可治疗脾肾不足的五更泄泻。

肾不纳气，虚寒喘咳——本品补肾助阳，纳气平喘可治疗虚寒性喘咳及虚喘痨嗽。

（4）用法用量：水煎，6～10g；外用20%～30%酊剂涂患处。

（5）使用注意：本品性质温燥，能伤阴助火，故阴虚火旺及大便秘结者忌服。

【名言名句】

《本草纲目》："治肾泄，通命门，暖丹田。"

《雷公药性赋》："补骨脂名破故纸，扶肾冷，绝梦泄精残……味辛，大温，无毒。主血气劳伤。"

菟丝子

菟丝甘平，梦遗滑精，
腰痛膝冷，添髓壮筋。

【歌诀总括】

菟丝子性味甘平，作用偏于下焦可润燥补肝脾肾之虚，平补阴阳。主治肾阳虚衰所致的腰痛、膝盖冷痛、泄泻、遗精滑精及肝肾亏虚所致的目暗不明。

【歌诀详解】

（1）药性：辛、甘，平。归肾、肝、脾经。

（2）功效：补益肝肾，固精缩尿，安胎，明目，止泻；外用消风祛斑。

（3）临床应用：

肾阳不足诸证——本品辛以润燥，甘以补虚，为平补阴阳之品，功能补肾阳、益肾精以固精缩尿，主治肾虚腰痛、阳痿遗精、尿频及宫冷不孕；肾虚所致的消渴。

肝肾不足诸证——本品滋补肝肾益精养血而明目，治疗肝肾不足所致的目暗不明；能补肝肾安胎，治疗肾虚胎元不固，胎动不安、滑胎。

脾肾阳虚诸证——本品能补肾益脾止泻，治脾虚便溏、脾肾虚泄泻。

（4）用法用量：煎服，6~12g；外用适量。

（5）使用注意：本品为平补之药，但偏补阳，阴虚火旺、大便燥结、小便短赤者不宜服。

【名言名句】

《药性论》："治男女虚冷，填精益髓，去腰疼膝冷，又主消渴热中。"

第三节　补血药

当　归

当归味淡，生血补心，
扶虚益损，逐瘀生新。
身养血，尾破血，全活血。

【歌诀总括】

当归味甘淡、性质温润又有辛散之力，可以温通经脉，补血活血兼行气，为补血圣药，且补而不滞，可以补益亏损，活血祛瘀化生新血。主治血虚诸证，跌打损伤，风寒痹痛，血虚肠燥便秘，外科的痈疽疮疡。治便秘用当归身，补血活血宜用全当归。

【歌诀详解】

（1）药性：甘、辛，温。归肝、心、脾经。

（2）功效：补血活血，调经止痛，润肠通便。

（3）临床应用：

血虚诸证——本品甘温质润，长于补血，为补血之圣药。常以本品补血活血，调经止痛，常与补血调经药同用，配成四物汤，既为补血之要剂，亦为妇科调经的基础方，加减变化治疗血虚血瘀之月经不调、经闭、痛经等。

长于补血，为补血之圣药。

虚寒性腹痛、跌打损伤、痈疽疮疡、风寒痹痛等——本品为活血行气之要药。辛行温通，补血而不滞，可行气而活血、温通散寒而止痛,故可治疗血虚血瘀寒凝之腹痛、跌打损伤瘀血作痛、疮疡初起肿胀疼痛、痈疽溃后不敛、脱疽溃烂、风寒痹痛。

血虚肠燥便秘——本品补血以润肠通便,用治血虚肠燥便秘。

(4) 用法用量:煎服,6~12g。

(5) 使用注意:湿盛中满、大便泄泻者忌服。

【名言名句】

《本草纲目》:"治头痛,心腹诸痛,润肠胃、筋骨、皮肤,治痈疽,排脓止痛,和血补血。"

熟地黄

熟地微温,滋肾补血,

益髓①填精,乌须黑发。

【难点注释】

①益髓:补益骨髓。

【歌诀总括】

熟地黄甘温,善于补养肝肾,滋阴养血。主治血虚诸证,肝肾阴虚所致的骨蒸潮热、须发早白、腰膝酸软、五迟五软等。

【歌诀详解】

(1) 药性:甘,微温。归肝、肾经。

(2) 功效:补血养阴,填精益髓。

(3) 临床应用:

血虚诸证——本品甘温质润,补阴益精以生血,为养血补虚之要药。治疗血虚萎黄,眩晕,心悸失眠及月经不调、崩中漏下;治疗心血虚的心悸怔忡;治疗崩漏下血而致血虚血寒、少腹冷痛;熟地黄炭能止血,可用于崩漏等血虚出血证。

肝肾阴虚诸证——本品质润入肾,善滋补肾阴,填精益髓,为补肾阴之要药。治疗肝肾阴虚,腰膝酸软、遗精、盗汗、耳鸣、耳聋及消渴;治疗阴虚骨蒸潮热;治精血亏虚须发早白;治疗肝肾不足,五迟五软。

(4) 用法用量:煎服,9~15g。

(5) 使用注意:熟地黄滋腻之性重,凡气滞痰多、脘腹胀痛、食少便溏者忌服。重用久服宜与陈皮、砂仁等同用，防止黏腻碍胃。熟地善滋阴，炒炭可止血。

【用药鉴别】

生地黄、熟地黄均有养阴生津之功，而治阴虚津亏诸证。而生（干）地黄长于养心肾之阴，故血热阴伤及阴虚发热者宜之；熟地黄性味甘温，入肝肾而功专养血滋阴，填精益髓，凡真阴不足，精髓亏虚者宜之。

【名言名句】

《本草纲目》："填骨髓，长肌肉，生精血，补五脏内伤不足，通血脉，利耳目，黑须发。"

《本草正》："阴虚而神散者，非熟地之守，不足以聚之；阴虚而火升者，非熟地之重，不足以降之；阴虚而躁动者，非熟地之静，不足以镇之；阴虚而刚急着，非熟地之甘，不足以缓之。"

白 芍

白芍苦寒，能收能补，

泻痢腹痛，虚寒勿与。

【歌诀总括】

白芍性味苦酸微寒，功善收敛肝阴和营血，养血柔肝，调理肝脾。缓急止痛。主治肝血亏虚证及肝脾不和的泄泻，痢疾之证。但因本品性味苦寒，故虚寒之证不用。

【歌诀详解】

（1）药性：苦、酸，微寒。归肝、脾经。

（2）功效：养血调经，敛阴止汗，柔肝止痛，平抑肝阳。

（3）临床应用：

肝血亏虚诸证及肝脾不和——本品味酸，收敛肝阴以养血，常与熟地、当归等同用，用治肝血亏虚及血虚月经不调；本品酸敛肝阴，调肝理脾，养血柔肝而止痛，治疗血虚肝郁之胁肋疼痛，脾虚肝旺之腹痛泄泻、痢疾腹痛，以及阴血虚筋脉失养之四肢挛急疼痛；本品养血敛阴、平抑肝阳，治疗肝阳上亢之头痛眩晕。

营卫不和及阴虚之汗出——本品敛阴，有止汗之功。治疗外感风寒，营卫不和之汗出恶风，可敛阴和营；亦可治疗阴虚盗汗。

（4）用法用量：煎服，6～15g。

（5）使用注意：不宜与藜芦同用。

【用药鉴别】

白芍与赤芍二者皆性微寒，能止痛、但"白补赤泻，白收赤散"。一般认为，白芍长于养血柔肝调经，敛阴止汗，缓急止痛，平抑肝阳，主治血虚阴亏，肝阳偏亢诸证及肝阴不足，血虚肝旺，肝气不疏所致的胁肋疼痛、脘腹四肢拘挛作痛；赤芍则长于清热凉血，活血散瘀止痛，清泄肝火，血热、血瘀、肝火所致诸证及血滞诸痛证，血热瘀滞者尤为适宜。

"白补赤泻，白收赤散"。

【名言名句】

《珍珠囊》："白补赤散，泻肝补脾胃，其用有六：安脾经，一也；治腹痛，二也；收胃气，三也；止泻痢，四也；和血脉，五也；固腠理，六也。"

《本草求真》："赤芍药与白芍药主治略同，但白则有敛阴益营之力，赤则只有散邪行血之意；白则能于土中泻木，赤则能于血中活滞。"

阿　胶

阿胶甘温，止咳脓血，

吐血胎崩，虚羸①可啜。

【难点注释】

①羸：发音（léi），虚弱。

【歌诀总括】

阿胶性味甘平，微温，入肺、肝、肾经，功能滋阴和血，润肺燥，定内风。主治血虚诸证、出血证、热生津伤之阴虚风动证，燥邪伤肺证等。身体虚弱可以服用。

【歌诀详解】

（1）药性：甘，平。归肺、肝、肾经。

（2）功效：补血滋阴，润燥，止血。

（3）临床应用：

为补血要药，多用治血虚诸证，尤以治疗出血而致血虚者为佳。

血虚证——本品为血肉有情之品，甘温质润，为补血要药，多用治血虚诸证，尤以治疗出血而致血虚者为佳。可单用本品即效。亦可治气虚血少之心动悸、脉结代。

出血证——本品味甘质黏，为止血要药。可单味炒黄为末服，治疗妊娠尿血、阴虚血热吐衄、肺破嗽血、血虚血寒妇人崩漏下血，治脾气虚寒便血或吐血等。

肺阴虚燥咳——本品滋阴润肺，治疗肺热阴虚燥咳，燥邪伤肺干咳无痰。

热病之伤阴——本品养阴以滋肾水，治疗热病伤阴，肾水亏而心火亢，温热病后期，真阴欲竭，阴虚风动。

（4）用法用量：3～9g。烊化兑服。止血蒲黄炒，润肺蛤蚧粉炒。

（5）使用注意：本品黏腻，有碍消化。脾胃虚弱者慎用。

【名言名句】

《本草纲目》："疗吐血、衄血、血淋、尿血，肠风下痢，女人血痛血枯，经水不调，无子，崩中带下，胎前产后诸疾……虚劳咳嗽，喘急，肺痿唾脓血……和血滋阴，除风润燥，化痰清肺。"

何首乌

何首乌甘，填精种子[①]，
黑发悦颜[②]，补血养阴。

【难点注释】

①填精种子：增强生殖能力。
②悦颜：使皮肤滋润光泽，气色好。

【歌诀总括】

何首乌性温味苦甘涩，制首乌善于温补肝肾，补益精血，增强生殖能力；能补血养阴，治疗须发早白，使人好气色。

【歌诀详解】

（1）药性：苦、甘、涩，微温。归肝、心、肾经。

（2）功效：制用可补肝肾，益精血，乌须发，强筋骨，化浊降脂。生用可解毒，截疟，消痈，润肠通便。

（3）临床应用：

肝肾精血亏虚诸证——制首乌功善补肝肾、益精血、乌须发治血虚萎黄，失眠健忘；治精血亏虚，腰酸脚弱、头晕眼花、须发早白及肾虚无子；治肝肾亏虚，腰膝酸软，头晕目花，耳鸣耳聋。

久疟、痈疽、瘰疬、肠燥便秘——生首乌有截疟、解毒、润肠通便之效，治疗疟疾日久气血虚弱，瘰疬痈疮、皮肤瘙痒，遍身疮肿痒痛，血虚肠燥便秘。

（4）用法用量：煎服，生用3～6g；制用6～12g。

（5）使用注意：大便溏泄及湿痰较重者不宜用。生首乌长于解毒截疟，润肠通便。由于其质润而滋腻，故有素有痰湿及脾虚者不可用。

【名言名句】

《本草纲目》："此物气温味苦涩，苦补肾，温补肝，涩能收敛精气，所以能养血益肝，固精益肾，健筋骨，乌髭发，为滋补良药。不寒不燥，功在地黄、天门冬诸药之上。"

第四节　补阴药

北沙参

沙参味苦，消肿排脓，

补肝益肺，退热除风。

【歌诀总括】

北沙参味甘寒，功能清肺热，补肺阴，润燥，益胃生津止渴而清胃热，特别适用于热病津伤诸证。

【歌诀详解】

（1）药性：甘、微苦，微寒。归肺、胃经。

（2）功效：养阴清肺，益胃生津。

适用于阴虚肺燥有热之证。

（3）临床应用：

肺阴虚证——甘润而苦寒，能补肺阴，清肺热，适用于阴虚肺燥有热之证。

胃阴虚证——本品能补胃阴，生津止渴，兼能清胃热。胃阴虚有热之证多用之。常与养阴生津、益气健脾之品同用。

（4）用法用量：煎服，5～12g。

（5）使用注意：不宜与藜芦同用。

【用药鉴别】

北沙参重在养阴润肺清肺热，而南沙参有益气化痰之功效。

南沙参和北沙参功用大致相同，但是北沙参重在养阴润肺清肺热，而南沙参有益气化痰之功效。

【名言名句】

《本草纲目》："清肺火，治久咳肺痿。"

百　合

百合味甘，安心定胆，

止嗽消浮①，痈疽可啖。

【难点注释】

①消浮：消除阴虚而上扰的浮热。

【歌诀总括】

百合性味甘寒生津，可入肺，心、胃经。寒凉可清热，达到清心安神的效果；甘寒生津及甘凉之性可润肺燥而止咳；入心经滋阴津可止虚烦而治失眠。

【歌诀详解】

（1）药性：甘，寒。归肺、心经。

（2）功效：养阴润肺，清心安神。

（3）临床应用：

肺胃阴虚证——本品微寒，作用平和，能补肺阴，兼能清肺热止咳祛痰，用于阴虚肺燥有热证。本品还能养胃阴、清胃热，对胃脘疼痛亦宜选用。

心肺阴虚内热证——本品入心肺二经，能养阴清心，宁心安神。治阴虚有热，虚热上扰之失眠心悸、心肺阴虚内热证及百合病。同时本品既养心肺之阴，又能清心肺之热，可达到安神作用。

（4）用法用量：煎服，6~12g。蜜炙可增加润肺作用。

【名言名句】

《雷公药性赋》："百合宁心，可除咳痰有血；……百合味甘平，无毒。除热咳，攻发背疮痈，消胀，利大小便。"

麦 冬

麦冬甘寒，解渴祛烦，

补心清肺，虚热自安。

【歌诀总括】

麦冬甘寒生津，可以益胃止渴，治疗胃阴虚之消渴；同时入肺经，生津润肺治疗肺阴虚有热之证；肺与大肠相表里，生津而润肠通便；入心经滋阴除热养心除烦。

【歌诀详解】

（1）药性：甘、微苦，微寒。归胃、肺、心经。

（2）功效：养阴生津，润肺清心。

（3）临床应用：

胃阴虚证——生津止渴，广泛用于胃阴虚有热之消渴证；本品性偏苦寒，兼清胃热可治热伤胃阴；长于滋养胃阴，治胃阴不足之气逆呕吐；本品味甘柔润，治热邪伤津之便秘。

肺阴虚证——本品善养肺阴，清肺热，适用于阴虚肺燥有热之证。

心阴虚证——由于本品归心经，又长于滋阴除热，故还能养心阴，清心热，有清心除烦安神之功效。

（4）用法用量：煎服，6~12g。

【名言名句】

《雷公药性赋》："麦门冬解渴开结益心肺，劳热可除烦可保。"

天 冬

天冬甘寒，能治肺痈，

消痰止咳，喘热有功。

【歌诀总括】

天冬甘苦大寒，润肺滋阴清热作用强，又可滋肾阴降虚火，可以治疗咳吐腥臭脓血痰的肺痈，能化痰止咳，治疗肺热咳喘。

【歌诀详解】

（1）药性：甘、苦，大寒。归肺、肾经。

（2）功效：养阴润燥，清肺生津。

（3）临床应用：

肺阴虚证——本品甘润苦寒之性较强，其养肺阴，清肺热的作用强，适用于阴虚肺燥有热之证。对咳嗽咯痰不利者，兼能止咳祛痰，并治肺阴不足、燥热内盛之证。

肾阴虚证——本品能滋肾阴，兼能降虚火，适宜于肾阴亏虚及阴虚火旺之骨蒸潮热，内热消渴等证。常与滋肾益精、强筋健骨、滋阴降火之品同用；治肾阴久亏，内热消渴证，可与滋阴补肾之品同用；肺肾阴虚可与滋阴清肺、凉血止咳药同用。

热病伤津之证——本品益胃生津，兼能清胃热，可用于热伤胃津、气阴两伤之证。宜与养阴生津益气之品配伍；津亏肠燥便秘者，宜与养阴生津，润肠通便之品同用。

（4）用法用量：煎服，6～12g。

（5）使用注意：脾虚泄泻、痰湿内盛者忌用。

【用药鉴别】

天冬与麦冬，功用相似。但是天冬苦寒之性较甚，入肾滋阴，还宜于肾阴不足虚火亢旺之证。麦冬微寒，滋腻性小，且能清心除烦，宁心安神，又宜于心阴不足及心热亢旺之证。

【名言名句】

《本草纲目》："润燥滋阴，清金降火。"

《雷公药性赋》："天门冬镇心止吐血衄血，性寒而能补大虚……天门冬味苦甘平，大寒，无毒。悦人颜色。"

石 斛

石斛味甘，却惊定志，
壮骨补虚，善驱冷痹[①]。

【难点注释】

①冷痹：寒性疼痛，遇冷加剧的痹痛。

【歌诀总括】

石斛甘寒生津，入胃、肾经，可以滋肾阴而强腰膝，滋肾之亏虚降肾之虚火而明目；滋养胃阴可生津止渴，除胃热而保津液。由于石斛性寒，故不宜用于寒性痹痛，疑似原歌诀有误。

【歌诀详解】

（1）药性：甘，微寒。归胃、肾经。

（2）功效：益胃生津，滋阴清热。

（3）临床应用：

胃阴虚及热病伤津证——本品长于滋养胃阴，生津止渴，兼能清胃热可清热保津。主治热病伤津、胃热阴虚之证。

肾阴虚证——本品又能滋肾阴，兼能降虚火，适用于肾阴亏虚及肾虚火旺之证。宜与滋肾阴、退虚热之品同用。

（4）用法用量：煎服，6～12g。鲜用，15～30g。

【名言名句】

《本草纲目拾遗》："清胃除虚热，生津，已劳损。以之代茶，开胃健脾。"

《本经》："主伤中，除痹，下气，补五脏虚劳羸瘦，强阴，久服厚肠胃。"

玉 竹

玉竹甘平，归肺胃经，

清热专攻，滋补制用。

【歌诀总括】

玉竹性味甘寒平，甘寒能生津，故能养阴，入肺胃经能养肺胃之阴而清肺胃之热，可以养心阴而略有安神的作用；制用可加强其滋补之力。

【歌诀详解】

（1）药性：甘，微寒。归肺、胃经。

（2）功效：养阴润燥，生津止渴。

(3) 临床应用：

肺阴虚证——本品药性甘润，能养肺阴，微寒之品，并略能清肺热。适用于阴虚肺燥有热诸证，并治阴虚火炎等证。又因本品滋阴而不留邪，与疏散风热之品同用，治阴虚之体感受风温及冬温等，可使发汗而不伤阴，滋阴而不留邪。

胃阴虚证——本品又能养胃阴，清胃热，主治燥伤胃阴，胃热津伤之消渴。

热伤心阴诸证——本品还能养心阴，亦略能清心热，可养阴安神。

(4) 用法用量：煎服，6~12g。

【名言名句】

《本草新编》："葳蕤性纯，其功甚缓，不能救一时之急，必须多服始妙。用之于汤剂之中，冀目前之速效难矣。且葳蕤补阴必须人参补阳，则阴阳有既济之妙，而所收之功用实奇……盖人参得葳蕤而益力，葳蕤得人参而鼓勇也。"

《本草纲目》："主风温自汗灼热，及劳疟寒热。"

枸杞子

枸杞甘温，填精补髓，
明目祛风，阴兴阳起。

【歌诀总括】

枸杞子性味甘平，可平补肝肾之精血，有滋阴润肺之功效可以治疗痨病咳嗽；因为可以补肝肾，故可明目，还有补精壮阳增强性功能的功效。

【歌诀详解】

(1) 药性：甘，平。归肝、肾经。

(2) 功效：滋补肝肾，益精明目。

(3) 临床应用：

肝肾阴虚及早衰证——本品能滋肝肾之阴，为平补肾精肝血之品。治疗精血不足以及肝肾阴虚诸证；滋肝肾养肝血而达明目之功效。

阴虚痨嗽——本品尚有养阴润肺之功效,可与养阴清肺化痰药同用。

(4) 用法用量:煎服,6~12g。

(5) 使用注意:由于其味甘,常服有滋腻之嫌,故脾虚便溏者少用。

【名言名句】

《本草纲目》:"滋肾,润肺,明目。"

龟 甲

龟甲味甘,滋阴补肾,
逐瘀续筋,更医颅囟。

【歌诀总括】

龟甲性味甘咸而寒,入肝、肾、心经,长于滋阴清热;滋心阴而可除心热养血安神,滋肝阴可潜肝阳并可养血,滋肝肾可以强筋骨。还可治疗小儿囟门不闭。

【歌诀详解】

(1) 药性:咸、甘,微寒。归肾、肝、心经。

(2) 功效:滋阴潜阳,益肾健骨,养血补心,固经止崩。

(3) 临床应用:

肝肾阴虚诸证——本品长于滋补肾阴,兼能滋养肝阴潜阳,故适用于肝肾阴虚而引起阴虚阳亢、阴虚内热诸证;本品性寒,兼退虚热,治阴虚风动;兼能健骨,多用于肾虚之筋骨不健,小儿脾肾不足,筋骨痿弱,发育不良;兼能止血本品性偏寒凉,故尤宜于阴虚血热,冲任不固之崩漏、月经过多。

阴血亏虚之证——本品入于心肾,养血补心,安神定志,适用于阴血不足,心肾失养之证。

(4) 用法用量:煎服,9~24g,先煎。本品经砂炒醋淬后,有效成分更容易煎出。

【名言名句】

《本草纲目》:"治腰脚酸痛,补心肾,益大肠,止久利久泻,主难产,消痈肿,烧灰敷臁疮。""其甲以补心,补肾,补血,皆宜养阴也。"

《本草通玄》："龟甲……大有补水制火之功，故能强筋骨，益心智，止咳嗽，截久疟，祛瘀血，止新血。大凡滋阴降火之药，多是寒凉损胃，唯龟甲益大肠，止泄泻，使人进食。"

鳖 甲

鳖甲酸平，劳①嗽骨蒸，
散瘀消肿，祛痞除崩。

【难点注释】

①劳：此处指久咳伤肺而致的劳。

【歌诀总括】

鳖甲性味咸寒，能滋阴除久咳而致的劳证，功能软坚散结，滋肝肾之阴，除骨蒸潮热，治疗妇女崩漏，并能疗久疟之痞块。

【歌诀详解】

(1) 药性：咸，微寒。归肝、肾经。

(2) 功效：滋阴潜阳，退热除蒸，软坚散结。

(3) 临床应用：

肝肾阴虚证——本品能滋养肝肾之阴，适用于肝肾阴虚所致阴虚内热、阴虚风动、阴虚阳亢诸证。对阴虚内热证，本品滋养之力较弱，但长于退虚热、除骨蒸，常用于治疗温病后期阴伤之证；亦治阴虚风动，手足瘛疭者。

癥瘕积聚——本品味咸，还长于软坚散结，适用于肝脾肿大等癥瘕积聚，还治疟疾日久不愈，胁下痞硬成块。

(4) 用法用量：煎服，9~24g。宜先煎。本品经砂炒醋淬后，有效成分更容易煎出。滋阴潜阳宜生，软坚散结宜醋制。

【用药鉴别】

龟甲与鳖甲，均能滋养肝肾之阴、平肝潜阳。均宜用于肾阴不足，虚火亢旺之证。但龟甲长于滋肾，还兼能健骨、补血、养心；鳖甲长于退虚热，还兼具软坚散结作用。

【名言名句】

《药性论》："除骨热，骨节间劳热……妇人漏下五色，下瘀血。"

【第二十四章】补益药

补益药重点记忆一览表

药物名称	药物类别	性味	归经	功效	应用
人参	补气药	甘、微苦，微温	肺、脾、心、肾经	1. 大补元气，复脉固脱 2. 补脾益肺 3. 生津 4. 安神益智	1. 元气虚脱证 2. 气虚证 3. 热病气虚津伤口渴证 4. 消渴证
西洋参	补气药	甘、微苦，凉	肺、心、肾、脾经	1. 补气养阴 2. 清热生津	1. 气阴两伤证 2. 肺气虚及肺阴虚证 3. 热病气虚，津伤口渴及消渴证
党参	补气药	甘，平	脾、肺经	1. 补脾肺气 2. 补血 3. 生津	1. 脾肺气虚证 2. 气血两虚证 3. 气津两伤证
黄芪	补气药	甘，微温	脾、肺经	1. 健脾补中 2. 升阳举陷 3. 益卫固表 4. 利尿 5. 托毒生肌	1. 脾气虚证 2. 肺气虚证 3. 气虚自汗证 4. 气血亏虚，疮疡难溃难腐，或溃久难敛
白术	补气药	甘、苦，温	脾、胃经	1. 健脾益气 2. 燥湿利尿 3. 止汗 4. 安胎	1. 脾气虚证 2. 气虚自汗 3. 脾虚胎动不安
山药	补气药	甘，平	脾、肺、肾经	1. 补脾养胃 2. 生津益肺 3. 补肾涩精	1. 脾虚证 2. 肺虚证 3. 肾虚证 4. 消渴证
甘草	补气药	甘，平	心、肺、脾、胃经	1. 补脾益气 2. 祛痰止咳 3. 缓急止痛 4. 清热解毒 5. 调和诸药	1. 心气不足，脉结代、心动悸 2. 脾气虚证 3. 咳喘 4. 脘腹、四肢挛急疼痛 5. 热毒疮疡，咽喉肿痛，药食中毒 6. 调和药性

续表

药物名称	药物类别	性味	归经	功效	应用
大枣	补气药	甘，温	脾、胃、心经	1. 补中益气 2. 养血安神	1. 脾虚证 2. 脏躁、失眠证
鹿茸	补阳药	甘、咸，温	肾、肝经	1. 壮肾阳 2. 益精血 3. 强筋骨 4. 调冲任 5. 托疮毒	1. 肾阳虚衰，精血不足证 2. 肾虚骨弱、腰膝无力或小儿五迟 3. 妇女冲任虚寒，崩漏带下 4. 疮疡久溃不敛，阴疽疮肿内陷不起
紫河车	补阳药	甘、咸，温	肺、肝、肾经	1. 温肾补精 2. 养血益气	1. 阳痿遗精、腰酸头晕耳鸣 2. 气血不足诸证 3. 肺肾两虚之咳喘
淫羊藿	补阳药	辛、甘，温	肾、肝经	1. 补肾壮阳 2. 祛风除湿	1. 肾阳虚衰诸证 2. 风寒湿痹、肢体麻木
巴戟天	补阳药	辛、甘，微温	肾、肝经	1. 补肾助阳 2. 祛风除湿	1. 肾阳虚诸证 2. 风湿痹痛
杜仲	补阳药	甘，温	肝、肾经	1. 补肝肾 2. 强筋骨 3. 安胎	1. 肾虚腰痛及各种腰痛 2. 胎动不安或习惯性堕胎 3. 高血压病
续断	补阳药	苦、辛，微温	肝、肾经	1. 补益肝肾 2. 强筋健骨 3. 止血安胎 4. 疗伤续折	1. 阳痿不举，遗精遗尿 2. 腰膝酸痛，寒湿痹痛 3. 崩漏下血，胎动不安 4. 跌打损伤，筋伤骨折 5. 痈肿疮疡，血瘀肿痛
补骨脂	补阳药	苦、辛，温	肾、脾经	1. 补肾壮阳 2. 固精缩尿 3. 温脾止泻 4. 纳气平喘	1. 肾虚阳痿、腰膝冷痛 2. 肾虚遗精、遗尿、尿频 3. 脾肾虚五更泄泻 4. 肾不纳气，虚寒喘咳
菟丝子	补阳药	辛、甘，平	肾、肝、脾经	1. 补肾益精 2. 养肝明目 3. 止泻安胎	1. 肾阳不足诸证 2. 肝肾不足诸证 3. 脾肾阳虚诸证
当归	补血药	甘、辛，温	肝、心、脾经	1. 补血调经 2. 活血止痛 3. 润肠通便	1. 血虚诸证 2. 虚寒性腹痛、跌打损伤、痈疽疮疡、风寒痹痛等 3. 血虚肠燥便秘
熟地黄	补血药	甘，微温	肝、肾经	1. 补血养阴 2. 填精益髓	1. 血虚诸证 2. 肝肾阴虚诸证

续表

药物名称	药物类别	性味	归经	功效	应用
白芍	补血药	苦、酸,微寒	肝、脾经	1. 养血敛阴 2. 柔肝止痛 3. 平抑肝阳	1. 肝血亏虚诸证及肝脾不和 2. 营卫不和及阴虚之汗出
阿胶	补血药	甘,平	肺、肝、肾经	1. 补血 2. 滋阴 3. 润肺 4. 止血	1. 血虚证 2. 出血证 3. 肺阴虚燥咳 4. 热病之伤阴
何首乌	补血药	甘、苦、涩,微温	肝、心、肾经	1. 补肝肾,益精血 2. 乌发强骨 3. 化浊降脂	1. 肝肾精血亏虚诸证 2. 久疟、痈疽、瘰疬、肠燥便秘
北沙参	补阴药	甘、微苦,微寒	肺、胃经	1. 养阴清肺 2. 益胃生津	1. 肺阴虚证 2. 胃阴虚证
百合	补阴药	甘,寒	肺、心经	1. 养阴润肺 2. 清心安神	1. 肺胃阴虚 2. 心肺阴虚内热证
麦冬	补阴药	甘、微苦,微寒	胃、肺、心经	1. 养阴生津 2. 润肺清心	1. 胃阴虚证 2. 肺阴虚证 3. 心阴虚证
天冬	补阴药	甘、苦,寒	肺、肾经	1. 养阴润燥 2. 清肺生津	1. 肺阴虚证 2. 肾阴虚证 3. 热病伤津证
石斛	补阴药	甘,微寒	胃、肾经	1. 益胃生津 2. 滋阴清热	1. 胃阴虚及热病伤津证 2. 肾阴虚证
玉竹	补阴药	甘,微寒	肺、胃经	1. 养阴润燥 2. 生津止渴	1. 肺阴虚证 2. 胃阴虚证 3. 热伤心阴诸证
枸杞子	补阴药	甘,平	肝、肾经	1. 滋补肝肾 2. 益精明目	1. 肝肾阴虚及早衰证 2. 阴虚痨嗽
龟甲	补阴药	咸、甘,微寒	肾、肝、心经	1. 滋阴潜阳 2. 益肾健骨 3. 养血补心 4. 固精止崩	1. 肝肾阴虚诸证 2. 阴血亏虚之证
鳖甲	补阴药	咸,微寒	肝、肾经	1. 滋阴潜阳 2. 退热除蒸 3. 软坚散结	1. 肝肾阴虚证 2. 癥瘕积聚

第二十五章 收涩药

收涩之品，酸涩收敛，
治病之标，脱证当选，
麻根浮麦，固表止汗；
益气固精，五味俱全，
乌梅安蛔，止泻生津，
诃子涩肠，利咽开音，
肉蔻住泻，温中行气；
山萸善补，肝肾可滋，
桑螵蛸平，补肾助阳，
海螵蛸温，固涩力强，
莲子芡实，益肾固精，
补脾止泻，止带有功，
芡实除湿，心肾莲通。

【歌诀总括】

收涩药味多酸涩性温，主入肺、脾、肾经，有敛耗散、固滑脱之功。其中麻黄根和浮小麦能够固表止汗，对于自汗盗汗的治疗往往能收到较好的疗效。五味子和乌梅酸涩收敛，主入肝、脾、肺经。这两味药均能止咳生津，而五味子还能补肾，宁心；乌梅则可用于久泻久痢和蛔厥腹痛。诃子性味苦，能止泻止咳，还可用于久咳失音之症。肉豆蔻性温，入脾胃经，能够温中行气。山茱萸酸涩，微温，能收敛固涩，补益肝肾。桑螵蛸、海螵蛸都归肝、肾经。其中桑螵蛸可固精缩尿，补肾助阳。而海螵蛸则可以固精止带，收敛止血，制酸止痛，收湿敛疮。莲子味甘平，能补脾胃，止泻利，涩精气，养心肾。芡实味甘，性平，能益肾固精止遗，收涩止带。

【第二十五章】收涩药

第一节 固表止汗药

麻黄根

麻黄根①甘,涩平入肺,
固表止汗,功效卓著。

【难点注释】
①麻黄根:为草麻黄或中麻黄的根及根茎。

【歌诀总括】
麻黄根味甘、平,性涩,入肺经而能行肌表、实卫气、固腠理、闭毛窍,为敛肺固表止汗之要药。

【歌诀详解】
(1) 药性:甘、涩,平。归心、肺经。
(2) 功效:固表止汗。
(3) 临床应用:

自汗,盗汗——本品收敛止汗作用较强,不论内服、外用均有止汗效果,为临床主治体虚多汗的常用之品。气虚自汗、阴虚盗汗均可配伍应用。治气虚自汗,常与黄芪、白术等益气固表止汗之品同用。治阴虚盗汗,宜与鳖甲、地骨皮、牡蛎等养阴退虚热止汗之品。此外,外用配伍牡蛎共研细末,扑于身上,可治各种虚汗证。

(4) 用法用量:煎服3~9g。外用适量,研粉散扑。
(5) 使用注意:有表邪者,忌用。

【用药鉴别】
麻黄根与麻黄,二药同出一源,均可治汗。然前者以其地下根及根茎入药,为敛肺固表止汗之要药。可内服、外用于各种虚汗;后者以其地上草质茎入药,主发汗解表,临床上常用于外感风寒表实证。

【名言名句】
《本草正义》:麻黄发汗,而其根专于止汗,昔人每谓为物理

> 为临床主治体虚多汗的常用之品。

之奇异。不知麻黄轻扬，故表而发汗，其根则深入土中，自不能同其升发之性。况苗则轻扬，根则重坠，一升一降，理有固然。然正惟其同是一本，则轻扬走表之性犹在，所以能从表分而收其散越、敛其轻浮，以还归于里。是固根收束之本性，则不特不能发汗，而并能使外发之汗敛而不出，此则麻黄根所以有止汗之功力，投之辄效者也。

浮小麦

浮麦①甘凉，专入心经，
固表止汗，益气除热。

【难点注释】
①浮麦：小麦未成熟的颖果。

【歌诀总括】
浮小麦甘凉入心，能益心气、敛心液。治疗表虚自汗、气虚发热。

【歌诀详解】
（1）药性：甘，凉。归心经。
（2）功效：固表止汗，益气，除热。
（3）临床应用：

自汗，盗汗——以止汗见长，对自汗而心气不足或盗汗而心阴不足者，还兼备一定的益心气、养心阴作用；对阴虚内热盗汗还略能清虚热，有标本兼顾之效。

骨蒸劳热——本品甘凉并济，能益气阴，除虚热。治阴虚发热、骨蒸劳热等证，常与玄参、麦冬、生地、地骨皮等药同用。

（4）用法用量：煎服，15～30g；研末服，3～5g。
（5）使用注意：表邪汗出者忌用。

【名言名句】
《本草纲目》："益气除热，止自汗盗汗，骨蒸劳热，妇人劳热。"

《本经逢原》："浮麦，能敛盗汗，取其散皮腠之热也。"

用于自汗而心气不足或盗汗而心阴不足者，还兼备一定的益心气、养心阴作用；对阴虚内热盗汗还略能清虚热，有标本兼顾之效。

第二节 敛肺涩肠药

五味子

五味^①酸温,生津止渴,
久嗽虚劳^②,金水枯竭。

【难点注释】

①五味:即五味子,有南、北五味子之分,风寒咳嗽者用南,虚损劳伤者用北,去梗。

②虚劳:指因气血、脏腑虚损所致的多种疾病的总称。

【歌诀总括】

五味子味酸,性温,能生津止渴,敛肺滋肾,涩精止泻,可用治肺肾阴虚之虚劳久咳及精气不敛所致的自汗、盗汗、遗精滑泄、久泻不止等病证。风寒咳嗽者,宜用南五味子;虚损劳伤者宜用北五味子。

【歌诀详解】

(1) 药性:酸、甘,温。归肺、心、肾经。

(2) 功效:收敛固涩,益气生津,补肾宁心。

(3) 临床应用:

久咳虚喘,咳喘痰多——本品有较强的止咳祛痰作用,可用于咳嗽痰多者;因其具温补固涩作用,故多用于虚寒证。属寒饮内蓄者,常与干姜、细辛等温肺化饮之品配伍。若寒饮内停而兼风寒外束者,宜与麻黄、桂枝、细辛、干姜等解表散寒、温肺化饮之品配伍,如《伤寒论》小青龙汤。对肺虚久咳痰多者,本品又能补益肺气,常与人参、黄芪、紫菀等补益肺气、祛痰止咳之品同用。对肾虚肾不纳气的虚喘短气,本品既能补肾气,又能益肾阴以纳气定喘。治肺肾气虚的虚喘短气,可与人参等补益肺肾之品同用。治肾阴亏虚,肾不纳气之气喘,常与熟地黄、山茱萸等滋阴补肾之品配伍。

> 本品有较强的止咳祛痰作用。

自汗，盗汗——本品五味俱全，以酸为主，善能敛肺止汗。对肺心气虚自汗者，兼能补益肺心之气。对阴虚盗汗者，兼能滋养肾阴；对汗多伤津口渴者，还能生津止渴。

遗精，滑精——甘温而涩，入肾，因而还能补肾涩精，适用于肾气亏虚，精关不固之遗精、滑精。常与枸杞子、菟丝子、覆盆子等补肾涩精之品通用，如《医学入门》五子衍宗丸。

久泻不止——本品味酸涩性收敛，能涩肠止泻，对脾肾虚寒之久泻不止，兼能补益脾肾之气，常与补骨脂、吴茱萸、肉豆蔻等温补脾肾、涩肠止泻之品配伍，如《内科摘要》四神丸。

津伤口渴，消渴——本品甘以益气，酸能生津，具有益气生津止渴之功。对热伤气阴、汗多口渴之症，兼能补益心肺之气、敛汗，常与益气生津之品配伍，如《内外伤辨惑论》生脉散。消渴病肾虚胃燥者亦常用以滋肾生津止渴，常与黄芪、山药、天花粉等益气生津之品配伍，如《医学衷中参西录》玉液汤。

心悸，失眠，多梦——能安定心神，适用于心神不安之失眠多梦、心悸等症。治心气不足之心悸、失眠，常与人参、茯神、酸枣仁等补心气、安心神之品同用。治阴血亏损，心神失养，或心肾不交之虚烦心悸、失眠多梦，常与麦冬、丹参、生地、酸枣仁等同用，如《摄生秘剖》天王补心丹。

（4）用法用量：煎服，2~6g。

（5）使用注意：凡表邪未解、内有实热、咳嗽初起、麻疹初期及胃酸过多者均不宜用。

【名言名句】

《本草汇编》：五味治喘嗽，须分南北。生津液止渴，润肺，补肾，劳嗽，宜用北者；风寒在肺，宜用南者。

《本草纲目》：五味子，入补药熟用，入嗽药生用。五味子酸咸入肝而补肾，辛苦入心而补肺，甘入中宫益脾胃。

乌 梅

乌梅酸温，收敛肺气，
止渴生津，能安泻痢。

【歌诀总括】

乌梅味酸，性温，能收敛肺气，止渴生津，涩肠止痢，可用治肺虚久咳、虚热烦渴、久泻久痢等病症。此外本品尚有安蛔之功，可用治蛔虫腹痛等证。

【歌诀详解】

(1) 药性：酸、涩，平。归肝、脾、肺、大肠经。

(2) 功效：敛肺止咳，涩肠止泻，安蛔止痛，生津止渴。

(3) 临床应用：

肺虚久咳——本品味酸而涩，其性收敛，入肺经能敛肺气，止咳嗽，主要用于肺虚久咳，少痰或干咳无痰证。单用有效，如《杂病源流犀烛》乌梅膏。亦常与罂粟壳相须而用。如气虚咳嗽痰多者，宜与人参、半夏、桔梗等补气化痰之品同用。

久泻久痢——乌梅酸涩入大肠经，有较强的涩肠止泻痢作用，为治疗久泻、久痢之常用药。用于久泻，常与人参、肉豆蔻等补气健脾、温中涩肠之品同用，如《证治准绳》固肠丸，对于久痢便血者，本品兼能止血。久痢久泻而湿热邪毒未尽者，宜与黄连、黄柏等清热燥湿解毒之品配伍，如《伤寒论》乌梅丸。

蛔厥腹痛，呕吐——蛔虫得酸则伏，本品滋味极酸，为安蛔要药，适用于蛔虫所致的以腹痛、呕吐、四肢厥逆为主症的蛔厥证，常配伍细辛、川椒、黄连、附子等同用，如《伤寒论》乌梅丸。

虚热消渴——本品至酸性平，善能生津液，止烦渴，单用有效。治暑热作渴，常与葛根等生津止渴之品同用，如《药物大全》梅苏冲剂。治虚热消渴，常与麦冬、人参、天花粉等养阴益气、清热生津之品同用，如《沈氏尊生书》玉泉丸。

此外，本品炒炭后，涩重于酸，收敛力强，能固冲止漏，可用于崩漏不止，便血等；外敷能消疮毒，可治䘌肉外突、头疮等。

(4) 用法用量：煎服，6～112g。外用适量，捣烂或炒炭研末外敷。止泻止血宜炒炭用。

(5) 使用注意：外有表邪或内有实热积滞者均不宜服。

【名言名句】

《神农本草经》："下气，除热烦满，安心，止肢体痛，偏枯不仁，死肌，去青黑痔，蚀恶肉。

《本草求真》："乌梅酸涩而温……入肺则收，入肠则涩，入筋与骨则软，入虫则伏，入于死肌、恶肉、恶痣则除，刺入肉中则拔……痈毒可敷，中风牙关紧闭可开，蛔虫上攻眩仆可治，口渴可止。宁不为酸涩收敛止一验乎"。

《日华子本草》："多啖伤骨，蚀脾胃，令人发热"。

诃　子

诃子苦涩，止泻涩肠，

敛肺止咳，失音可治。

【歌诀总括】

诃子苦涩之品，为敛肺涩肠之药，对久咳失音，久泻久痢之症效果显著。

【歌诀详解】

（1）药性：苦、酸、涩，平。归肺、大肠经。

（2）功效：涩肠止泻，敛肺止咳，利咽开音。

（3）临床应用：

久泻，久痢——本品酸涩性收，入于大肠，善能涩肠止泻，为治疗久泻、久痢之常用药物。可单用，如《金匮要略》诃黎勒散。

久咳，失音——本品酸涩而苦，其既收又降，既能敛肺下气止咳，又能清肺利咽开音，为治失音之要药。《宣明论》以其与人参、五味子等同用治肺虚久咳、失音者。

（4）用法用量：煎服，3～10g。涩肠止泻宜煨用，敛肺清热利咽开音宜生用。

（5）使用注意：凡外有表邪、内有湿热积滞者忌用。

【名言名句】

《药性论》："通利津液，主胸膈结气，止水道，黑须发。"

《医学入门》：气虚及暴嗽、初泻，不可轻用。

《本草经疏》：咳嗽因于肺有实热，泄泻因于湿热所致，气喘因于火热冲上，带下因于虚热而不因于虚寒，及肠澼初发，湿热正盛，小便不禁因于肾家虚火，法并忌之。

肉豆蔻

> 肉蔻辛温，脾胃虚冷，
> 泻痢不休，功可立等。

【歌诀总括】

肉豆蔻味辛，性温，能温中涩肠，治疗脾胃虚寒，久泻久痢不止，功效显著。本品又名肉果，入药宜面裹煨去油用，或纸包捶去油用，以降低油质，免于滑肠，增强涩肠止泻作用。

【歌诀详解】

（1）药性：辛，温。归脾、胃、大肠经。

（2）功效：涩肠止泻，温中行气。

（3）临床应用：

虚泻，冷痢——对于中焦虚寒，脾失健运之腹泻，本品能温暖脾胃，促进脾胃运化以治泻。煨用又具有一定的涩肠止泻作用，兼气滞胀满疼痛者，又能行气以消胀止痛。脾胃虚寒较甚者，宜与干姜、肉桂、白术、人参等温中健脾之品同用。脾肾虚寒之五更泻，又常与补骨脂、吴茱萸等温补脾肾之品配伍，如《内科摘要》四神丸；久痢脾胃虚寒而湿热未尽者，宜与黄连等清热燥湿治痢之品同用。

胃寒气滞，食滞不消，脘腹胀痛——本品能温中理脾，行气止痛，开胃消食。可用于胃寒气滞之食滞不消、脘腹胀痛，常与干姜、白术、槟榔等温中健脾导滞之品同用。

（4）用法用量：煎服，3~10g；入丸、散服，每次0.5~1g。内服须煨熟去油用。

（5）使用注意：湿热泻痢者忌用。

【名言名句】

《日华子本草》：调中，下气，止泻痢，开胃，消食。皮外络，下气，解酒毒，治霍乱。

《本草经疏》：肉豆蔻，辛味能散能消，温气能和中通畅。其气芬芳，香气先入脾，脾主消化，温和而辛香，故开胃，胃喜暖故也。故为理脾开胃、消宿食、止泄泻之要药。

第三节 固精缩尿止带药

山茱萸

山茱萸温，涩精益肾，
肾虚耳鸣，腰膝痛止。

【歌诀总括】

山茱萸味酸，性温，能补肾益髓，涩精止遗，可用治肝肾亏虚之眩晕耳鸣、腰膝酸痛、阳痿、遗精滑泄、自汗、盗汗、崩漏、尿频等证。入药应除去果核，取果肉与黄酒拌蒸为佳。切勿使用其果核，以免引起滑精而难以医治。

入药应除去果核，取果肉与黄酒拌蒸为佳。切勿使用其果核，以免引起滑精而难以医治。

【歌诀详解】

（1）药性：酸、涩，微温。归肝、肾经。

（2）功效：补益肝肾，收涩固脱。

（3）临床应用：

肾虚证——山茱萸既能补肾气，又能益肾精。常与附子、肉桂等补肾阳之品配伍组成补肾阳的方剂应用，如《金匮要略》肾气丸；又常与熟地黄、山药等补肾阴之品配伍组成补肾阴的方剂应用，如《小儿药证直诀》六味地黄丸。也可随症配伍广泛用于肾虚所致的多种证候。其中，对肾虚精关不固之遗精、滑精，还能固精止遗；对肾虚小便失司所致的遗尿、尿频，还能缩尿；对肾虚冲任不固所致的经水不固，还能止血，有标本兼顾之效。对肾虚所致的其他证候的作用，则主要在于补肾气、益肾精以治本。

虚汗证——本品还有敛汗作用，可用于虚汗证。气虚自汗者，宜与黄芪、白术、五味子等补气固表止汗之品同用，阴虚盗汗者，宜与滋阴降火，清退虚热之品配伍，如《医宗金鉴》知柏地黄丸以之与熟地、知母等而同用。本品大剂量使用，对大汗不止、体虚欲脱之证，可收敛汗固脱之效，可与人参、白芍、牡蛎等品同用。

本品以其长于补肾气，益肾精可用于治消渴证，多与生地、天花粉等同用。

（4）用法用量：煎服，6~12g。

（5）使用注意：素有湿热而致小便淋涩者，不宜应用。

【名言名句】

《医学入门》：山茱萸本涩剂也，何以能通发邪？盖诸病皆系下部虚寒，用之补养肝肾，以益其源，则五脏安利，闭者通而利者止，非若他药轻飘疏通之谓也。

《药品化义》：山茱萸，滋阴益血，主治目昏耳鸣，口苦舌干，面青色脱，汗出振寒，为补肝助胆良品。夫心乃肝之子，心苦散乱而喜收敛，敛则宁静，静则清和，以此收其涣散，治心虚气弱，惊悸怔忡，即虚则补母之义也。肾乃肝之母，肾喜润恶燥，司藏精气，借此酸能收脱，敛水生津，治遗精，白浊，阳道不兴，小水无节，腰膝软弱，足酸疼，即子令母实之义也。

桑螵蛸

桑螵蛸咸，淋浊①精泄，

除疝腰痛，虚损莫缺。

【难点注释】

①淋浊：指小便频数而痛，尿出混浊，或尿道流出浊物似脓的病证。

【歌诀总括】

桑螵蛸味甘、咸，性平，能益肾固精，缩尿止带，凡淋浊、遗精、滑泄、疝气腰痛及虚损性疾病皆可应用。本品即是螳螂的卵鞘。

【歌诀详解】

（1）药性：甘、咸，平。归肝、肾经。

（2）功效：固精缩尿，补肾助阳。

（3）临床应用：

遗精滑精，遗尿尿频，白浊——本品以收敛固涩作用为主，兼备温和的补助肾阳作用。特点在于补而能涩，固摄方面以缩尿见长。适用于肾虚不能固摄之遗尿、尿频、遗精、滑精，可单用，或与补骨脂、菟丝子等益肾缩尿固精之品配伍，如《太平圣惠方》桑螵蛸丸。

肾虚阳痿——本品有一定助阳起痿之效，但其补肾助阳之效有限，在补肾壮阳的复方中多居辅助地位，宜与鹿茸、人参等品同用。

（4）用法用量：煎服，5～10g。

（5）使用注意：本品助阳固涩，故阴虚多火，膀胱有热而小便频数者忌用。

【名言名句】

《本经逢原》：桑螵蛸，肝肾命门药也。功专收涩；故男子虚损，肾虚阳痿，梦中失精，遗溺白浊方多用之。

《药性论》：主男子肾衰漏精，精自出，患虚冷者能止之。止小便利，火炮令热，空心食之。虚而小便利，加而用。

海螵蛸

海螵蛸咸，漏下①赤白，
癥瘕疝气，阴肿可得。

【难点注释】

①漏下：指阴道出血淋沥不断，或经期血来持续日久不止，而血量较少或略增多。

【歌诀总括】

海螵蛸味咸，性温，能收敛止血，涩精止带，凡崩漏、带下，癥瘕、疝气、外阴肿大等病证，皆可用本品治疗。一名乌贼鱼骨。

【歌诀详解】

（1）药性：咸、涩，温。归脾、肾经。

（2）功效：收敛止血，固精止带，制酸止痛，收湿敛疮。

（3）临床应用：

遗精，带下证——本品温涩收敛，有固精止带之功。治肾虚不固之遗精，常与补骨脂、菟丝子等补肾、固精之品同用。治肾虚带脉不固之带下清稀者，常与山药、芡实等药同用；如为赤白带下，则配伍白芷、血余炭同用，如《妇人大全良方》白芷散。

吐血、衄血、便血、崩漏及外伤出血——本品内服、外用均有止血作用，可用于多种出血证。治崩漏，常与茜草、棕榈炭、五倍子等同用，如《医学衷中参西录》固冲汤；治吐血、便血者，常与白及等份为末服；治外伤出血，可单用研末外敷。

胃痛泛酸——本品味咸而涩，能制酸止痛，为治疗胃脘痛胃酸过多之佳品。单用或与浙贝母同用，可缓解因胃酸过多所致的胃痛。

湿疮，湿疹，溃疡不敛——本品外用，有收湿敛疮之效。可单用，或与清热解毒燥湿药或生肌敛疮药配伍。治湿疮、湿疹，配黄柏、青黛、煅石膏等药研末外敷；治溃疡多脓，久不愈合者，可单用研末外敷，或配煅石膏、枯矾、冰片等药共研细末，撒敷患处。治疮疡溃久不敛，可与血竭、乳香等品同用。

（4）用法用量：煎服，5~10g。外用适量，研末敷患处。

【用药鉴别】

海螵蛸与桑螵蛸，两药均有固精止遗作用，均可用以治疗肾虚精关不固之遗精、滑精、遗尿尿频等证。但桑螵蛸固涩之中又能补肾助阳，宜肾虚阳痿，而海螵蛸强固涩力强，而无补益之功。

【名言名句】

《本草纲目》：乌鲗骨，厥阴血分药也，其味咸而走血也，故血枯、血瘕、经闭、崩带、下痢、疳疾，厥阴本病也；寒热疟疾、聋、瘿、少腹痛、阴痛，厥阴经病也；目翳、流泪，厥阴窍病也；厥阴属肝，肝主血，故诸血病皆治之。

《本草经疏》：乌贼鱼骨，味咸，气微温无毒，入足厥阴、少阴经。

莲　子

莲子味甘，健脾理胃，
止泻涩精，清心养气。

【歌诀总括】

莲子味甘、涩，性平，能补脾胃，止泻痢，涩精气，养心肾，

桑螵蛸固涩之中又能补肾助阳，宜肾虚阳痿，而海螵蛸强固涩力强，而无补益之功。

可用于治脾胃虚弱之食欲不振、呕吐，泻痢，以及心肾不足之心悸、虚烦失眠、遗精、尿频、白浊、带下等证。

【歌诀详解】

（1）药性：甘、涩，平。归脾、肾、心经。

（2）功效：补脾止泻，止带，益肾涩精，养心安神。

（3）临床应用：

肾虚尿频、遗精——本品既能补益肾气，又能缩尿固精，可用于肾虚不固之尿频、遗精：病轻者单用有效；病重者，宜与补肾缩尿固精之品配伍。治小便滑数，可与鹿茸、菟丝子、补骨脂等品同用。《医方集解》金锁固精丸治遗精滑泄，即是以之与沙苑蒺藜、芡实、龙骨等品同用。

带下证——本品既补脾益肾，又固涩止带，其补涩兼施，为治疗脾虚、肾虚带下之常用之品。宜与山药、茯苓、芡实等补脾益肾、除湿止带之品同用。

脾虚泄泻——本品甘可补脾，涩能止泻，既可补益脾气，又能涩肠止泻。治脾虚久泻，食欲不振者，常与党参、茯苓、白术等同用，如《局方》参苓白术散。

心虚不寐——本品能补益心气还能安神，可用于心气亏虚之心神不安、夜卧不寐。其性平和，尤宜作病后调补药。宜与人参、酸枣仁、茯神等养心安神之品同用。治心肾不交之虚烦、心悸、失眠者，常与酸枣仁、茯神、远志等药同用。

（4）用法用量：煎服，10~15g。去心打碎用。

【名言名句】

《本草纲目》："交心肾，厚肠胃，固精气，强筋骨，补虚损，……止脾泻泄久痢，赤白浊，女人带下崩中诸血病"。

《玉楸药解》："莲子甘平，甚益脾胃，而固涩之性，最宜滑泄之家，遗精便溏，极有良效"。

芡　实

芡实味甘，能益精气，
腰膝酸痛，固涩止遗。

【歌诀总括】

芡实味甘，性平，能益肾固精止遗，可用于治肾虚遗精、遗溺，腰膝酸痛等证。此外，本品尚有补脾祛湿之功，可用于治疗脾虚泄泻、带下等病症。本品又名鸡头，宜去壳取成熟种仁入药。

【歌诀详解】

（1）药性：甘、涩，平。归脾、肾经。

（2）功效：益肾固精，健脾止泻，除湿止带。

（3）临床应用：

脾虚久泻——本品既能补气健脾，又能涩肠止泻，还兼能化湿，适用于脾虚湿盛之久泻。脾肾两虚者又能脾肾双补。本品亦富含营养成分，可作食品服食，亦宜于久病体虚或病后体虚营养不良者作营养调补药服用。治脾肾两虚久泻，宜与山药、茯苓、莲肉等补益脾肾、利水渗湿之品同用。

遗精、滑精——本品又能益肾固精，适用于肾虚不固之遗精、滑精，常与补肾涩精药配伍，如《医方集解》金锁固精丸以之与沙苑蒺藜、莲须、龙骨等品同用。

带下证——本品既能益肾健脾除湿，又能固涩止带，适用于脾虚湿浊下注或脾肾两虚，精液滑脱之带下病，宜与山药、莲子、茯苓等健脾益肾、渗湿止带之品同用，若脾虚而有湿热者，宜与清热燥湿之品配伍，如《傅青主女科》易黄汤以之与山药、白果、黄柏等品同用。

此外，脾肾气虚，不能制水，泛滥横溢所致水肿，可用本品补脾益肾除湿。但本品作用平和，宜与肉桂、白术、茯苓等温补脾肾、利水消肿之品同用。

（4）用法用量：煎服，9~15g。

【名言名句】

《本草求真》："味甘补脾，故能利湿，而使泄泻腹痛可治……味涩固肾，故能闭气，而使遗带小便不禁皆愈。"

《本草纲目》："止渴益肾，治小便不禁，遗精、白浊，带下"。

收涩药重点记忆一览表

药物名称	药物类别	性味	归经	功效	应用
麻黄根	固表止汗药	甘、涩,平	心、肺经	固表止汗	自汗,盗汗
浮小麦	固表止汗药	甘,凉	心经	1. 固表止汗 2. 益气 3. 除热	1. 自汗,盗汗 2. 骨蒸劳热
五味子	敛肺涩肠药	酸、甘,温	肺、心、肾经	1. 收敛固涩 2. 益气生津 3. 补肾宁心	1. 久咳虚喘,咳嗽痰多 2. 自汗,盗汗 3. 遗精,滑精 4. 久泻不止 5. 津伤口渴,消渴 6. 心悸,失眠,多梦
乌梅	敛肺涩肠药	酸、涩,平	肝、脾、肺、大肠经	1. 敛肺止咳 2. 涩肠止泻 3. 安蛔止痛 4. 生津止渴	1. 肺虚久咳 2. 久泻久痢 3. 蛔厥腹痛,呕吐 4. 虚热消渴
诃子	敛肺涩肠药	苦、酸、涩,平	肺、大肠经	1. 涩肠止泻 2. 敛肺止咳 3. 利咽开音	1. 久泻久痢 2. 久咳失音
肉豆蔻	敛肺涩肠药	辛,温	脾、胃、大肠经	1. 涩肠止泻 2. 温中行气	1. 虚泻,冷痢 2. 胃寒气滞,食滞不消,脘腹胀痛
山茱萸	固精缩尿止带药	酸、涩,微温	肝、肾经	1. 补益肝肾 2. 收涩固脱	1. 肾虚证 2. 虚汗证
桑螵蛸	固精缩尿止带药	甘、咸,平	肝、肾经	1. 固精缩尿 2. 补肾助阳	1. 遗精滑精,遗尿尿频,白浊 2. 肾虚阳痿
海螵蛸	固精缩尿止带药	咸、涩,温	脾、肾经	1. 收敛止血 2. 固精止带 3. 制酸止痛 4. 收湿敛疮	1. 遗精,带下证 2. 吐血、衄血、便血、崩漏及外伤出血 3. 胃痛泛酸 4. 湿疮,湿疹,溃疡不敛
莲子	固精缩尿止带药	甘、涩,平	脾、肾、心经	1. 补脾止泻 2. 止带 3. 益肾涩精 4. 养心安神	1. 肾虚尿频、遗精 2. 带下证 3. 脾虚泄泻 4. 心虚不寐
芡实	固精缩尿止带药	甘、涩,平	脾、肾经	1. 益肾固精 2. 补脾止泻 3. 除湿止带	1. 脾虚久泻 2. 遗精、滑精 3. 带下证

第二十六章　攻毒杀虫止痒药

　　雄黄硫黄，辛温有毒，
　　攻毒疗疮，杀虫止痒。

【歌诀总括】

硫黄、雄黄均为攻毒杀虫止痒药，两药皆辛温，有毒，外用可治疗疮疖，硫黄可用治命门火衰、下焦虚冷诸症。而雄黄则对蛔虫、蛲虫证及毒蛇咬伤疗效卓越。

硫　黄

　　硫黄性热，扫除疥疮①，
　　壮阳逐冷，寒邪敢当。

【难点注释】

①疥疮：病名。因疥虫寄生所致的传染性皮肤病。好发于皮肤的褶皱部位，如指间、腋前、肘窝等处，瘙痒异常，手部皮肤可有散在的大小不等的丘疹和水泡。有干、湿两型，干性主要为丘疹；湿型主要为水泡，很容易感染化脓，成为脓疱。

【歌诀总括】

硫黄味酸，性热，有毒，外用有杀虫止痒之功，可用治疥疮、顽癣等皮肤病；内服有补火壮阳、驱寒逐冷之效，且有通便功能，可用治命门火衰、下焦虚冷的阳痿、尿频、遗精、带下、腰膝冷痹、心腹冷痛及便秘等证。

【歌诀详解】

（1）药性：酸，温。有毒。归肾、大肠经。

（2）功效：外用解毒杀虫疗疮；内服补火助阳通便。

（3）临床应用：

外用治疥癣、白秃疮及湿疹——本品长于杀疥虫，古今皆视

古今皆视为治疥疮要药。

为治疥疮要药。以外用为主（用药后宜用火烘烤以助药力透入）。内服亦有效。如《肘后方》治卒得疥疮，用麻油摩硫黄涂之；或与大风子、轻粉等杀虫止痒之品同用。如《串雅》扫疥方；《实用中医外科学》用5%硫黄膏配合拔发，治疗白秃疮。本品用于湿疹，有收湿止痒之效，常与枯矾、青黛、冰片等收湿止痒之品同用。

内服治命门火衰所致的虚喘冷哮、阳痿及阴寒内盛的大便滑泻或冷秘——硫黄乃纯阳之品，入肾大补命门火而助元阳，可治疗肾阳不足、命门火衰所致的多种证候，可单用或内服，如《和剂局方》金液丹。临床更多与附子、补骨脂、沉香等补肾助阳之品配伍，治疗真阳不足，肾不纳气，上气喘促，及阳痿精冷等证。如《和剂局方》黑锡丹。此外，因硫黄能补虚而暖肾与大肠，因而也可止泻治冷泻腹痛。

（4）用法用量：外用适量，研末敷或加油调敷患处。内服1.5~3g，炮制后入丸、散服。

（5）使用注意：阴虚火旺及孕妇慎服，不宜与芒硝、玄明粉同用。

【名言名句】

《神农本草经》："主妇人阴蚀，疽痔，恶血，坚筋骨，除头疮。"

《本草纲目》："凡用硫黄，入丸散用须以萝卜剜空，入硫在内，合定，稻糠火煨熟，去其臭气；以紫背浮萍同煮过，消其火毒；以皂荚汤淘之，去其黑浆。一法：打碎以绢袋盛，用无灰酒煮三伏时用。又消石能化硫为水，以竹筒盛硫埋马粪中一月，亦成水，名硫黄液。"

雄　黄

雄黄甘辛，辟邪解毒，
更治蛇伤，喉风[1]息肉。

【难点注释】

①喉风：病名。咽喉多种急性病之统称，多因风热搏结于外，

【第二十六章】攻毒杀虫止痒药

火毒炽盛于内,肺失清肃,火动痰生,痰火邪毒停聚咽喉所致。症见咽喉肿痛、语声难出、呼吸急促困难,甚至牙关紧闭,神志不清,咽喉内外俱肿,进一步可致窒息。

【歌诀总括】

雄黄味苦,辛,性温,有毒,有解毒杀虫、消痰等功效,可治痈疽肿毒、疥疮湿癣、蛇虫咬伤、喉风喉痹、息肉、哮喘等病证。

【歌诀详解】

(1) 药性:辛,温。有毒。归肝、大肠经。

(2) 功效:解毒杀虫,燥湿祛痰,截疟。

(3) 临床应用:

蛔虫、蛲虫证——本品对蛔虫、蛲虫亦有作用,但临床较少专门用以驱虫,宜与槟榔等驱虫药同用,如《沈氏尊生方》牵牛丸。治蛲虫肛门瘙痒,可用本品与凡士林制成纱条,纳入肛内。

疮疡,湿疹疥癣,蛇虫咬伤——本品单用,不论外用还是内服,均有良好的解毒疗疮作用,故《本草纲目》誉之为"治疮杀毒要药",如《世医得效方》用雄黄为末,醋调涂,并用酒送服治蛇缠疮。本品外用还能杀虫疗疥癣,单用有效,但更常与攻毒杀虫、收湿止痒之品同用,如《医宗金鉴》二味拔毒散以之与白矾等份为末,清茶调涂,治风湿热毒所致的疮疡、湿疹,红肿痒病,及疥癣、毒虫咬伤。

本品内服能祛痰截疟。如与朱砂同用的治癫痫方(《仁斋直指方》)。若与杏仁、巴豆同用,可治小儿喘满咳嗽,如雄黄丹(《证治准绳》)。古方还用雄黄截疟治疟疾,今已少用。

(4) 用法用量:内服0.05~0.1g,入丸、散用。外用适量,熏涂患处。

(5) 使用注意:内服宜慎,不可久服。外用不宜大面积涂搽及长期持续使用。孕妇禁用。切忌火煅。

【名言名句】

《日华子本草》:"雄黄,通赤亮者为上,验之可以虫死者为真,臭气少,细嚼口中含汤不激辣者通用。"

外用不宜大面积涂搽及长期持续使用。孕妇禁用。切忌火煅。

《神农本草经》:"主寒热,鼠瘘,恶疮,疽痔,死肌,杀百虫毒。"

攻毒杀虫止痒药重点记忆一览表

药物名称	药物类别	性味	归经	功效	应用
硫黄	攻毒杀虫止痒药	酸,温;有毒	肾、大肠经	1. 外用解毒杀虫疗疮 2. 内服补火助阳通便	1. 疥癣、白秃疮及湿疹 2. 命门火衰所致的虚喘冷哮、阳痿等症
雄黄	攻毒杀虫止痒药	辛,温;有毒	肝、大肠经	1. 解毒杀虫 2. 燥湿祛痰 3. 截疟	1. 蛔虫、蛲虫证 2. 疮疡,湿疹疥癣,蛇虫咬伤

第二十七章 拔毒化腐生肌药

拔毒化腐,生肌敛疮,
性本有毒,需辨药量。
升药辛热,排脓去腐。
炉甘甘平,解毒敛疮。
清热化痰,硼砂甘凉。

【歌诀总括】

拔毒化腐生肌药,有毒,药量需慎重。升药辛、热,有大毒,但有良好的拔毒去腐排脓作用。炉甘石味甘,性平,可解毒明目退翳且有生肌敛疮之效果。硼砂味甘性寒,有清热化痰、解毒防腐之功效。

第二十七章
拔毒化腐生肌药

升 药

升药辛热，脾肺归经，
疮疡溃后，拔毒祛腐。

【歌诀总括】

升药辛、热，有大毒，归脾、肺两经，主治一切疮疡溃后，拔毒祛腐，生长新肉。

【歌诀详解】

（1）药性：辛，热。有大毒。归肺、脾经。

（2）功效：拔毒，去腐。

（3）临床应用：

本品有良好的拔毒去腐排脓作用，为只供外用的外科常用药之一，长于攻疮毒，并可使与药物接触的病变组织凝固、坏死、逐渐与健康组织分离而收祛腐之效。常用于疮疡、烫伤、创伤、脱疽、臁疮、褥疮等外科疾病的溃疡初期以及脓栓未落，腐肉未脱，或脓水不净，新肉未生者。此外，本品外用，有较强的攻毒防腐之效。临床还广泛用于湿疹、黄水疮、癣、梅毒、发际疮、粉刺（痤疮）等皮肤疾患。一般不用纯品，宜随证配用。

> 为只供外用的外科常用药之一，长于攻疮毒。

（4）用法用量：外用适量。本品只供外用，不能内服。且不用纯品，而多配煅石膏外用。用时，研极细粉末，干掺或调敷，或以药捻沾药粉使用。

> 本品只供外用，不能内服。且不用纯品，而多配煅石膏外用。

（5）使用注意：本品有大毒，外用亦不可过量或持续使用。外疡腐肉已去或脓水已尽者，不宜用。

【名言名句】

《吴氏医方汇编》："治一切阳证腐烂太甚者。"

《沈氏经验方》："治痈疽烂肉未清，脓水未净。"

《疡医大全》："提脓长肉，治疮口坚硬，肉暗紫黑，或有脓不尽者。"

炉甘石

甘石①甘平，肝胃归经，
解毒退翳，敛疮收湿。

【难点注释】

①甘石：炉甘石味甘，平。归肝、胃两经。可解毒明目退翳，治疗目赤翳障、目赤刺痛等，且有生肌敛疮，收湿止痒之功效。

【歌诀总括】

炉甘石性味甘平，主入肝、胃两经，常用于解毒明目退翳，收湿止痒敛疮。

【歌诀详解】

（1）药性：甘，平。归肝、脾经。

（2）功效：解毒明目退翳，收湿止痒敛疮。

（3）临床应用：

目赤翳障，睑缘湿烂，目赤肿痛刺痒——本品能明目退翳，为眼科外用药中退翳除障通用药。睑缘湿烂者，可用炉甘石收湿防腐生肌，与黄连、冰片同用可治眼眶破烂。与珍珠、麝香、琥珀同用，治暴发火眼、眼红肿刺痒、眼边赤痛、迎风流泪。

湿疮，湿疹，疮疡溃后脓水淋漓，久不收口——本品解毒之力不强，对于疮疡，以收湿防腐，生肌敛疮见长。用于疮疡溃后，脓水淋漓或脓腐已净而疮口未敛者，常与收湿敛疮生肌之品配伍。

（4）用法用量：外用适量，研末撒布或调敷。水飞点眼、吹喉。一般不内服。

（5）使用注意：宜炮制后用。

【名言名句】

《本草纲目》：炉甘石，阳明经药也，治目病为要药。时珍常用炉甘石（煅，淬）、海螵蛸、硼砂各一两，为细末，以点诸目病甚妙。入朱砂五钱，则性不粘也。

《本草品汇精要》："主风热赤眼，或痒或痛，渐生翳膜，及治下部湿疮。调敷。"

外用适量，研末撒布或调敷。水飞点眼、吹喉。一般不内服。

硼　砂

硼砂味辛，疗喉肿痛，
膈上热痰，噙化立中。
大块光莹者佳。

【第二十七章】拔毒化腐生肌药

【歌诀总括】

硼砂味辛、咸，性寒，有清热化痰、解毒防腐等功效，临床多以外用为主，尤为口腔科、咽喉科之要药，可用治咽喉肿痛、口舌生疮、齿龈溃腐等证；内服治疗胸膈痰热所致咳嗽、痰多黏稠、噎膈痞结等，口中含化，见效迅速。本品以块大光亮晶莹者为佳。

【歌诀详解】

（1）药性：甘，咸，凉。归肺、胃经。

（2）功效：外用清热解毒，内服清肺化痰。

（3）临床应用：

咽喉肿痛，口舌生疮，目赤翳障——本品能清热解毒，消肿防腐，为喉科及眼科常用药且较多外用。若配伍冰片、玄明粉、朱砂同用，可治咽喉、口齿肿痛，如《外科正宗》冰硼散。八宝眼药（《全国中药成药处方集》）以之配伍冰片、珍珠、炉甘石、熊胆为细末点眼，治火眼及目翳。

用于热痰咳嗽——本品内服能清热化痰，可治疗痰热壅肺所致咳嗽，可与桔梗、甘草等品同用。

（4）用法用量：外用适量，研极细末干撒或调敷患处；或化水含漱。内服，1.5~3g，入丸、散用。

（5）使用注意：本品以外用为主，内服宜慎。

【名言名句】

《日华子本草》："消痰止嗽，破癥结喉痹。"

《本草纲目》："治上焦痰热，生津液，去口气，消障翳，除噎膈反胃，积块结瘀肉，阴溃，骨鲠，恶疮及口齿诸病。"

本品以外用为主，内服宜慎。

拔毒化腐生肌药重点记忆一览表

药物名称	药物类别	性味	归经	功效	应用
升药	拔毒化腐生肌药	辛,热;有大毒	肺、脾经	拔毒,去腐	痈疽溃后,脓出不畅,或腐肉不去,新肉难生
炉甘石	拔毒化腐生肌药	甘,平	肝、脾经	1. 解毒明目退翳 2. 收湿止痒敛疮	1. 目赤翳障,睑缘湿烂,目赤肿痛刺痒 2. 湿疮,湿疹,疮疡溃后脓水淋漓,久不收口
硼砂	拔毒化腐生肌药	甘、咸,凉	肺、胃经	1. 外用清热解毒 2. 内服清肺化痰	1. 咽喉肿痛,口舌生疮,目赤翳障 2. 热痰咳嗽